国医大师王烈学术经验婴童系列丛书

婴童医案

王　烈◎著

孙丽平
王中天　◎协　编

中国中医药出版社
·北京·

图书在版编目（CIP）数据

婴童医案 / 王烈著；孙丽平，王中天协编 .—北京：中国中医药出版社，2017.12（2023.2 重印）

（国医大师王烈学术经验婴童系列丛书）

ISBN 978 – 7 – 5132 – 4317 – 9

Ⅰ . ①婴… Ⅱ . ①王… ②孙… ③王… Ⅲ . ①中医儿科学—中医临床—经验—中国—现代 Ⅳ . ① R272

中国版本图书馆 CIP 数据核字（2017）第 153551 号

中国中医药出版社出版

北京经济技术开发区科创十三街 31 号院二区 8 号楼

邮政编码 100176

传真 010–64405721

山东润声印务有限公司印刷

各地新华书店经销

开本 880×1230 1/32 印张 14 字数 326 千字

2017 年 12 月第 1 版 2023 年 2 月第 3 次印刷

书号 ISBN 978 – 7 – 5132 – 4317 – 9

定价 59.00 元

网址 www.cptcm.com

服 务 热 线 010–64405510

购 书 热 线 010–89535836

维 权 打 假 010–64405753

微信服务号 zgzyycbs

微商城网址 https://kdt.im/LIdUGr

官 方 微 博 http://e.weibo.com/cptcm

天猫旗舰店网址 https://zgzyycbs.tmall.com

题赠王烈教授

杏林博雅
保赤求真

志于《婴童医案》付梓之际

上海九七老人　董廷瑶

岁次己卯孟冬之月

为王烈教授撰《婴童医案》刻甫成卷而题

幼医之道
慈以旨甘

吉林　胡永盛
书在庚辰岁首岁次己卯孟冬之月

内容提要

　　《婴童医案》，早在 2000 年即已出版，书中所有病案均系依国医大师王烈教授的临证实践所总结的经验。该书具有实用价值，在医疗、教学和研究等工作中均可发挥积极作用，深受广大医教研诸部门同道的欢迎和厚爱。由于长时间脱销，不少读者要求再版。为满足实际需求，王烈教授在医疗、教学、研究等忙务的间暇之余，历 1 年寒暑，又将近 15 年来临床积累的众多病例整理，从而遴选出 51 种病证，与原来 176 种合而为 227 种。其中新加的病案大多为临床习见的病证，具有切合临床的实际性。此版仍分为绪篇、上篇、中篇、下篇和附篇，不过附篇全部更新为拜师会引领《鲁府禁方》的趣事，其要点同样为从一个与病案相关的课题引发的诸多趣事。

凡

例

1. 本书由国医大师、第 1 ～ 7 批全国老中医药专家学术经验继承指导老师，吉林省中医药终身教授，长春中医药大学附属医院国医堂儿科主任医师王烈撰写。

2. 全书分为续篇、上篇、中篇、下篇、附篇，介绍撰者从医执教 56 年的 227 个病种的临证验案。

3. 所有病案均出自撰者的临证实践，其中除 1963 年在吉林市中医院、1976 年在扶余县中医院、1988 年在长春市朝阳区中医儿童分院等医疗单位收集外，其余均为在长春中医药大学附属医院的一部和二部门诊及疗区所集。

4. 书中所列之病案，分一般记录、病史、查体、检验、诊治及讨论等项。其中诊治项中之诊断、辨证、治疗等项均遵主管部门规定，即中西兼用的原则。

5. 介绍的 227 种病，其中上一版收录 176 种，此版增加 51 种。所有病证均为撰者平生所治 50 余万人次中积累的千余份病例，从中遴选优者 227 种。

6.病案之病名、证名以《实用中医儿科学》及《中医儿科学》教材之称为据。个别病例鉴古和撰者习用为主。方药中的制剂多由长春中医药大学附属医院制剂中心生产。

7.本书病案之汤剂煎服方法，依自编的《小儿汤药煎服说明》为准。其中汤剂煎两次，头次加凉水煮，二次用开水继续煮。服药均为1日3次，饭前加白糖送服。中午无法服药，改为睡前服。

前　言

　　本书主题是病案，即中医文献所讲之医案。余对医案的兴趣始于 1959 年，学习中医的第二年，吉林著名的中医师云鹏先生讲授《金匮要略》，先生讲授达理，但听者明晰，而在用时不甚得体。后来他边讲条文边结合病例，听者大悟。后来我为学生讲中医儿科学的病证时，几乎每病、每证皆附有病例。学生学了病证理论，再结合病例实际，印象深刻。到了临床实践时，几乎一见如故。后来的古典阅读过程，尤对病案之类情有独钟。例如读宋代《小儿药证直诀》一书，卷上讲医理，卷中介绍 23 个病案，卷下为诸方。全书一体无所非议。但卷中 23 个病案，令人一目了然。如案中之"东都药铺杜氏，有子五岁，自十一月初嗽，至三月末止……"的病例全程描述，其诊、其理、其治、其方、其药、其果、其析之叙述，其完整性、真实性、科学性，在千年之前确为难能可贵。可见医案不仅是临证纪实，而且为医学发展提供了珍贵资料。余 1960 年进入临床工作，当年医生治病的病例记录由医院的病案室统一保管。由此，在学习中经常到病案室翻阅各类病志记录，特别是治愈的病例，其中方药组合，效果评定，均有据可查。从中学习的经验十分珍贵。后来的临证实践、所治疾病均有记录。从一个病、一个系统进行整理，特别是常见病与少见病、易治疾病与难治疾病均有案可查，工作量虽大，但对研究和总结经验是非常有意义的。本文病案，是将病例之病与医案之案结合起来谓之病案。病案有 227 种，确为余中医临证近 60 年，所诊 50 多万人次的患儿中，收录的翔实资料。中医治病有特色，一方治多病、一病用多方是习见的医疗程序。尤其是疑难病的治疗，医者治病用法、方药取舍每有所别。其中奇方治奇病而收奇效的例证也屡见不鲜。本书记录的 227 种病，若按辨证分型而计，当然每个病均有不同证型属性。如此计来则 227 种疾病要翻几番，但临证所治虽有其例，而收其录实在不易且甚繁琐。本文病案均以典型而有代表性者为收录对象。对诸病证之治，古方、今方和验方均在其中，结果仍以疗效为宗。所以，有机会阅读本书，特别是治病参考方药时，敬希酌情，结合患儿实际，不妨一目示意而罢。

王烈　八八谨识
长春保赤堂
2017 年 10 月 12 日

目 录

中　篇　时行传染病案

下　篇　婴童医案

肺、呼吸系 / 90

绪　篇　撰者学术大略

宗千古名师钱仲阳

——论钱仲阳"尊古、创新"的学术思想及影响

钱仲阳（约1032—1113），名乙，北宋郓州（今山东省东平县）人，是"新学肇兴"时期的重要人物。据《小儿斑疹备急方论后序》考乙为医专小儿60余载。所著书有《伤寒论指微》五卷，《婴孺论》百篇，惜均佚。现存之著，仅有其门人，大梁阎季忠整理的《小儿药证直诀》一书。千百年来，该书不仅成为后世研究钱乙学术思想和医疗经验的重要蓝本，而且也是儿科医学继往开来，发明创造的根本文献。正如清代纪昀等人于评价钱乙学术时所说："小儿经方，千古罕见，自乙始别为专门，而其书亦为幼科之鼻祖……"

钱乙攻读医学非同一般，如阎季忠在《小儿药证直诀》的原序中指出："医之为艺诚难矣，而治小儿为尤难……太医丞钱乙……其治小儿，该括古今，又多自得，著名于时。"钱乙不但精通《内经》《难经》《伤寒论》，而且还对《脉经》《诸病源候论》《备急千金要方》《外台秘要》《颅囟经》等有关小儿方面的论述研究颇深。在继承前人的基础上，发挥自己的医疗才能，创造性地立一家之言，使治疗小儿的技术水平有所突破。因此，刘跂于《钱仲阳传》中说："乙以《颅囟方》著山东。元丰中，长公主女有疾，召使视之，有功，奏授翰林医学，赐绯。明年，皇子仪国公病瘛疭，国医未能治。长公主朝，因言钱乙起草野，有异

能，立召入，进黄土汤而愈。"足见钱乙的医疗技术，若非高超，岂敢妄为焉。刘跂又说："乙非独其医可称也，其笃行似儒，其奇似侠。"是讲钱乙不仅医疗技术精湛，而且医德也十分高尚。如传云："戚里贵室"与"士庶之家"，均能一视同仁，热心服务。"病者日造门，或扶携襁负，累累满前。近自邻井，远或百数十里，皆授之药，致谢而去。"据此可见钱乙医德之高尚及医风之至善。

钱乙对小儿科的医学理论造诣很深，经验也极为丰富，其所治疾病范围较广，选方用药亦十分灵活，特别突出的是善于继承古法与创研新方相结合。正如《钱仲阳传》所誉曰："乙为方博达，不名一师……于书无不窥，他人靳靳守古，独度越纵舍，卒与法合。"此亦说明钱乙的继承古典，敢于创新的学术思想。从《小儿药证直诀》一书收录钱乙所用的 120 首方剂来看，其中既有古方，又有新剂。如古方中的麻黄汤，即来源于《伤寒论》；治小儿肺热的甘桔汤，即出自《金匮要略》。但多数方剂为钱乙首创，在其全部方剂中，若从药味组成看：一味药者，共 8 方，如泻心汤（黄连）；2～6 味药者，82 方；超 11 味药者，5 方。若按寒热虚实分法，可归为：清方 77 首；温方 7 首；补方 23 首；泻方 13 首。在 120 首方剂中，涉及药物 160 余种，其用药最多的是甘草，达 28 方次；其次是麝香为 23 方次；黄连、朱砂各为 19 方次；其他超过 10 方次的尚有青黛、牛黄、冰片、雄黄、南星、轻粉、巴豆等，还有大黄、寒水石、天竺黄、犀角、黄柏等清热之剂。从钱氏组方用药的性味规律分析，亦同清代纪昀等评其学术观点谓："乙以为小儿纯阳，无烦益火。"可见钱乙的学术指导思想，主要以清为主。他认为小儿乃纯阳之体，所患热病为易而多，因此，其所用之方药多数偏清。古谓：清者治热，药性多属寒凉。所以，后世医家皆尊钱乙为儿科清热派的开山。例如钱氏治小儿肺盛气急喘嗽所用的泻白散（地骨皮、桑白皮、甘草、粳米）；治小儿心热，视其睡，口中气温，或合面睡，及上窜咬牙的导赤散（生地黄、甘草、木通）；治小儿脾热弄舌的泻黄散（藿香叶、山栀子仁、石膏、甘草、防风）；及治小儿心气实的泻心汤等。钱乙治小儿病善用清热剂不仅反映了古代小儿患病多热的实际，而且对后世儿科广泛运用清热、解毒、消炎法治疗小儿疾病，也产生了巨大的影响。当代药理学研究亦提示，清热类药物大多具有抗感染的效果。此外，钱乙还创制了地黄圆（熟地黄、山茱萸、干山药、泽泻、牡丹皮、白茯苓）、异功散（人参、茯苓、白术、陈皮、甘草）及抱龙圆、白术散等诸种切合实际的著名方剂，沿用至今，不减其誉。钱乙在方剂学的建树体现了尊古创新的科学思想，对后世许多医家的成长有极大的启示，如张元素、李东垣、朱丹溪、薛己、赵养葵等无一不受钱乙之影响。其中李东垣用泻青圆（当归、龙脑、川芎、栀子、大黄、羌活、防风），治肝热搐搦。据王海藏的斑疹改误所云：李东垣治疗斑疹后的风热毒证和翳膜气晕遮睛，以钱氏泻青圆治之而效。又如《丹溪心法》中的大补阴丸（炒黄柏、酒炒知母、酒蒸熟地黄、酥炙龟甲、猪骨髓）及《兰室秘藏》一书所用的益阴肾气丸（泽泻、茯苓、生地黄、牡丹皮、山茱萸、当归、五味子、山药、柴胡、熟地黄）等，均与地黄圆的思路有关。这种方剂的继承与发展对养阴派的形成亦有重大影响。另外，后世医家还在钱乙方剂的基础上化裁而出不少新方，如《医学发明》将钱氏泻白散（地骨皮、桑白皮、甘草、粳米），主治小儿肺盛气急喘嗽之实证，进而拟出加减泻白散（桑白皮、地骨皮、甘草、陈皮、青皮、五味子、人参、茯苓、粳米），用于阴气在下、阳气在上之咳嗽、呕吐、喘促等实证和虚证并存的病证，均可应用。又如《证因脉治》中的家秘泻白散（桑白皮、地骨皮、甘草、石膏、黄芩、黄连）和家秘泻黄散（黄连、枳壳、苍术、厚朴、陈皮、甘草）等，其功效都有了新的提高。又如《幼幼集成·泄泻证治》用钱氏七味白术散（白术、人参、茯苓、藿香、木香、甘草、葛根），治脾胃久虚，呕吐泄泻，频作不止，进而用于新久之泻。而且痢疾病，伴有大渴、津液丢失等脱水症象均可选用白术散。陈复正指出："白术散为渴泻之圣药。"可见又拓宽了白术散的治疗范围，发挥了古方的新作用。

宗钱乙之法，创时代新方，是古今儿科医家在发展儿科事业上的必经之路，多年来，我们宗钱乙之法，发挥古方疗今病的积极作用，并在医疗实践中，研制了60余种方剂，大多按钱氏少而精的组方原则进行设计的，每个方剂多由3～7味药组成，临床效果较好。如由泻青圆化裁而成的退热散（大黄、栀子、淡豆豉、甘草）对身热烦躁、里热便秘的患儿疗效显著；后来又对钱乙治热疗惊之剂，如凉惊圆、大青膏、牛黄圆、抱龙圆、三黄圆等化裁而成小儿清热散（黄芩、栀子、郁金、连翘、黄连、全蝎、朱砂、牛黄等）及进而演变成小儿清热灵（牛黄、麝香、黄芩、柴胡、寒水石、菊花、重楼等），其功能有清热、解毒、止咳、利咽、镇惊等。经现代药理学研究还证明，该剂毒性极低，服用安全，解热、消炎、镇静、止咳作用显著。对感冒发热的患儿具有良好的治疗效果，临床由六所医院，观察并验证了500份病例，有效率达89.8%，疗程不过两日。其疗效显然较往昔又有所提高。继小儿清热灵之后，又研制的小儿消咳片、小儿进食片、小儿白贝止咳、小儿肺热平、小儿治哮灵、小儿止泻灵、小儿热必清、小儿哮咳喘、小儿消咳灵、小儿抗毒灵、小儿抗炎灵、婴儿壮等20余种新制剂，其中小儿止泻灵就是在钱氏白术散之中的主药，白术、人参、茯苓的基础上，加神曲、罂粟壳等药而研制的止泻灵胶囊剂。临床经三家医院观察450例，各型腹泻，均获奇效，有效率达95.33%。药理实验亦证实本剂之止泻作用显著。诸如此类之新制剂，无一不在钱仲阳的"尊古、创新"学术思想影响下进行继承和发扬而且经历40来年的医疗、教学、研究实践，并取得一定的科研成果。

总之，钱乙在创建儿科大业方面，从理论上对小儿的生理、病理及辨证论治均有精辟的论述传世，其中在方剂上的建树，深得仲景"勤求古训，博采众方"之旨，而其尊古之法又创新方的学术思想，丰富了中医儿科学的内容，推动了儿科学的发展。钱乙治学严谨，临证制方，有理有法，效力确切，其学术思想影响深远。如今中医学和其他科学事业一样，已进入现代人发展时代，我们这一代中医儿科工作者，肩负着继承祖国儿科医学遗产和发扬儿科学术思想的重担，由此可见，钱乙的"尊古、创新"的学术思想，在今日必然亦发挥其伟大的历史作用。

王烈学术经历简介

王烈教授，1930年生，辽宁省盖州市人。年轻时，就读于哈尔滨医科大学小儿科专业。1958年进入长春中医学院西医中医班学习。1961年毕业后，于长春中医学院附属医院，从事中医儿科学的教学、医疗和研究工作。

从此，王烈由一个西医儿科医师走向了中医儿科的新岗位。工作伊始，王烈根据个人学习中医学的经验，为适应继承与发扬祖国医学事业的需要，总结了一信、二学、三研究的自勉原则。他认为中医治病疗效无疑，故而坚信，这是成功之基。中医学历史悠久、经验丰富，而且流派也多，不用力气学习，是难成功的。我们这一代，肩负着研究、发展的重任，学了不用，用了不进，等于失职。他深知，人民教师是神圣的职业，为人师表、教书育人责任重大。要想当好先生，必须先当好学生，所以，他不仅深入到学生中了解学生，而且倡导医贵有衡、勤学不辍，深受学生欢迎。1963 年，他带领学生到吉林市进行教学实习，在实践中他重视对学生实际工作能力的培养，和学生一起建立病房开设门诊收治患儿，以高度负责的态度、良好的医风和熟练的医疗技术治疗患儿，尤其抢救急重患儿收到成效，因而受到社会好评。在任教的最初年代，他学习有方、工作得法，教学质量不断提高。此时，他不仅读完了学院馆藏清代以前的儿科古医籍及有关儿科方面的原著，同时还重视医疗实践，他医治患儿，善于分析、总结，特别是他能一个病例、一个病例地观察、积累；一种疾病、一种疾病地分析、综合；一个系统、一个系统地归纳、概括。他特别能用从古代文献中涉猎来的理论知识和老中医的实践经验，结合个人的教学、医疗实际，进行总结、提高。这个时期，他撰写了《中医儿科学补充教材》《中医儿科证治实践》《儿科临证手册》《中医儿科学纲要》《中药易知》，以及《古代儿科文献辑要》《变蒸学说与生长发育》《论钱乙学术成就》等论文、专论 40 余篇。他精力充沛、事业心强，特别是专业思想明确，精神可佳。《长春日报》曾以"为了快出人材多出成果的不知疲倦的人"为题做了专题报道。他强调学以致用，善于思考，长于总结。他倡导"智慧和经验必须落实在笔头上"。他的良好学风，潜移默化地影响数以千计的学生。由于他治学严谨、诲人不倦，因而，学生评价他"学习前贤不倦，启迪后者不厌"，是学习的"良师益友"。

1966 年，他秉承"心底无私，志向不移"理念，集中精力从事医疗实践，用丰富的医学知识，服务于人民。他结合实际将古人经验和现代儿科成就，进行综合、筛选，研制了小儿消咳散、止喘散、治哮丸、治痫散、壮骨散、安神散、降热散等 60余种丸散剂，广泛用于临床。有一名发热很重的患儿，住院治疗 5 天，花了 20 来元钱未愈，经用一角钱的退热散就退热了。体现了少花钱治好病的原则，深受广大群众欢迎。为进一步探索中草药治病的新途径，他带领科内人员到群众中去，收集验方，采制中草药。2 年期间，他用业余时间，上山区采药 80 余次，几乎将休息日全部奉献。他不仅认识药物达 300 余种，而且还将白屈菜等药列为研究的重点。白屈菜是草药，最早载于明代的《救荒本草》，为荒年充饥之品。《本草纲目》等书尚未见记述，民间传为治泻止痛。他首先将其引用于儿科临床。1969 年，一名腹泻日久伴有咳嗽的患儿，多次服用中西药物不见好转。他将采来的白屈菜在自身试验的基础上，给患儿服用，服药仅 1 日，腹泻未瘥，咳嗽先愈。他将这一所见记在研究手册上。1970 年，长春地区小儿百日咳流行，一般治法不佳。他回顾了治愈咳嗽的一例经验，立题用白屈菜对百日咳进行治疗观察。经过一系列工作，克服许多困难，确定白屈菜的服用剂量、治疗范围以及安全使用界限等。1970 年 6 月，他根据《中华人民共和国药典》的规定，制成了适宜小儿服用的糖浆剂，系统观察 500 例百日咳患儿，有效率达 94.2%，平均疗程为 8 天。疗程居国内单味药治疗百日咳的领先位置。白屈菜的应用研究，工作量较大，全科人员通力协作，终于取得成效。1978 年，获吉林省重大科技成果奖。此后，他结合患儿治疗需要，还相继研制了小儿委陵菜糖浆治疗泻证，香茶菜糖浆治疗厌食，白毛蒿糖浆治疗肾炎，以及白屈菜注射液等10余种新剂，临床应用均有显著疗效。研究中草药，尤其是炮制中草药，是一项十分艰辛的工作，他和科内人员一道，十年如一日，坚持自采自制，所治患儿数以万计。一位被治愈的患儿家长任彦芳同志，这位著名的诗人，专门写了一首《白屈菜之歌》献给王烈和人民。此诗写于1978年，吉林省优秀教师代表会议，并刊载于《吉林教育》。小儿哮喘是一种顽固性疾病，他用中草药治疗，愈儿甚从。著名影星任伟民同志的孩子获愈，还送给他一个"小儿王"的绰号，以赞誉他的医德和医术。著名书法家姚俊卿同志，还用"大医精诚"的条幅，激励他攻克疑难病证的科学精神。他虽在医疗行业取得一些成就，但他认为，"书海无涯、术无尽头"，故在诊余时间，坚持总结、写作，将医疗经验写进教材，讲给学生，从而提高教学水平。在逆境的时日，他不顾学生管先生的潮流，仍以教师之责为重，他认为教师不对学生负责不是好的教师。他坚持为学生讲课、辅导。有一次只有一名学生听课，他也认真地讲授。有一个年级的儿科学课程改为20个学时，他心里想20个学时比过去大为减少，怎能掌握治小儿病的理论。他说："我误了学生，学生必误了患儿。"他利用指导学生实习之机，为学生补课。他认真备课，热心为学生服务。结合教学他还开展了对疑难病的研究工作。

大脑发育不全是小儿科难治的一种疾病，他见天真的孩子患有残疾，医者责任促使他研究治疗，他用中药、耳针、人参注射液穴位注射等综合治疗，收到明显效果。一位从辽宁省鞍山市来诊的汪姓小朋友，年4岁，患大脑发育不全，下肢拘紧不能开步，经用综合方法治疗1个月，孩子就能开步行走。他总结的论文《中医治疗大脑发育不全 70 例报告》《大脑发育不全证治探讨》等有关资料发表后，在国内甚有影响。小儿尿崩症也是一种比较难治之症，一名 14 岁的女孩，患尿崩症 2 个月，一天要饮水 3.5 公斤，久治不愈。他分析病情，用中医理论指导，该病虽见于下，其源于上，治上用活血，治下宜养阴的新法，服药 1 个月便获痊愈。另有原姓女孩，6 岁，患弥漫性硬皮症 3 个月，皮硬延至口颊，咀嚼受阻。他急患儿所急，研究用多种方法，如自拟的当归甘草汤配合耳针、局部按摩等治疗 2 个月获愈。他结合医疗、教学和研究工作，进行文献整理和理论研究，参与《吉林中草药》《中医儿科学》以及《中医儿科学讲义》等编写工作。撰写《百日咳近编》《小儿肺炎证治别论》《小儿热论》《病证应方》《中药自得》《难症药选》《临证药伍》《热咳喘泻，证治新论》《小儿血证论》《小儿惊风搐搦分论》等 30 余篇专论，40 余万字。所论诸文均可反映他继承与发扬中医学的特色。

1976 年，我国进入新的时期，他也焕发科学青春，勇于挑起教学、医疗、研究的重担，重新担任儿科教研室主任兼附院儿科主任。多次参加全国中医高等院校儿科学的教材编写工作，他倡导教材要突出中医特色，反映时代特点，以及体现专科的特长。为了提高儿科学的教学水平，他在"振兴儿科十倡议"一文中首先建议举办全国儿科师资班，发展儿科学术，要从提高教学水平入手。他在教学中强调教师的主导作用和学生主动学习精神相结合，他运用的四段教学法，将讲授、阅读、讨论、总结结合为一体，不仅教师需要高水平，同时也要求学生认真学习，有利于教与学的双边活动，从而使启发式教学有了新进展。

1978 年，他首批晋为副教授，深知责任重大，积极组织青年医教人员开展调查研究工作，通过对 3 年所治病例的观察，对小儿常见病进行分析。他提出热、咳、喘、泻为儿科新的四大证，通过论证说明此四证为当代小儿多发疾病，用以替代旧时的麻、痘、惊、疳四证。由此，他将此常见急需解决的四证列为研究重点以造福儿童。鉴于他在中医儿科学事业所做的努力，1979年，代表吉林省出席全国中西医结合规划会议，受党和国家领导人接见，深受鼓舞。与会期间他与儿科同道，福建叶孝礼、山东张奇文等一起倡议振兴中医儿科，开展学术活动，并得到卫生部领导的支持。为振兴中医儿科，他还与药厂部门合作进行新药研究。1982年，他首先与吉林省长岭县制药厂，以及后来的东丰县制药厂、通化白山制药四厂、安图制药厂、和龙制药厂等联合协作，并出任顾问。经过4年的艰苦工作，研究并完成7种新药，均经省级鉴定并获准投产。其中小儿进食片治疗厌食证，获全国儿童生活用品金鹿奖，吉林发明奖；小儿清热灵治小儿感冒、小儿治哮灵治小儿哮喘、小儿止咳灵治小儿咳嗽等均获省级科技成果，所撰论文在国内学术会议发表，并被评为一等论文和优秀论文。他在研究工作中注意培养青年一代。经常告诫学生，热爱自己从事的专业，主张"从其业必深悟其理，读古人之书，要撮其精义，并要洞究今人之病，不可亦步亦趋，拘泥固执"。他现年虽达花甲，但其科研学术精神不减。有位学生于院刊撰文《莫道桑榆晚，为霞尚满天——记诲人不倦的王烈教授》，以及《长春日报》记者以《壮心不已，造福后代》为题来赞扬他为振兴科学的实干精神。

1985年他晋为教授，主任医师，并成为吉林省有突出贡献的科技拔尖人才。由于他具有现代儿科医学的基础，而又努力继承和研究祖国儿科医学，在长期的教学、医疗、研究工作中，坚持辨证求源，西为中用，不断创新的治学原则，因而他各项工作均有自己的特色，他以高尚医德和精湛的技术，服务于人民，深受群众欢迎，应诊者踵趾相接，所治患儿甚众，愈者亦多。《长春日报》在名医录"小儿王王烈"的题中说："一些患儿家长，为找王烈老医生诊病，把门诊壁墙都挤倒了。"的确是这样，王老所以深受病家的景仰和信赖，主要是与他的医德和医术水平分不开的。《城市时报》1987 年发表的《令人敬佩的王烈教授》，介绍他治好病不收礼，只讲贡献，不讲索取的事例。

1990 年，王老虽年届离退，但被政府确定为终身教授，先后两次为我国 500 名名老中医专家之一，他享受国务院政府特殊津贴，又获得吉林省英才奖章。多年来他培养了 17 名硕士研究生，其中 1 名深造博士研究生，有 6 名高徒继承他的学术。

如今，王老年近古稀，仍坚持在教学、医疗、研究工作岗位。他除指导高徒研修而外，还坚持出诊，患者满多，遍及省内外。诊教之余，伏案写作，先后协编和自编《中医儿科学》《实用中医儿科学》《中医儿科学参考》《婴童医论》《婴童肺论》《婴童医案》等 10 余部著作。他在省级以上学术期刊，发表论文百余篇，其中小儿肺及哮喘方面论文占 70 余篇。完成《白屈菜治疗百日咳》《肺热平治疗肺热咳嗽》《治哮灵治疗哮喘》《白贝止咳灵治疗小儿咳嗽》等 8 项科研项目。此外，他还研制了《小儿抗毒灵》《小儿哮咳喘》《小儿消咳灵》《小儿热必清》《止咳膏》《退热膏》《治哮膏》等 10 余种院内新制剂，广泛用于临床，发挥极大作用。他工作成绩显著，曾被选为省市先进工作者、省市科技积极分子、省市劳动模范、有突出贡献的科技专家、白求恩式的医生等。他任儿科教研室主任兼儿科主任 30 余年，多次被评为优秀主任，为儿科的建立，发展做出极大贡献。

时光迫至 2000 年，年届七十的王老，躬逢盛世，在《婴童病案》问世不久，笔耕之余又谱新篇。讫至 2016 年，在 15 年的时间里，先后又有《婴童哮论》（2001）、《婴童哮喘防治诠论》（2002）、《婴童金方》（2002）、《婴童医鉴》（2003）、《婴童翼集》（2004）、《婴幼儿用药与配餐》（2009）、《婴童卮话》（2016）、《婴童侧戢》（2016）等书出版。

在 2009 年的 9 月，王老春秋八秩，第 26 次全国中医儿科学术会议暨王烈教授学术思想研讨会在长春召开，与会的中华中医药学会副会长兼秘书长李俊德教授和学术部主任孙永章教授、副主任刘平教授，继续教育部主任王奕教授，分别代表总会向王烈教授颁发"大医精诚"及"中医儿科学术发展突出贡献"奖牌。会后不久，王烈教授又荣任世界中医儿科学会名誉会长，全国中医儿科学会名誉主任委员，全国中医药教育学会儿科研究会名誉理事长，中国中医药研究促进会儿科分会名誉会长及小儿推拿外治分会名誉会长等职。

2016 年，已经耄耋之年的王烈教授，宝刀不老尚单骑（骑自行单车在市区活动），业余伏案继续疾书为婴童系列作品而调兵遣将。与此同时的日间，还要常规出诊为来自九州之地的患儿治疗服务。王烈所治疾病，疑难病居多，其中与哮喘相关的过敏领域的病证增多。医者悉知，过敏性疾病防治异难，王烈老研究治敏剂临床应用，取得进展。从获效的病例中总结了中医对过敏症的认识并提卫阳抗奋的新理论。

2017 年，王烈教授被评选为第三届国医大师。

王烈教授毕生以岐黄为术，隐居杏林，刻苦铭心，所获心得颇丰。从 1990 年，王烈老进入国家 500 名名老中医行列，26 年来指导培养了五批 10 名高徒如李宏伟、安笑然（1990），原晓风、李立新（1997），冯晓纯、孙丽平（2003），李静、庄玲伶

（2008），李香玉、王永吉（2012）。近时王老畅谈，10名高徒分别在各自的岗位上，大展宏图，各显奇能，杏林芬芳，耳闻目睹，近时诸多传媒报刊述谓，如"吉林名医""长春名医""小王烈""望诊一绝""李小孩""泰斗弟子"等赞扬弟子之声，此起彼伏，真是捷言频传。大矣哉！为师者，心愿遂矣。

上　篇　新生儿病案

新生儿黄疸

本病是新生儿期内以肌肤面目发黄为主的一种疾病。中医儿科学称"胎黄""胎疸",包括西医学的溶血性黄疸、肝细胞性黄疸、阻塞性黄疸等。其因与湿热邪毒内郁,致肝胆疏泄障碍,胆汁外溢有关。临证有阳黄、阴黄之分,治以清热、利湿、解毒等。

病案一:阳黄 – 毒湿郁蒸。

尹某,女,1.5 个月。1994 年 6 月 17 日诊。

病史: 患儿足月顺产,第一胎。于生后第 3 天起病。症见:身黄,日渐加重。病后哺乳减少,大、小便均黄。经某院以黄疸待查住院诊治 30 天无效而易地又治 10 天,黄疸加重方求治中医。

查体: 全身黄染色鲜,精神尚可,口唇干。舌苔厚、舌质红。心、肺、腹部均未见异常。脉数有力,纹淡。

检验: 黄疸指数 180U,血总胆红素 188μmol/L,直接胆红素 0μmol/L,间接胆红素 188μmol/L。尿常规正常。肝功能正常。乙型肝炎抗原、抗体未见异常。血 Ca、P、AKP 均正常。血常规正常。细胞脆性试验,开始溶血 0.5%,完全溶血 0.26%。血型子 O型、母 B 型。X 线胸片示心肺未见异常。B 超提示肝脏回声略强,先天性非溶血性间接胆红素增多症。

诊治: 新生儿黄疸,属先天性非溶血黄疸。辨证:胎疸,证性阳黄,乃胎中受湿化毒生热,郁蒸而成。治用祛湿除热佐以解毒之法。处方：茵陈 4g，栀子 2g，白鲜皮 3g，萱草 3g，淡竹叶 2g，车前子 3g，白术 3g，白芍 3g。水煎服。经治 2 周黄疸消退，大便稀。上方加薏苡仁 3g，诃子 3g。服药 1 周大便好。更方：黄芪 4g，白术 4g，茯苓 4g，白芍 4g，山药 4g，薏苡仁 4g。水煎服善其后。历经 1 个月治疗临床获愈。

病案二：阴黄 - 毒湿内瘀。

郑某，男，2 个月。1979 年 4 月 1 日诊。

病史：患儿足月顺产，第一胎。生后 6 天双目见黄，渐及全身，以生理性调护。至 22 日龄黄疸未减反重，尿色黄加深，大便色淡而灰白。经某院内科疑为新生儿肝炎综合征；外科认为先天性胆管阻塞的可能性大，建议手术治疗。遂之中医试治。

查体：全身黄染色晦，精神不振。舌苔薄、舌质淡。心肺未见异常。腹满，肝肋下 3cm，质硬，脾未触及。脉沉数无力，纹淡。

检验：血、尿常规未见异常。肝功未见异常。B 超提示肝脏增厚并见密集微波。

诊治：新生儿黄疸，未能进一步检查。辨证：胎疸，以阴黄证治，为湿热郁蒸发黄、毒结肝胆成瘀，瘀久结块。治用化瘀散结佐以祛湿理气之法。处方：郁金 5g，丹参 5g，泽兰 5g，瓦楞子 5g，佛手 5g，茵陈 5g，白术 5g，白鲜皮 5g。水煎服。服药 1 周黄染减轻，尿色转淡，大便色黄。经治 3 周黄疸消退，大、小便色正常。肝大不缩。更方：佛手 5g，泽兰 5g，三棱 3g，莪术 3g，丹参 5g，黄芪 3g，当归 3g，橘叶 5g。水煎服。用药 3 周黄疸未见反复，查体肝肋下 2cm、质软。临证获愈。

讨论：新生儿黄疸二则，共性为黄，前者偏阳，后者偏阴。

《医宗金鉴·幼科杂病心法要诀》治则用渗湿清热之法，方为生地黄汤和犀角散，二方之中均以茵陈为君剂。当代文献报告治疗新生儿黄疸，其中包括先天性胆道阻塞、溶血症、肝炎综合征，胆汁瘀积综合征以及其他原因所致的高胆红素血症等，综合治法主要有利湿、清热、解毒、化瘀、散结等；常用方剂皆出于茵陈蒿汤（《伤寒论》），其中茵陈，是古今治疗黄疸不可少的药物。本文所治二例，虽有阴阳之别，但共同之剂是茵陈蒿汤（《圣济总录》卷六十一方），方由茵陈、白鲜皮组成，实际上茵陈之用仍源于茵陈蒿汤。据现代药理研究，茵陈具有利胆退黄、对肝炎病毒有抑制作用和对肝脏实质病损有改善之功。

由此可见，古代治疗黄疸重茵陈，当代治黄疸之类亦不可缺茵陈。本文用茵陈、白鲜皮方随证选药，治愈难度较大的新生儿黄疸病例，疗程较短，经过顺利，病家赞叹，患儿幸甚。

新生儿天疱疮

本病指新生儿于生后数日肌肤发生水疱，尤以额头之疱为著而言。《小儿药证直诀》首述"水疱"之称，并认为与肝脏有关。《小儿卫生总微论方》谓："儿自初生，至七日内外，因胎毒，身生疮者，名曰蕂疮。"似与本病相似。

本病为胎中蕴毒生后触邪致病。轻证用解毒利湿之法可愈；若毒湿入血则病重，治必凉血清营。

病案：毒湿炽盛。

高某，女，8天。1975年5月6日诊。

病史： 患儿足月顺产，第二胎。分娩后 1 天出院，第 4 天起病。症见：头额，颈部红色疹上速变水疱。病后乳少，不安，大便实，小便黄。

查体： 营养佳，神识清静，面赤，唇干红。少苔质红。头面、颈项、背腹及四肢可见大小不一的水疱，大者 1cm，小者如同大豆，疱皮薄亮，内容为浊液，散在分布。心、肺、腹部未见异常。脉数。

检验： 白细胞数 13.0×10^9/L，中性粒细胞 60%，淋巴细胞 40%。

诊治： 诊为新生儿天疱疮。辨证：蕂疮，为毒湿搏结，透发而致病。治用解毒利湿佐以清热之法。处方：黄芩 3g，黄连 1g，白鲜皮 3g，柴胡 3g，木通 1g，白芍 3g，蝉蜕 3g，淡竹叶 3g。水煎服。局部涂 1% 龙胆紫药水。服药 4 天水疱结痂，经治 8 天痊愈。

讨论： 本病在分娩环境卫生不洁时容易发生，若治疗及时预后多佳。古代治本病外用黄连，或苦参为末涂之；内服升麻、柴胡、石膏、甘草、当归的煎剂。当代文献报告用黄柏、青黛、煅石膏、海蛤粉等为粉，水调外涂疮面。本文用黄芩、黄连、白鲜皮解毒；木通、淡竹叶去湿；柴胡、白芍疏肝；蝉蜕退疱等综合治疗而收奇效。

新生儿败血症

本病为新生儿期的严重感染性疾病，临床以发热、瘀点、黄疸、肝脾肿大，以及全身状态不佳为特征。在儿科古代文献中的

"邪毒内陷""疮毒走黄"等描述，似与本病类同。中医认为，本病乃毒热伤血所致的全身性病变。临证分邪毒炽盛、内陷气血、血虚气弱三型。

病案：内陷气血。

秦某，男，36 天。1990 年 3 月 7 日诊。

病史：患儿足月顺产，第一胎。生后第 4 天患有感冒发热 2 天，头颈部发生脓疱疮 3～5 个经治而愈。第 11 天又感而热，不咳，以感冒治 2 日不见好转。患儿吮乳无力，哭声低微，精神不振，住某院检血，白细胞高，血培养阳性。诊为新生儿败血症用抗生素治疗 10 天，热不退，血培养阳性。转中医治疗。

查体：体温 37.7℃，呼吸 31 次 / 分，神乏、面目淡黄、唇干。舌苔少、舌质红。心、肺部听诊未见异常。腹满，肝肋下触及 2cm，脾触及 1cm。脉数无力，纹淡。

检验：红细胞数 $4.0×10^{12}$/L，血红蛋白 110g/L；白细胞数 $14.0×10^9$/L，中性粒细胞 75%，淋巴细胞 25%。尿、便常规未见异常；血培养（两次）葡萄状球菌阳性。

诊治：新生儿败血症。辨证：疮毒走黄，属内陷气血。治用益气养血，清热解毒之法。处方：人参 1g，当归 2g，柴胡 3g，黄芩 3g，白薇 3g，生地黄 3g，重楼 3g，青蒿 3g，栀子 1g。水煎服。静脉注射改清开灵注射液。经治 1 周热降，停用针剂，继服前方。治疗 2 周体温正常，一般状态好转，面目不黄，仅大便不整。更方：黄芪 3g，党参 3g，白术 3g，茯苓 3g，神曲 3g，佛手 3g。水煎服。连服 2 周，患儿除肝脏可触 1cm 外，余皆正常。

讨论：本例经抗生素治疗多日，热未解，气血两伤，常规治疗当顾气血，故以扶正为主，佐用清解之剂，热退毒亦解，再以党参、黄芪、白术、茯苓等扶正而愈。古方治本病首选黄连解毒汤，有斑点者与犀角地黄汤化裁，有黄疸者合用茵陈蒿汤。当代主要有攻邪为主者，用黄连、黄芩、栀子、金银花、连翘之类；扶正祛邪兼治者，在解毒剂中加人参、黄芪、当归等救治气血。此外，用紫草、大黄、青蒿、败酱草、僵蚕等通腑泻热之治亦获疗效。

新生儿喉喘鸣

本病是先天性喉软骨软化病，属于喉部异常疾病中多见的一种，以喉喘鸣为特征。中医有"哮者喉鸣"之说，所以，本病归属哮喘范畴，但以哮治之效不佳。应用诊与辨结合之法，其效显著。

病案：肺肾不足。

纪某，男，38 天。1989 年 11 月 4 日诊。

病史：患儿 9 个月顺产，第一胎。生后 11 天起病，初起感冒经治好转，但喉部出现喘鸣音，不咳，无痰。喉部喘鸣 1 日发作 10 多次，尤其乳后，哭喊时加重。经某院以新生儿哮喘治疗 20 余日，症状不减。病后进乳、睡眠、大便、小便均正常。

查体：神清气平，面色㿠白，口唇干淡。舌苔薄白、舌质淡。心、肺部听诊未见异常。腹部平软，肝脾未触及。脉缓，纹淡。喘鸣发作所见，患儿呈吸气性喘鸣，其音较响，胸骨上窝下陷明显，持续 3 分钟，入睡则喘鸣自解。

诊治：诊为先天性喉喘鸣。辨证：肺肾不足。治疗以补益肺肾为本，佐用息鸣之剂治标。处方：黄芪 3g，太子参 1g，牡蛎 3g，龙骨 3g，龟甲 3g，五味子 1g，苍术 1g，麦冬 3g，大枣 3g，木蝴蝶 3g。水煎服。经治 3 周，患儿喉部喘鸣音消失。停药 1 周未见发作。

讨论：据临床观察，本病尚无特效疗法。随年龄增长，于 6 个月左右多可自愈，迟至 2 岁时恢复常态。但病家愿望缩短恢复时间，本文依此，运用理法方法的理论，从肾主骨、肺主声的认识，用补益肺肾和调理咽喉之剂，促进喉部软骨发育，缓解喉部喘鸣。治疗实践说明后者较止哮平喘之剂为优。当代文献《中医杂病集成》介绍用吴茱萸 10g，研为细末，醋调敷双足涌泉穴，48 小时除掉，5 ～ 6 天便可生效。

新生儿积痰

新生儿期因气管发育差，排痰能力低，痰涎容易留存肺管而导致积痰。临床可见新生儿咽喉呼噜，尤其哺乳、哭喊等时呼噜明显，一般无咳嗽症状。此种积痰，原可不治随长而愈。但家人多误以气管有病，务求诊治。《婴童百问》述有"百晬内嗽"，又称乳嗽、胎嗽，是新生儿期痰壅喉间的一种病证，治分虚实以慎施治。

病案：脾肺气虚。

金某，女，18 天。1991 年 9 月 10 日诊。

病史：患儿足月顺产，第一胎。母乳不足加喂牛乳。生后第 5 天进乳而吐，其后常有咽喉呼噜征象，尤其哭喊、哺乳时呼噜明显。此外无其他异常变化。自服祛痰糖浆 3 日，不见好转。经医生诊视亦未见病变，建议细密护理。家人不安始求治于中医。

查体：患儿一般状态佳，心、肺、腹部均未见异常。舌苔薄白、舌质淡。脉数，纹淡。

诊治：诊为新生儿积痰。辨证：胎嗽，为肺脾气虚导致。治用健脾益肺为主，佐用固肾除痰之剂。处方：茯苓 3g，白术 3g，党参 3g，芡实 3g，黄芪 3g，橘红 3g，云母石 2g。水煎服。经治 2 周痰去气平，哭喊和进乳均未见呼噜现象。

讨论：本例系小恙，不足为道，但在病家对初生儿有此呼噜现象，岂能不虑。古代治胎嗽分实证和虚证，分别用清肺与补肺法。当代对本证一用护理，二选二陈汤。本文认为，肺为清肃之脏，若有痰液积肺则病无疑。本例所治，用古代之法治今人之病。患儿积痰，痰之生与脾、肺有关，所以，治疗重在脾肺，而方中用芡实一味除健脾外，尚可固肾，肾主五脏，脾肺双虚，其肾难实。故在选治脾之剂，用芡实功兼治肾，肾者主水，水为痰之本。治疗实践提示治痰健脾益肺，兼顾补肾则本固，进而病除。

新生儿肺炎

新生儿肺炎是新生儿期常见的一种急性下呼吸道感染，为危害新生儿健康的重要疾病。肺部症状多不典型，以不哭、不乳，精神萎靡、口吐白沫、呼吸不规则等为临床特征。古代文献所述的不啼、不乳、喘嗽等与本病有关。当代中医儿科将本病分邪毒闭肺、气虚血瘀、肺脾两虚三型证治。

病案：邪毒闭肺。

吴某，男，21 天。1991 年 3 月 1 日诊。

病史：患儿足月顺产，第一胎。母乳喂养，不按时。家人有感冒病，患儿于诊前 6 天起病。症见：乳少，不啼，精神不振，口中有沫，以肺炎之诊住院。用青霉素、先锋霉素等治疗 4 天，症状未减，见有气急、恶心而加服中药。

查体：体温 37.3℃，呼吸 30 次 / 分，神乏，面色㿠白、唇红而干。舌苔白厚、舌质红。心、肺听诊未见著变。腹满、肝脾可触及。脉数无力，纹淡紫。

检验：X 线胸片示肺纹理显著增强，血红、白细胞未见异常。

诊治：诊为新生儿肺炎。辨证：邪毒闭肺。治应解毒攻邪，但患儿形体稚弱，邪毒伤正，邪盛正虚并存，因此，治用扶正解毒之法。处方：人参 1g，五味子 1g，麦冬 3g，黄芩 3g，射干 3g，重楼 3g，葶苈子 3g，僵蚕 2g。水煎服。同时合用清开灵静点；服小儿肺热平，笔者研制之散剂，主要药物有黄芩、牛胆、射干、紫草、贝母、羚羊角、牛黄、麝香、重楼等。每次服 0.1g，1 日 3 次。经治 1 周诸症悉除，临证获愈。

讨论：新生儿肺炎的治疗，首选药物大多是抗生素类，本例家人患有感冒，有接触传染史。其因多属病毒，初起用药重在抗感染，所以，病情加重。中医治疗扶正攻邪并重，其中人参、五味子、麦冬为扶正生脉益气之剂。黄芩、射干、重楼等属解毒清肺药物，用以制毒保护肺脏功能。

新生儿肺炎临床发现极不典型，所以，古代治疗本病多与新生儿不啼、不乳等治疗相关论治；若肺系症状见有咳嗽、喘促等改变时又多与肺炎喘嗽之治类同。当代儿科报道，新生儿肺炎轻型用中医药治疗，重型宜中西医结合治疗。中医治疗方法较多，如清热、解毒、泻肺、化痰、益气、养血、止咳、平喘、活血、化瘀等。

新生儿乳积

新生儿乳积是乳哺过量超过脾胃负担所致的一种病证。夫新生儿脾胃稚嫩，受纳和运化功能有限，一旦乳量过多，或乳次过频均可致乳积于胃，引起胃伤而病。若不及时调整和治疗，将对生长发育迅速的小儿产生有害影响。

病案：伤乳胃实。

孙某，女，14天。1992年8月16日诊。

病史：患儿足月顺产，第一胎。牛乳喂养，食量和食次不定。起病2天。症见：厌乳，嗳气，吐1次乳片味酸腐。腹满、夜晚不安、大便微臭，1日2次。

查体：神乏无欲、面红、唇干。舌苔白厚、舌质淡。心、肺听诊未见异常。腹满叩之鼓音。脉数，纹滞。

检验：大便常规未见异常。

诊治：诊为新生儿乳积。辨证：实证。治用消乳助化及和中之法。处方：消积散（神曲、莱菔子、鸡内金、橘皮、山楂、连翘），每次服0.2g，1日3次。连服4天乳积症状大减，复用消化散（麦芽、神曲、山楂、甘草），每次0.2g，1日3次。经治8天而愈。

讨论：本例为人工喂养失宜，乳滞胃中而伤，临床多见，新伤者多实，日久者多虚。实证消而助化，和中可愈；虚证则用益胃调中之剂。新生儿期的乳哺必须注意乳量和乳次不宜过多。此期若有胃伤应及早调治，不可迁延多时，以免影响胃肠发育。古代治乳积之方甚多，以《证治准绳·幼科》的消乳丸（香附、橘皮、神曲、麦芽、砂仁、炙甘草）为代表方剂。当代儿科医家治新生儿乳积所用方药大同小异，若合用外治法，如推拿、脐疗等疗效更佳。

新生儿幽门痉挛

幽门痉挛是新生儿早期常见呕吐的原因之一。宋代《小儿药证直诀》认为，初生呕吐，多由"秽恶未尽"咽下而致；《幼幼新书》还将"初生吐不止"列篇论述，可见新生儿呕吐历来已久。中医认为，吐者胃逆，证有虚实，以降逆止吐为总治，结合证性选药，多可治愈。

病案一：胃逆邪实。

金某，男，41 天。1981 年 7 月 6 日诊。

病史：患儿足月顺产，第一胎。母乳喂养，量足不按时。原因不明于生后第 2 天起病。症见：呕吐，每于进乳后，未几便吐，吐物为乳汁，日作少者吐 3 次，多时吐 10 余次，吐量不多，但吐势较猛，有时呈喷射状。病后进乳不减，睡眠欠安，大便干，1 日 1 次，小便好。曾经多方面检查，除外肠胃及颅脑的器质病变，未经特殊治疗。现症：仍吐，日作 7 次，吐物有味偏腐。

查体：发育一般，营养较差，神爽气和，肌肤丰润，面红，唇干红。舌苔白厚、舌质红。心、肺部听诊未见异常。腹软，未触及肿块，亦未见肠胃蠕动波、肠鸣音不亢进。脉数有力、纹淡紫。

检验： 血、尿、便常规及 X 线查胃等均未见异常。

诊治： 诊为新生儿幽门痉挛。辨证：新生儿呕吐，实型。病程较长，但症象偏实属热，且未经中医治疗，由此初治用清胃降逆为主，佐用和中止吐之剂。处方：竹茹 3g，代赭石 3g，砂仁 2g，白芍 3g，半夏 3g，蝉蜕 3g，石菖蒲 2g，甘草 1g。水煎服。服药 1 日则吐减，3 日每天仅吐 1～2 次。治疗 6 日吐止，但大便干燥，前方减竹茹、赭石，加枳实 3g，莱菔子 3g。药后 4 日未吐，大便不干。前方以白术 3g、神曲 3g 代枳实、莱菔子，再服 8 日而愈。

讨论： 本例乃胎中受热，热蕴于胃，生后胃气开乳食内扰，胃气失和，逆而作吐。所以，初治用清胃降逆、和中止吐法获效。新生儿脏腑薄嫩，攻补均应适宜，切记勿妄，免得克伐生机。方中竹茹甘淡，气寒而滑，去胃热而气悉行；赭石善降逆气，砂仁行胃之气止呕；白芍敛液，避免吐而伤津；石菖蒲开胃佐疏胃气；半夏偏温佐其止吐并防寒凉伤胃；蝉蜕祛风安神，佐治以稳胃气；甘草和中以调诸药，以上药物各司其功，合而奏效。俗有效不更方之说，新生儿则不然，本例清法生效 1～2 日当止，若继用常可伤胃，呕吐又作，更药不等于停药，尤其寒温之剂当慎。

病案二：胃逆正虚。

江某，男，2 个月。1973 年 1 月 17 日诊。

病史： 患儿足月顺产，第一胎。母乳喂养，量足不按时。初生后 1 天即病。症见：呕吐，每于进乳后不久即吐，吐出物为乳汁，每日呕吐 6 次左右，吐势较猛，呈喷射状，迄今 2 个月未见好转。病后影响哺乳，大便干燥，1～2 日 1 次，量少，色偏白。经中西医治疗 40 余天吐仍不止。

查体：神乏无欲，面色青白，体瘦如柴，唇淡。舌苔少、舌质淡。心、肺部未见异常。腹陷如舟、肝脾可触及边缘，脉沉无力，纹淡。

检验：血、尿、便常规均属正常，X 线检查除外幽门肥大性狭窄。

诊治：诊为新生儿幽门痉挛。辨证：新生儿呕吐，虚型。处方：党参 3g，白术 3g，白扁豆 3g，白豆蔻 1g，半夏 1g，石菖蒲 1g，麦芽 3g，枳壳 2g。水煎服。治疗 4 天吐次减半，乳哺入量增加，精神状态好转，大便不干，1 天 1 次。上方继服 4 天，吐止，能食，但消化较差，上方减白扁豆加神曲 3g。又服 4 天，一般状态好。

讨论：本例为初生儿呕吐，历时 2 个月之久。古谓：吐者伤胃，胃伤而吐。病初之吐，证多偏实属热，治用清胃降逆之剂，如赭石、竹茹、砂仁、芦根等治之多可收效。而本例生后 1 天即吐，提示先天不足，生后则吐，其胃虚。日久不愈则胃虚日甚，并累及脾。若用清胃降逆之法，吐不止说明识证不准，多日妄治病不去，胃气必伤，如此胃虚已极。据此，本文之治，重在扶正补益胃脾，恢复胃脾气机为尚，保护胃不用降逆之法，改用理气止吐之剂，如枳壳、理气、调理胃机而不伤胃；半夏虽可止吐，但性偏温，与养胃之品均可安胃，促进胃气恢复，胃和则吐自止。《医宗金鉴·幼科杂病心法要诀》论述"儿生吐不止"，强调胎禀寒热的内在不足，易为发病提供条件。证性为热者，用黄连二陈汤；寒者，用理中汤；秽恶留胃者，用一捻金；外感者，用香苏饮。当代文献治新生儿幽门痉挛，习用针灸法，选穴足三里、内关、合谷、中脘。疗程 15 天，多数取效良好。药物治疗，有用化瘀降逆法，选用丹参、降香、郁金、瓦楞子、砂仁、竹茹、旋覆花。水煎服。用于实证呕吐较重病例。

新生儿肠狭窄

新生儿肠狭窄属于先天性肠闭锁或先天性肠梗阻范畴。所谓狭窄又有器质性和功能性的不同。本例从临床表现来看似器质性，此型不手术难以治愈。而本例经过治疗而愈，故测为功能性。

病案：气逆肠结。

宋某，男，21 天。2007 年 1 月 11 日就诊。

病史：患儿为第一胎，足月顺产。母乳喂养。患儿于生后 6 天出现呕吐，为非喷射状，吐次频，量亦多，吐物皆胃内容物，多有绿色胆汁样排出，于西医院住院，确诊为新生儿肠狭窄。一不适于手术，二无特药治疗。故于 2007 年 1 月 11 日为求中医治疗，来诊。诊时仍为吐候，频作不已，乳少不安，大便色白量少，小便小。

查体：神志清楚，精神不振，发育正常，营养尚可，全身皮肤无瘀点瘀斑，浅表淋巴结无肿大，口周无发绀，咽无充血，舌苔白厚，舌质淡红。心音纯，有力。肺呼吸音清，未闻及啰音。腹部膨满，柔软，肝脾未触及。脉数无力，指纹紫滞。

检验：血、尿、便常规检查均未见异常。X 线腹部平片可见胃、十二指肠有 1～2 个液平面。

诊治： 诊为新生儿肠狭窄。辨证：呕吐，气逆上反。治用降胃止呕，疏肝利胆之法。处方：砂仁 1g，竹茹 5g，佛手 5g，白芍 5g，芦根 5g，橘红 5g，柴胡 5g。水煎频服。经治 8 日，症见好转，吐次减半，一般状态好。复诊处方：佛手 5g，白芍 5g，茵陈 6g，淡竹叶 5g，芦根 5g，竹茹 5g，砂仁 1g，枳实 5g，旋覆花 5g。服药 8 日，患儿明显好转，偶而乳后作吐，但无胆汁样物，时有喉中痰鸣。乳纳可，夜寐安，大便色白转黄略干，小便正常。更方：佛手 5g，白术 5g，神曲 5g，麦芽 5g，枳壳 5g，蝉蜕 5g，橘红 5g，茵陈 5g，砂仁 1g，白芍 5g，服药 8 日后，患儿呕吐止，乳纳可，大便、小便均常。后以调理脾胃之剂 8 日而愈。

讨论： 新生儿期尤其月内之呕吐，诊断多数不难，但呕吐重且有胆汁者，其吐应虑之以肠。夫小儿肠性狭窄，或者全堵，皆重症。本例确为肠狭窄，其性又有器质性与功能性之不同。器质性乃肠真狭，此药治不如手术除病快捷。而功能性经过治疗调整，有望理顺，尤其肠肌痉挛者药治多可取效。本例诊时吐重，经治吐之剂求缓其标。再以降逆、利胆、疏肝、和胃、通肠诸法，综合施治，取效渐著。终以告愈。值得注意的是方中诸药的选用，皆平常之品，在单纯用本方治疗如此疑难重症，其机制应如何作解。临证思考，本病虽系肠狭窄，但病理累及肠胃及肝胆。所以，其治必肝宜疏，胆宜利，胃宜和，肠宜开。方中所用之砂仁、竹茹、佛手、白芍、芦根、橘红、柴胡及茵陈、枳实、旋覆花诸品，综合功效必缓解肠肌之挛缩，气血畅通，胃肠顺行，肝胆疏利方可病理上得以调和，故临床吐止气和而病愈。

新生儿腹泻

新生儿腹泻，是新生儿期的常见病，其由病毒之类引起的腹泻，不仅能流行，而且对新生儿尚有危害。新生儿腹泻，除外因之外，其内因不足可致病。故治疗当顾及祛邪与扶正。

病案：脾虚湿盛。

张某，男，12 天。1980 年 5 月 16 日诊。

病史：患儿第一胎，足月顺产。母乳加牛乳喂养。生后 5 天于婴儿室起病，同室 5 儿均泻，大便稀，1 日 4 次。2 天后大便水性色黄，如蛋花汤样，混少许黏液，1 日 8 次，便味少臭。不发热、未呕吐。进乳少、腹胀、不宁。服消化剂无效。

查体：精神状态尚好，营养欠佳，面色㿠白，口唇干淡。舌苔少、舌质淡。心、肺未见异常。腹满、叩之鼓音，肝脾可触及边缘。脉沉数，纹淡。

检验：大便之初培养出大肠杆菌。

诊治：诊为新生儿腹泻。辨证：脾虚湿盛型。治用健脾利湿，佐用理气之法。处方：苍术 3g，白术 4g，白芍 3g，黄芩 4g，神曲 3g，薏苡仁 3g，砂仁 2g，木香 1g。水煎频服。治疗 3 天，大便次数减少，1 日 4 次，腹软，进乳如常。服药 4 天，大便仍 1 日 4 次，便质转稠。处方：白术 4g，诃子 2g，薏苡仁 3g，神曲 3g，乌药 2g，山药 4g。服药 4 天，大便稠、色黄，1 日 1 次。前方继服 4 天，获愈。

讨论：新生儿腹泻，本为脾不足，再染邪致病，泻而致脾再伤。故本例之治，健脾为主，其中白术、神曲、薏苡仁为方之主剂，乃标本兼治药物。初以黄芩、白芍清热去湿、敛阴。邪减再以山药、诃子固脾止泻，不及 8 天而愈。新生儿之泻，与他儿治疗无异，但新生儿之脾不足，故治疗不宜久攻，大便次数减少，则重在治脾，所以，证治当慎。

新生儿硬肿症

本病是新生儿期以皮脂硬化兼有水肿为特征的疾病。在中医儿科古籍中的"胎寒""五硬"等证，似与本病有类同之处。寒冷季节，元阳不振的新生儿易发此病。临证有寒盛阳虚、寒凝血涩、脾肾两虚的不同证型。严重者虽经治疗预后亦差。

病案：寒盛阳虚。

李某，男，20 天。1979 年 12 月 26 日诊。

病史：患儿为早产（9 个月）顺生，第一胎。母乳喂养。家住农村，于家内分娩。第 8 天起病。症见：肢冷、乳少、哭声无力，经查下肢肿住某院保温治疗 10 余天，肿硬渐及全身而加服中药。

查体：身长 46cm，体重 3kg，形体瘦弱，体温 36℃，神乏、气弱、面色不华、唇淡。舌苔少，舌质淡。心、肺部听诊未见异常。腹满，下肢、躯干、口颊肌肤均肿硬，压之不凹，冷感明显。脉弱，纹不清。

检验：红、白细胞正常，血小板略少。

诊治：诊为新生儿硬肿症。辨证：寒盛阳虚型。治用温阳逐寒,通经扶元。处方:①内服人参 2g,桂枝 2g,附子 1g,石菖蒲 2g,当归 2g,甘草 1g。水煎服。②外用胡荽(鲜)50g 煮水,用药液擦拭患处,1 日 4 次,每次 5 分钟,10 天为度。经治 1 周病情好转,能吸乳,哭声较大,肿硬之处渐软,前方继服。治疗 20 天基本恢复。

讨论:新生儿硬肿症在北方的寒冷季节,尤其农村容易发生,因其症象为寒,所以,古时常以胎寒论治,治用温热之品;当代治疗本病多用中西医结合疗法,其中中医治疗除以温逐寒外,尚有用活血化瘀、养血益气等治疗,复方丹参注射液为常用。本文所治之例,除用传统温阳逐寒之剂,还选民间偏方胡荽(香菜)浸剂擦洗。胡荽,或称芫荽,唐代《食疗本草》所载,具有发汗透疹、消食下气等作用,传闻民间用其治疗硬肿症有效。文献记载据《本草纲目》胡荽"能辟一切不正之气";《直指方》胡荽"用于儿虚弱及天气阴寒"之时;《医林纂要》胡荽"……升散,无所不达,发表如葱,但专行气分"。实践测知,胡荽对硬肿症之治,其理与辛温香窜、内通脏腑、外达肌肤,改善气血、除寒通经等功能有关。

新生儿夜啼

本病指新生儿日间安静,入夜多啼,甚至通宵难以入睡,天明始渐安静而言。自《诸病源候论》论述本证以来,历代均有论述。俗谓:啼必有缘,哭必有因。新生儿神气未充、遇有心火上乘则易引起夜间啼哭不安,日久者影响健康。《幼幼集成》将夜啼分为脏寒、心热、神不安、拗哭四证。临证所见以心热为多见。治用清心宁神多可收效。

病案：心热神烦。

周某，女，16 天。1980 年 9 月 11 日诊。

病史：患儿足月顺产，第一胎。母乳喂养。原因不明起病 8 天。症见：夜间啼哭不安，每于息灯之后不久则啼哭，短者 10 余分钟，长者 1 小时不止，开灯又安，历夜如此，白昼则安静入睡，大便少稀，小便黄。经用偏方治疗无效，医院检查无异常而来诊。

查体：患儿一般状态好，面色红润、唇干红、山根青。舌苔白厚、舌质红。心、肺、腹部均未检出异常征象。四肢活动正常，脉数有力，纹青。

检验：检查大便未见异常。

诊治：诊为神经质。辨证：夜啼，心热型。治用清心导赤，佐以安神之剂。处方：黄连 0.5g，黄芩 2g，生地黄 3g，淡竹叶 3g，灯心草 2g，木通 1g，蝉蜕 2g。水煎服。连服 4 天，夜间不啼，安静入睡。前方去黄连、黄芩，加白芍 2g，龙骨 3g，牡蛎 3g。治疗 1 周未见反复，临证获愈。

讨论：本例所见与《幼幼集成》描述不同，原著记"心热烦啼者，面赤舌赤，或舌苔白薄，无灯则啼稍息，见灯则啼愈甚。宜导赤散加麦冬、灯心草，甚者加黄连、龙胆草"。其治类同，疗效为优。当代治新生儿夜间啼哭，白天安静，经查未见异常者，用黑丑 7 粒，研为细粉、温水调成糊状，睡前敷于脐中次晨取下，1～2 次即可止啼。亦有用五倍子散 1.5g，水煎于晚服 1 次，每日 1 次，其效颇佳。新生儿夜啼，初次发作者辨认当慎，应与躽啼（哭时蜷腿）、啼哭（日夜皆哭）、惊啼（哭而惊恐）等哭区别。

新生儿躯啼

新生儿躯啼与夜啼相似，但治法有别，夜啼多热，而躯啼多寒。本证为新生儿，尤其素有胎寒，或形体不足者常可发生。隋代《诸病源候论·小儿杂病诸候》最早描述，其谓："躯啼候，小儿在胎时，母将养，伤于风冷，邪气入胞，伤儿脏腑，故儿生之后，邪犹在儿腹内，邪动与正气相搏，则腹痛故儿躯张蹙气而啼。"

病案：中寒气滞。

孙某，女，30 天。1989 年 4 月 8 日诊。

病史：患儿足月顺产，第一胎。母乳喂养。生后常有不安。诊前 10 天突然哭喊，日夜皆作，尤其乳后为多，每次发作大约数分钟。发作时双腿紧蜷，面色青白，双手抖动。病后乳少，未吐、不热、大便不消化，1 日 1～2 次，色淡，小便清。未经治疗而医。

查体：神乏、面䀱、唇淡。舌苔薄白、舌质淡。心、肺听诊未见异常。腹软、喜按，叩之鼓音。脉缓、纹色淡紫。

检验：X 线腹部片见有积气。

诊治：新生儿腹痛。辨证：躯啼，属虚寒型。治用温中理气法。处方：乌药 3g，木香 1g，白芍 3g，延胡索 1g，白术 3g，茯苓 3g，佛手 3g，山柰 1g。水煎服。合用温中膏（吴茱萸、小茴香等）3g，温水调糊，晚敷脐中，次晨取下，每日 1 次，7 日为度。

经治 8 天不哭，大便调。更方：黄芪 3g，太子参 1g，白术 3g，茯苓 3g，桂枝 1g，乌药 3g，炙甘草 1g。水煎，又服 8 天，患儿吸乳正常，睡眠安稳，10 天不啼而愈。

讨论： 本病虽为小恙，但躯啼发作令家人不安。有关治疗，早在宋代《太平圣惠方》中就有牡蛎散、牛黄圆等治疗经验。《幼幼集成·胎病论》于述胎寒之治时谓："寒慄口冷，手足蜷曲不伸，腹痛啼叫不止，此生后受寒得之，治宜温散。"当代治新生儿躯啼用桂枝、白芍、小茴香、木香、当归、生姜等亦有良效；外用公丁香、肉桂、白胡椒、白豆蔻共为细粉，水调糊状，敷于脐中与内服药合用疗效颇佳。临证对躯啼证常与盘肠气痛相混。《幼幼集成》谓："盘肠气者……皆因胎气郁积、壅结营卫、五脏六腑，无一舒畅，其气不能升降，筑隘肠胃之间，抵心而痛……干啼口开、手足皆冷，宜疏散通气，调中散及木香丸。"临证慎而易别。

新生儿低钙性抽搐

新生儿低钙有早期（生后 72 小时出现）、中期（生后 72 小时至 3 周末发生）、晚期（生后 3 周后见症）之分。正常足月新生儿血钙平均值为 1.98mmol/L（7.9mg/dL）。若明显低于正常值，则出现神经、肌肉的兴奋性增高，临床可见惊跳、手足搐搦、抽搦等症象。本病属于中医的胎痫、胎搐、胎惊等范畴。与胎中受邪、禀赋失充等有关。临证有实型和虚型之分，治以平肝止搐为主，经及时治疗多可获愈。

病案：肝急筋拘。

赵某，男，24 天。1990 年 4 月 4 日诊。

病史：患儿足月顺产，第一胎。牛乳喂养。诊前 3 天起病。症见：惊跳不安，随即发生抽搐，第 1 天发作 4 次，第 2 天 10次，第 3 天 20 余次，历次发作持续 1 分钟左右，缓解后无痛苦状。病后不发热，未呕吐，进乳不减，大、小便如常。

检验：血常规正常，血钙 6.7mg/dL，血磷 6.0mg/dL。

诊治：诊为新生儿低钙性抽搐。辨证：胎痫，实证。治用平肝止搐。处方：羚羊角（代）0.2g，白芍 3g，僵蚕 3g，天麻 0.5g，珍珠母 3g，木瓜 2g，蝉蜕 3g，龙骨 5g，牡蛎 5g。水煎服。西药合用葡萄糖酸钙口服。经治 1 周抽搐发作减半，服药 2 周不抽，一般状态佳。前方减羚羊角、天麻、木瓜，加黄芪 3g，党参 3g，当归 2g。用以益气养血巩固疗效。前后治疗 4 周而愈。

讨论：古谓惊搐三发后成痫，本例惊搐发作何止 3 次。因此，古称胎痫、胎搐，其病均与胎有关，所以，治本病之初多为实证，在平肝止搐之余，必当益气养血调治先天不足和后天亏虚以求平和，不再复发。古代所医均以痫论治；当代治疗习用静脉滴注钙剂。本文所治之例，亦口服钙剂，而中药中的珍珠母、龙骨、牡蛎诸剂均有补钙的效用。

中　篇　时行传染病案

麻 疹

笔者经历 1958 年、1964 年前后的麻疹流行救治，所用药物之一有紫草丸，或以紫草为主的方药，在救治麻疹中发挥巨大作用。在相当多的病例中，尤其无并发症的麻疹之顺证，均以紫草一种而活人无数。

病案一：顺证，麻毒犯营。

李某，男，3 岁。1958 年 4 月 21 日诊。

病史：患儿托儿所中麻疹流行，20 人中有 12 人患麻疹，其中 1 人死亡。患儿于诊前 3 天起病。症见：发热、流泪、有涕、少咳。头部红疹隐隐。乳食减少，大便干，小便黄。

查体：神烦，体温 38.5℃，面红、目赤、唇干红、咽红肿。舌苔厚少黄、舌质红绛。口腔内膜红赤有疹斑。心、肺、腹部未见异常。头面、胸背及腹部等处见有暗红色斑丘疹。脉数无力。

检验：病初检血白细胞数 6.50×10^9/L。

诊治：诊为麻疹。辨证：为麻疹之极期顺证。由于毒犯营血，透毒外达而致。治用解毒凉血，透疹清热之法。处方：紫草丸（紫草、青黛、菊花、金银花、紫花地丁、牛黄、玄参、珍珠、朱砂等 20 味），每次半丸，1 日 3 次。经治 4 日热降、疹退而入恢复期。

讨论：麻疹一病，历来认为，形体壮者，疹毒外达顺利，细加调理，不药者亦可获愈，所治者避其邪泛而已。本例初病 3 天，疹期之始就治，应用紫草丸，助毒外达，清解内热。3 日而疹没。据《中华人民共和国药典》载，紫草丸由紫草、西河柳、升麻、羌活、菊花、金银花、紫花地丁、青黛、雄黄、制乳香、制没药、牛黄、玄参、朱砂、琥珀、石决明、冰片、贝母、核桃仁、甘草组成，具有透疹解毒功能，对麻疹之初，用之捷效。在麻疹流行的年代，临床医生无一不知紫草丸乃治疗麻疹之常剂。本剂出自现代，但不知由何家所立。方中药物多达 20 味，其治疗范围，涉及表里内外、脏腑气血皆达。以紫草为冠，示其居方中之主为君。有关紫草的论述，由来已久，《神农本草经》列为中品，记其"疗小儿疮及面皶"。紫草用于麻疹之治，约始宋代，据《本草图经》所记：紫草，"古方稀见使，今医家多用治伤寒时疾，发疮疹不出者，以此作药，使其发出"。又记"后人相承用之"和《本草图经》同时代的钱乙，其在《小儿药证直诀》中，立有紫草散（紫草、钩藤），主治斑疹。后来的《张氏医通》用紫草化斑汤（紫草、蝉蜕、甘草、木通、白芍）及《麻科活人书》的当归红花散（紫草、大青叶、牛蒡子、连翘、红花、葛根、当归），治疗麻疹、天花等。根据前人经验，笔者拟定的治疹散（紫草、薄荷、蝉蜕、牛蒡子、连翘）适宜发疹性疾病，由于其对疹毒有效，今日临床又广泛用于病毒感染性疾病。现代药理研究亦证实其有抗菌、抗毒作用。

病案二：麻疹并发肺炎，麻毒攻肺。

张某，女，1 岁。1964 年 4 月 2 日诊。

病史：患儿适值麻疹流行期间。此次发病 5 天。症见：发热 5 天，发疹 2 天，喘促 1 天而诊。病后乳食减少、恶心、咳嗽重，大便干，小便黄。服过抗生素 2 日无效。

查体：神烦，面红，营养不佳，呼吸稍急，唇干红，咽红，口腔内膜红赤。舌苔黄厚，舌质红干。心音纯，肺部双下可闻小水泡音。腹软，肝可触，脾未触及。全身皮疹暗红，斑片并存，头面为多而密集。脉数。

检验：白细胞数 $13.0×10^9/L$，中性粒细胞69%，淋巴细胞31%。X线胸片示肺纹理显著增强。

诊治：诊为麻疹并发肺炎。辨证：麻毒入肺，托毒外达之力弱，内攻于肺，毒与痰结，化热闭肺致发肺炎。治用解毒泻肺，化痰止喘之法。处方：紫草3g，紫苏子5g，前胡5g，射干5g，葶苈子5g，石膏10g，黄芩5g，杏仁3g，贝母3g，瓜蒌5g，僵蚕5g。水煎服。合用抗毒散，每次0.5g，1日3次。经治3天，热降、不喘、咳嗽轻。更方：黄芩5g，前胡5g，瓜蒌5g，射干5g，葶苈子5g，沙参5g，贝母3g，紫苏子5g。水煎服。服药4天而愈。

讨论：本例为麻疹并发肺炎，此属麻疹之逆证。麻疹为逆证者多重，若并发心阳虚衰，或肝脑风动时归属险证。治疗麻疹旨在防变，证变逆者，治之宜慎，若见险证必当救治。本例为麻毒攻肺，并发肺炎喘嗽。治用解毒治本，泻肺治标。方中紫草和抗毒散解毒清热；射干、葶苈子、石膏、黄芩泻肺；紫苏子、前胡、杏仁、瓜蒌等理气宣肺，化痰平喘。症减，再以止咳、化痰、清肺之剂，清余热而促进病愈。

病案三：麻疹并发喉炎，麻毒攻喉。

赵某，女，2岁。1964年4月5日诊。

病史：患儿于诊前4天起病。症见：发热，发疹，咳嗽声哑，饮水呛，无痰，乳食减少，大便干，小便黄。经用抗生素治疗3天热降，疹渐退，但咳嗽不减。

检验： 白细胞数 $13.0 \times 10^9/L$，中性粒细胞 59%，淋巴细胞 41%。X 线胸片示心肺未见异常。

诊治： 诊为麻疹并发喉炎。辨证：麻毒攻喉。由于营卫失和，气血壅喉致病。治用解毒润肺，利喉清咽之法。处方：紫草 3g，射干 5g，山豆根 5g，麦冬 5g，重楼 5g，玄参 5g，挂金灯 5g，生地黄 5g，贝母 3g。水煎服。合用外治，取斑蝥 1 个，研为细粉，放入用温水浸软的乌梅切开去核后的凹中。敷双侧人迎穴，外加敷料固定，1 小时取下用 1 次。如局部起泡可用酒精消毒，刺破便可。经治 2 天症减，6 天而愈。

讨论： 麻疹并发喉炎，发病率次于肺炎。由于喉部为毒所伤，所以，咳嗽呈呛水样发作，甚者咳嗽似犬吠状，影响气息出入，属于急重之证。本例之治以紫草解毒；麦冬、生地黄兼顾滋阴；贝母止咳；余品皆清肺利喉之剂。外用之斑蝥，其性毒，亦善攻毒，有破血散结之功，对麻毒攻喉之证，具有消除喉急之效用。用之不宜久，本例仅用 1 次而效。

病案四：麻疹并发脑炎，麻毒陷肝。

张某，男，2.5 岁。1964 年 4 月 5 日诊。

病史： 患儿于诊前 5 天起病，初为感冒发热，渐发红疹，伴有咳嗽，不喘。今起因发热高，呕吐、惊搐 2 次，伴神昏而诊。

现症： 身热，红疹密布，气急惊搐，颈项强，嗜睡状。乳食锐减，大便干，小便黄。

查体： 体温 38.9℃，神困，面红，皮疹红密，头项强，目赤，唇红，口腔内膜红赤，破溃，咽红肿。舌苔白厚、舌质红赤。心肺未见异常。腹软、脑征阳性，脉数有力。

检验： 白细胞数 $4.50 \times 10^9/L$，中性粒细胞 39%，淋巴细胞

61%, 脑脊液未见异常。X 线胸片示心、肺未见异常。

诊治：诊为麻疹并发脑炎。辨证：麻毒炽盛，邪陷肝脑，引动肝风。治用解毒平肝，安脑息风之法。处方：紫草 5g，羚羊角（代）3g，钩藤 5g，白芍 5g，天麻 2g，全蝎 1g，重楼 5g，柴胡 5g，僵蚕 5g。水煎服。合用安宫牛黄丸（牛黄、犀角、麝香、珍珠母、黄连、黄芩、朱砂、冰片、雄黄、郁金、栀子），每次 2g，1 日 3 次。静脉输液含有抗生素及激素。经治 2 天，热降、抽搐 1 次，皮疹渐退，脑征仍存。治疗 3 天，不抽，脑征消，患儿精神好转，能进食。单服中药 2 日，一般状态好。更方：黄芩 5g，白芍 5g，天冬 5g，麦冬 5g，生地黄 5g，石斛 5g，山楂 5g。水煎服。治疗 8 天而愈。

讨论：本例为麻疹之逆证。疹者忌风，风动者邪入肝脑。幸者本例心肺虽伤而未成害。所以，治之以专，治毒息风，用综合疗法。中药之紫草重在解疹毒；柴胡退热；余药之羚羊角、钩藤、天麻、全蝎等剂全力息风止搐；安宫丸与之相伍共安肝脑；输液抗生素、激素佐治防变，发挥救治之功。麻疹并发脑炎者，以惊风发搐为主症，示其毒热炽烈，治当解毒为要，惊风一作，麻疹为逆，故当息风为先，所以，方药之十中八九、群力息风以求症安。麻疹之风不止，必风动邪泛，推波助澜致病为险。本文之治于惊搐发作，指按人中亦为应急之救，并一时吸氧，此治所全。

风　疹

早在明清时代的儿科，临床将风疹与麻疹、猩红热、幼儿急疹等疾病做出鉴别。本病是小儿常见的一种发疹性传染病。主证是皮疹、发热不定，经过较短，预后良好，经治多愈。

　　病案：风毒犯卫。

　　范某，男，2岁。1967年10月26日诊。

　　病史：诊前1天起病，患儿发热、流涕，次日晨起，面部及胸背少许皮疹。乳食及大、小便无异常。

　　查体：体温37.3℃，神清，发育中，营养良，面红，唇淡红，咽不红肿。舌苔薄白、舌质淡红。心、肺、腹部未见异常。面部、胸背及腹部散在有淡红色皮疹，大小不等，分布稀疏。脉数。

　　检验：血常规正常。

　　诊治：诊为风疹。辨证：疹毒内蕴，感风而引发。治用疏风和卫，透疹除热之法。处方：蝉蜕5g，僵蚕5g，菊花5g，荆芥3g，薄荷3g，葛根3g，金银花5g。水煎服。服药1天热降、疹少。经治3天，疹退而愈。

　　讨论：风疹是发疹性传染病中较轻的一种。经过治疗很快获愈。但若患儿体质虚弱，治疗不当，亦可遗毒而引发他病。形体壮、正气充沛的患儿，尚有不药而愈者。本病之治，用调和营卫、疏风之表剂，助毒外达、不遗余热为安。

幼儿急疹

　　幼儿急疹与中医儿科的奶麻相似。婴幼儿每可见到，症以发热、发疹为特征。本病发病急、症状重，但患儿精神状态比较好。此与一般发热患儿不同。临床不见皮疹，难识本病。

病案：毒蕴营血。

杜某，男，7个月。1964年3月10日诊。

病史：患儿足月顺产，第一胎。母乳喂养，生后体健。此次起病2天。原因不明突然发热，体温达39.2℃，某院急诊以感冒，用抗生素及退热剂治疗2日无效。现症：高热，不咳，未吐，活动如常，大便干，小便黄。

查体：精神好，面赤，唇红，咽红。舌苔白厚、舌质红。心、肺、腹部未见异常。脉数无力。

检验：白细胞数 5.40×10^9/L，中性粒细胞44%，淋巴细胞56%。X线胸片示心肺未见异常。

诊治：诊为感冒，疑为幼儿急疹。辨证：温毒犯肺引起风热之证。治用清热解表，解毒养阴之法。处方：柴胡5g，黄芩5g，重楼3g，菊花5g，紫草2g，蝉蜕3g，生地黄3g。水煎服。合服抗毒散（大青叶、知母、柴胡、玳瑁），每次0.25g，1日3次。治疗1天，全身发疹。复查：精神较差，全身肌肤布满皮疹，大者如斑、小者似疹，色暗红。心、肺、腹部未见异常。确为幼儿急疹。前方继服，又3日而愈。

讨论：本例为典型的病例，一般具有对幼儿急疹的理论了解较熟的医者，或临证有此治疗之经验者，对此类患儿至少能列出疑诊。在治疗用药方面早有应策，是症、非是症均可权宜。本例高热、精神状态好，正气不衰。与一般外感、内伤之热不同。患儿白细胞检查结果提供了病毒致病的可能性。所以，其治不选银翘散类，而用菊花、重楼、紫草等以治感防疹。不及1日疹出。幼儿急疹者，疹出为主症，所以，疹未见则能疑，疹见而疹方为确切。

幼儿急疹虽热高、疹重，但对机体的损害不同于麻疹。本病之毒性强,出而为安。由于幼儿急疹之预防疫苗尚未应用,故本病之发生历年不断,中医治疗辨证不偏,则疗效好,不留余热。

传染性红斑

本病是一种在儿童中发生的疫性疹病。临证所见之皮疹,以红色斑丘疹为特点,尤其面部及肢体处之皮疹多呈环形,此与其他发疹性疾病不同。

病案:毒犯营卫。

张某,女,11 岁。1990 年 2 月 21 日诊。

病史:患儿于小学接触同类患儿(同桌 1 人),于诊前 1 天起病。症见:头身违和,乏力,晨起发现出疹,其他无不适而诊。

查体:体温 37℃,一般状态尚好。面部皮疹红,呈蝶状分布于鼻两侧,疹外边色深,内色淡,四肢之红疹呈环形分布不匀。舌苔薄白、舌质淡红。心、肺、腹部无异常。脉数。

检验:血常规正常。

诊治:诊为传染性红斑。辨证:毒犯营卫,热瘀肌表而成。治用解毒化瘀,透疹之法。处方:紫草 5g,丹参 10g,蝉蜕 10g,葛根 5g,菊花 10g,赤芍 10g,金银花 10g,僵蚕 10g。水煎服。经治 4 天疹退而愈。

讨论:传染性红斑之发病,与毒有关,疹状特殊,乃营卫失和、瘀于肌肤所致。方中紫草透疹、凉血除热;选用金银花、菊花、葛根增强解毒、解表之力,以表里双解;丹参、赤芍活血化瘀，促进红斑消退；蝉蜕、僵蚕乃使皮疹外达而消。诸药共用不及 4 日而愈。

水　痘

水痘古称水疮，早在《小儿药证直诀》一书中，就将水痘与天花做了分论，可见水痘与天花似有类同。天花因疫苗致其绝迹，而水痘之疫苗随之问世，其灭绝之日可待。本病常见，有时散发小流行。临证以疹大如豆、内含水浆为特点。

病案：毒犯五脏。

丛某，男，4 岁。1996 年 4 月 20 日诊。

病史：患儿生后接种牛痘善感。于诊前 3 天起病。症见：发热、流涕，以感冒治 2 天，身不热，但头面、肢体见有红疹，有的抓破。病后不咳、未吐，食、睡及大、小便如常。

查体：神清，表情安，面红，唇干红。舌苔白薄，舌质淡红。头额及胸部散在有红色皮疹、碍手，其间有数个水疱疹，破者呈褐色。皮疹大小不一、新老不齐。心、肺、腹部未见异常。脉数。

诊治：诊为水痘。辨证：水痘，其与天花同为痘，痘发五脏。天花者为剧毒、五脏受害重，而水痘素称为天花之副，其毒轻、五脏为害少，故致痘小而症缓。所以，治用解毒利湿为主，佐用护脏之法。处方：黄芩 10g，白芍 10g，木通 3g，大青叶 5g，当归 3g，苍术 3g，泽泻 5g，蝉蜕 5g。水煎服。经治 4 天老痘结痂，无新痘再生，临床得控。终以抗炎散（连翘、柴胡、蝉蜕、重楼），每次 0.5g，1 日 3 次。护五脏而善。

讨论：水痘是一种良性传染病，及早诊治，多可获愈，但其素体不足者，亦有毒邪四泛而并他病。故治疗亦当细慎。本例用大青叶解毒清热，余药各归其脏，共奏解毒除湿之功。再以抗炎散巩固防变，一般治疗不及数日而愈。

带状疱疹

本病与中医的缠腰火丹相似，又和水痘相关的一种疾病。临床以带状分布，疱疹与水痘类同，水痘不痛，疱疹则痛甚。

病案：毒湿郁肤。

赵某，男，8 岁。1982 年 3 月 16 日诊。

病史：患儿于诊前 4 天起病，初似感冒，发热、流涕 2 天，服抗感染药物无效。第 3 天胸部见有红疹，胸背痛难忍，渐见水疱，散在成条。病后饮食不振、睡眠不安、大便干、小便黄。

查体：神烦、面赤、唇干红。舌苔厚白、舌质红。胸前后散在有疱疹，呈带状布满胸背。心、肺、腹部听诊及按诊无异常。脉数。

检验：白细胞数 16.0×10^9/L，中性粒细胞 56%，淋巴细胞 44%。

诊治：诊为带状疱疹。辨证：毒湿郁积肺脾，发于肌肤致病。治用解毒利湿，清热止痛之法。处方：黄芩 10g，延胡索 10g，虎杖 5g，乳香 2g，王不留行 5g，没药 1g，木通 3g，蝉蜕 10g，紫花地丁 10g。水煎服。合用抗毒散 0.5g，1 日 3 次。经治 3 天症减，6 天局部干痂而愈。

讨论：带状疱疹的毒性较强，致病不仅疱疹有别，而且痛的也特殊。一般抗生素也无能为力。应用本法止痛效果好，疱疹干痂亦可缩短，并不留其他症。方中紫花地丁、虎杖治疱疹之毒为首选药物；木通利湿；乳香、没药、延胡索、王不留行、活血止痛；黄芩、蝉蜕分别清肺、脾，透疱疹。未足 1 周而愈。

流行性腮腺炎

本病在我国流行历史较久，连宋代仁宗儿时也患此病。常有小流行。临证以腮肿为特征，轻者经治可愈，重者多系并发他症。

病案一：常证 – 毒结少阳。

陈某：男，9 岁。1973 年 12 月 3 日诊。

病史：患儿于诊前 2 日起病。症见：发热、头痛、恶心，咀嚼时腮痛，就诊日晨起腮肿而诊，其他无异常。

查体：神乏，面红，双侧耳下肿硬，不红而热，无波动、压痛。心、肺、腹部未见异常。舌苔白厚、舌质红。脉数。

检验：白细胞数 6.40×10^9/L，中性粒细胞 39%，淋巴细胞 61%。

诊治：诊为流行性腮腺炎。辨证：痄腮。为毒邪犯肺、入侵少阳、邪郁耳腮，引起气滞血壅，致之腮肿疼痛。治用解毒清热，活血化瘀，理气止痛之法。处方：大青叶 10g，板蓝根 10g，柴胡 10g，黄芩 10g，延胡索 10g，赤芍 10g，夏枯草 10g，甘草 5g。水煎服。合用生土豆泥（土豆洗净，捣成泥状），外敷肿处 2 小时为度，1 日 3 次。经治 3 天肿消不痛而愈。

讨论： 流行性腮腺炎，中医称痄腮。唐代孙思邈所描述的"中风头痛，发热，耳颊急"，与痄腮的发热、头痛、腮肿的三大症状十分相似。所治用方古今大同小异。本例依证而拟的以治毒、治肿、治痛为主的方药，不及 3 日而愈。方中大青叶、板蓝根解毒；赤芍、夏枯草、土豆泥化瘀消肿；延胡索止痛；黄芩、柴胡清解少阳之火，去内外之热；甘草和之。诸药共济解毒，消肿，止痛，去热等功效。

病案二：毒结肝经。

李某，男，13 岁。1969 年 11 月 3 日诊。

病史： 患儿于诊前 3 天起病。症见：发热、头痛、恶心、腮肿痛，经某院诊为流行性腮腺炎。用抗生素治疗 2 天，身不热，但睾丸痛、肿。病后食纳减少，夜卧不宁，大便干，小便黄。

查体： 神烦，面红，双侧耳下漫肿、压痛、不红、无波动、质软。舌苔白厚、舌质红。心、肺、腹部未见异常。睾丸肿胀、压痛。脉数。

检验： 血常规未见异常。

诊治： 诊为流行性腮腺炎合并睾丸炎。辨证：疫毒结于少阳、化火泛肝、下郁睾丸而致气滞血壅。治用解毒泻肝，化瘀止痛，消肿之法。处方：黄芩 15g，柴胡 10g，延胡索 10g，川楝子 10g，龙胆草 5g。水煎服。合用抗毒散，每次 1.5g。一日 3 次。服药 2 日症减，腮肿渐消痛减。治疗 4 日睾丸肿消不痛，巩固 2 日而愈。

讨论： 痄腮一证，病在腮者为顺，上头下腹者为逆，若腮肿见头痛重，小腹痛及睾丸者均为并发他证，辨证当慎。治疗本病除解毒消肿之外，必泻肝经之火。肝经环阴，故肝不热则睾丸缓解，余剂解毒、化瘀、止痛共促病愈。

感染性脑炎

感染性脑炎，主要是指感染病毒所致的脑炎。属于中医的温毒感染致病。因季节不同，临床可归为春温、冬温等证中论治。

病案：温毒闭窍。

宋某，男，3岁。1976年4月1日诊。

病史：发病之际，恰值流感成疫，患儿于染疾后6日来诊。起病高热，持续4日，头痛，呕吐，痛则难忍，吐则如喷。现已嗜睡2日。病后未见抽搐，但饮食减少、轻微腹痛、大便稀薄、无脓血及黏液。经用青、链霉素治疗4日无效，遂收入院。

查体：神志不清，嗜睡状态，面赤而青、口唇干燥、咽红不肿。舌苔白厚、舌质红赤。颈项强直。心、肺未见异常。腹软，肝脾未触及。脑膜刺激征阳性，脉数无力。

检验：尿、便常规检查正常。白细胞数 $6.30×10^9/L$，中性粒细胞42%，淋巴细胞58%，血红蛋白120g/L。脑脊液检查，除细胞数18个之外，未见异常改变。

诊治：诊为感染性脑炎。辨证：春温，系温毒所染，病在胃，证属气分。治用清胃解毒之法。处方：柴胡7.5g，黄芩5g，石膏20g，知母10g，竹茹10g，石菖蒲5g，菊花5g，重楼7.5g。水煎浓缩，鼻饲给药，1日4次。入院当日，给一次糖盐液体及氢化可的松。次日热稍降，神志清，能进食，前方服2剂热降、能玩，经治五日，基本恢复出院。

讨论：本例符合感染性脑炎，又称无菌性脑膜脑炎、病毒性脑膜脑炎，是一种由非化脓性细菌引起的脑膜炎。临证特点为不规则发热，多有嗜睡，头痛。病初常见剧烈呕吐。一般抗菌治疗，效果不满意。而中医根据其证候表现，辨证施治。本例重用清胃解毒之剂，如石膏、知母可清胃热；重楼、菊花解其温毒；柴胡、黄芩除内外之热；竹茹止呕；石菖蒲开窍等佐治标。在未用抗生素，仅用一次液体疗法的情况下，重用中药清解之剂治疗获愈。

急性黄疸性肝炎

急性黄疸性肝炎，为病毒性肝炎之甲型。小儿多见本型，临床以黄疸、肝肿大、肝功异常为特点。属于中医的黄疸范畴。

病案：温热郁肝。

何某，男，14 岁。1966 年 10 月 9 日诊。

病史：患儿起病 3 天。症见：厌食，恶心呕吐，胃脘痞闷，大便干，小便黄。因住专科医院有困难而诊。

查体：神乏，双目黄染，口唇干。舌苔薄黄、舌质红。心、肺未见异常。腹满，肝肋下 2cm，质软，无压痛。脉数有力。

检验：白细胞数 $4.8 \times 10^9/L$，中性粒细胞 52%，淋巴细胞 48%。尿三疸反应（＋）。肝功：凡登白双向强阳性，黄疸指数、麝香草酚浊度试验（TTT）、谷丙转氨酶（GPT）、谷草转氨酶（COT）值均轻度升高。HBsAg 阳性。

诊治：诊为急性黄疸性肝炎。辨证：黄疸，证属阳黄。乃疫毒所染，湿热为病。治用解毒清热，平肝利湿之法。处方：板蓝根 15g，白鲜皮 10g，萱草 15g，茜草 15g，赤芍 10g，葛根 10g，车前子 10g，石斛 10g，紫草 10g。水煎服。治疗 3 天，病情好转，食欲增加，进食多。不吐，精神爽快。服药第 6 天，黄疸消退。检尿三疸反应阴性，肝肋下 1cm。前方减赤芍、葛根，加茵陈 15g。连用 10 天，诸症悉除。40 天后肝功复查，凡登白双相阴性，其他所验诸项均恢复常值。临床治愈。

讨论：本病早期诊断，治疗及时，多可恢复。本例治疗 16 天诸症悉除，为治多例中的典型者。所用方药以紫草、板蓝根、白鲜皮、葛根为解肝炎之毒；再用萱草、茜草、赤芍、车前子、茵陈、石斛诸品平肝、清热、利湿，促使退黄。依此之法所治多例，疗效均较满意。

乙型肝炎

为病毒性肝炎的乙型，是儿童多见的一种传染病。社会、家庭均可染疫。小儿感染此病，因症状不明显，经过又长，所以，传染性亦较广泛。

病案：肝瘀气滞。

刘某，男，9 岁。1980 年 10 月 14 日诊。

病史：患儿现读小学 2 年，平时健康。此次发病，缘于母从业饮食界，因体检查出慢性肝炎（澳抗原阳性），斯时查子亦为阳性，认为无症象，以带毒感染不药而守。6 个月后，即诊前 20 天起。症见：乏力，厌腻，消化不良，尤其早晚矢气多。复检澳抗原仍为阳性，以症、验双据而诊为乙肝活动。遂至中医治疗。

查体： 精神状态尚可，形体倦怠、面色黄褐、口唇干红。舌苔白厚、舌质淡红。心、肺未见异常。腹软而满，肝肋下触及1cm，脾未触及。脉沉数。

检验： 澳抗原阳性（表面抗原、HBsAg）。血清丙氨酸氨基转移酶（GPT、COT）40U/L（正常 0～31U/L）。

诊治： 诊为乙型肝炎。辨证：温毒伤肝，血瘀气滞，胆胃失和。治用解毒利湿，活血行气，调肝和胃之法。处方：紫草 5g，败酱草 10g，紫花地丁 10g，板蓝根 10g，柴胡 10g，郁金 10g，虎杖 10g，平地木 10g，茵陈 10g，木香 3g，白芍 10g。水煎服。治疗 12 天，症见好转，饮食、消化状况如常，偶发矢气。前方加枳壳 10g。继服 8 天，一般状态好，无不适，舌苔白薄。更方：败酱草 10g，板蓝根 10g，柴胡 10g，郁金 10g，虎杖 10g，平地木 10g，佛手 10g，九香虫 10g。水煎服。又服 16 天，患儿自觉症状均消，肝肋下触不到。终方：黄芪 10g，党参 10g，五味子 10g，佛手 10g，九香虫 10g，麦芽 10g，丹参 10g，当归 10g，苍术 5g，甘草 3g。水煎服。连服 16 天，复查澳抗原阴性，GPT、COT 30U/L。

讨论： 本例于母病即查，明知澳抗原阳性，提示体内受毒，仅因无症状之苦，而不能及早治疗，待症状明显方认可，可惜已延误治疗时间达 6 个月之久。据本文对带毒无症者之治，其转阴率亦较高，所以，对澳抗原阳性者不宜候症而治。

脊髓灰质炎

本病又称小儿麻痹，是危害小儿健康的传染性疾病。由于减毒活疫苗的普及应用，本病的发生基本得控。本文病案治于 20 世纪 60 年代。

病案：肝肾亏虚。

朱某，男，4岁。1966年4月20日诊。

病史：患儿于诊前12天起病，初起发热2天经治热退，3天后又热，患儿不安，头痛，肢体均痛，拒触，汗多，烦躁不安。经用抗生素治疗2天，热退，右下肢瘫软，失灵。

查体：神乏、营养欠佳、面色不华、唇干淡。舌苔薄白、舌质淡。心、肺、腹部未见异常。右下肢下垂如鞭，弛缓性瘫软，膝健反射引不出。脉沉无力。

检验：血常规正常。

诊治：诊为脊髓灰质炎。辨证：小儿麻痹，证属肝肾亏虚，毒伤筋脉而瘀。治用补肝益肾、化瘀强筋之法。处方：牛膝10g，桑寄生10g，赤芍10g，续断10g，锁阳10g，淫羊藿10g，菟丝子10g，乌梢蛇3g，蝉蜕10g，伸筋草10g，木瓜10g，甘草5g。水煎服。合用针灸，取穴右侧环跳、足三里、三阴交，每日1次，留针30分钟。经治12天，患儿病肢能动，治疗24天，右下肢少可抬起。针停，更方：黄芪10g，当归10g，锁阳10g，牛膝10g，桂枝5g，苍术5g，淫羊藿10g，蝉蜕10g，甘草3g。水煎服。连服24天，患儿右下肢能抬起，伸屈，扶之可立。前方继服8天，患儿能够行走10米。再服前方16天，配合局部按摩。基本恢复。

讨论：脊髓灰质炎，瘫痪出现至恢复大约6个月至1年。本例仅一侧肢体，属于轻证，治疗及时，针药并施，疗程76天，不及6个月而疗效显著。所用方药，以补肝肾、化瘀强筋为主，此治应于热降毒解、肝肾不足、毒伤宗筋，致瘀不散之期用其攻补兼施，如桑寄生、续断、锁阳、淫羊藿、菟丝子大补肝肾；牛膝、赤芍活血畅行下肢，改善宗筋之瘀；乌梢蛇、蝉蜕、伸筋草、木瓜合而强筋，促进宗筋复活；甘草调和诸药。合用针法调节经络之气血，恢复宗筋之功能。本法提示早用比晚用为宜。药后下肢能动，说明病瘀减缓。方药转为扶正、恢复宗筋的气血功能为主，所以，更方黄芪、当归益气养血；牛膝、桂枝通经活络；余品强化宗筋，复活其功。针法限于患儿条件而停。应用此法，广用临床之治，大多收效。

多发性神经根神经炎

本病又称格林－巴利氏综合征。为急性起病，具有感染性、渐进性特点。主要改变是对称性弛缓性肢体麻痹。属中医的痿证范畴。

病案：邪伤宗筋。

景某，男，4岁。1970年8月21日诊。

病史：患儿平素易感，并有食积内热。此次于感冒后10天，自觉两足跟麻痛，未加注意，次日下肢无力，难以走动，立起则倒。第3病日，患儿双下肢瘫软失灵，遂至某院急诊腰穿，确为格林－巴利氏综合征，因住院难而来我院就诊。

查体：体温、呼吸、神情均为正常，面色潮红、有汗、唇干红。舌苔薄白、舌质淡。心、肺、腹部未见异常。双下肢肤色正常，活动失灵，痿软无力，知觉存在，膝腱反射减弱至消失。脉沉无力。

检验：白细胞数 5.0×10^9/L，中性粒细胞45%，淋巴细胞55%。脑脊液细胞数正常，蛋白高。

诊治： 诊为多发性神经根神经炎（格林－巴利氏综合征）。辨证：痿证，为湿热毒邪、滞伤宗筋，致筋脉弛缓而病。治用清热解毒，利湿通络之法。处方：黄芩 10g，苍术 5g，黄柏 5g，大青叶 5g，白鲜皮 10g，薏苡仁 10g，木瓜 10g，地龙 10g，豨莶草 10g，甘草 3g。水煎服。原服之地塞米松每次 0.5mg，1 日 4 次。继用。经治 8 天，病情好转，除下肢瘫软外，其他如常。治用养筋通络之法。更方：牛膝 10g，何首乌 10g，石花 10g，淫羊藿 10g，锁阳 10g，鹿衔草 10g，狗脊 7.5g，鸡血藤 7.5g，黄芪 10g，甘草 5g，当归 5g。水煎服。激素减量。连服 14 天，症见好转，双侧足趾能动，稍可抬起。停用激素，前方继服 14 天，病情明显好转，双下肢能动。继服原方加白术 10g，又服 20 天，病情稳定可以站立，扶之可行数步。继服 20 天，病情基本恢复。自行可走 30 米，但力不足。

讨论： 本病无特异疗法，中医药治疗大多取效。本例为轻证，发现为早，治疗及时，病情控制适宜，仅用 70 天取得显著疗效。本例之治分极期与恢复期。极期以清热解毒、利湿通络为主，用药 8 天病情不发展，便入恢复期。此期为治疗之重点，旨在恢复下肢活动的功能。

因此，治法由攻邪转入扶正，其中包括改善宗筋之病理变化。所用方药，除黄芪、当归、甘草外之余品，均为通络复筋之剂。

手足口病综合征

手足口病综合征，是当代儿科一种新的病毒性发疹疾病。临证以手掌、足跖和口腔为发疹的主要部位。我国从 1981 年始有报道，目前尚无特殊治疗。本文以温病的湿热疫毒致病理论为指导，应用清热解毒、化湿之法治疗，所治之例均获痊愈。

病案：温毒发疹。

李某，男，3 岁。1992 年 7 月 6 日诊。

病史：患儿因发热（37.8℃）2 天就诊，以感冒风热论治 1 天热降，但患儿烦躁不安、食少、流涎。诊日之晨，发现胸部少许红色点状皮疹而来我院就诊。

查体：神清、面红、唇干。口腔内膜、舌边及咽峡均有较多疱疹，有的破溃，疱疹周围红晕。颈部淋巴结肿大。舌苔薄黄、舌质红。心、肺、腹部均未见异常。手掌、足跖见有多数红色丘疹和疱疹，形状多样，以长圆形为主。脉数。

检验：白细胞数 $10.0 \times 10^9/L$，中性粒细胞 55%，淋巴细胞 45%。

诊治：诊为手足口病综合征。辨证：温毒发疹。治用清热解毒、佐以化湿之法。方药有黄芩 5g，栀子 3g，石膏 6g，生地黄 5g，木通 3g，黄连 2g，白鲜皮 5g，淡竹叶 5g，紫草 3g，蝉蜕 5g。水煎服。局部破溃处，涂以 1% 龙胆紫药水。经治 4 日病情明显好转。手足疱疹干缩而暗红，但口腔形成溃疡、涎多、拒食、大便干、小便黄、脉数。治法更为清热化湿，佐用滋阴养血之剂。更方：黄芩 5g，生地黄 5g，木通 3g，淡竹叶 5g，黄芪 5g，当归 5g，枳实 5g。配用吴茱萸 10g，为细粉，醋调分 2 次，敷双侧涌泉穴，连用 3 日。诸症悉除而愈。

讨论：本病因主证疱疹的形态与水痘、带状疱疹和单纯疱疹等疾病类似，在微观检查做不到的情况下，主要依靠临床症象进行确诊。本病疱疹发生的部位和形态均为特殊。中医对手足口病的认识，当溯至宋代，《小儿药证直诀》于描述疱疹时谓："其疮出有五名，肝为水疱，以泪出如水，其色青小。"以及"病疱者，涕泪俱少，臀胞中容水，水去则瘦故也。"可见古时对水疱发生过程的描述，基本能够概括本病的疱疹特点。清代温病学家又将皮疹类征象，列为温病的重要内容。本病虽然一年四季均可发生，但发病最多的为夏秋之季。本文所治 2 例均为夏季发病，可见湿热疫毒为本病的主要因素。临证初起邪浅以肺脾失和为病理特点。毒热蒸腾则病进，若热犯脏腑则引起发热、烦躁、食少、便干等症；毒伤气血而透达肌肤多可导致疱疹等改变。根据本病的发病与病理，以及临床表现等特点。以疱疹证论治，应用清热解毒、化湿之法治疗均收其效。疱疹后期以滋阴养血善其后，治 7 ～ 10 日而平复。

传染性单核细胞增多症

本病是由 EB 病毒引起的一种传染性血液病。冬季发病多，年长儿童易病，多在呼吸道感染后出现。症以发热，咽峡红肿，淋巴结肿大，脾肿大，血中单核细胞异常为特点。

病案：毒热伤血。

何某，男，10 岁。1973 年 4 月 13 日诊。

病史：诊前 6 天因感而病。症见：发热高，咽喉痛，少咳，有汗出。病后呕吐 2 次，饮食减少，夜卧不宁，大便干，小便黄短。用抗生素治疗 3 天无效。

查体：神烦、面红、唇干红、咽峡红肿。舌苔黄厚、舌质红干。全身浅表淋巴结均有肿大。心、肺未见异常。腹软，脾肋下

2cm。脉数有力。

检验： 白细胞数 40.1×10⁹/L，中性粒细胞 10%，单核细胞 7%，淋巴细胞 83%，异型淋巴细胞占 40%。

诊治： 诊为传染性单核细胞增多症。辨证：毒热伤血之温病。治用解毒清热，凉血养阴之法。处方：黄药子 10g，藤梨根 10g，紫草 7.5g，生地黄 10g，柴胡 10g，黄芩 10g，山慈菇 5g，白鲜皮 10g，大青叶 7.5g，射干 10g，重楼 10g。水煎服。经治 4 天热降，能食，精神好转。检血白细胞数 31.2×10⁹/L，淋巴细胞 75%，前方继服 8 天。复查白细胞数 21.0×10⁹/L，淋巴细胞 60%。上方减柴胡、白屈菜，加白薇 10g，当归 5g。连服 12 天，全身状态好转、咽不红肿、淋巴结基本不肿，脾肋下 1cm。白细胞数 10.7×10⁹/L，淋巴细胞 50% 未见异型。

讨论： 本例所治近 1 个月，但疗效尚可。本例病情以发热、淋巴结肿大为主，属腺型热。为本病之中较单纯之型，临证未见有肺、肝、脑及心、肾等伴发症象，所以，治疗较为顺利。治疗本病所用解毒之剂，如黄药子、藤梨根、紫草、白鲜皮、大青叶、重楼诸品，对血中之毒热均有其效；柴胡清外热；黄芩去里温；生地黄凉血保阴；白屈菜清肺、疗咽，协同解毒。该药为治本病之主方，其效颇佳。

传染性淋巴细胞增多症

本病在幼儿中常有发生，多于感冒病中出现。本文所见，乃感冒时查血而发现。

病案：毒热伤血。

李某，女，4 岁。1969 年 11 月 4 日诊。

病史： 患儿因感寒而病。发热 2 天，少咳，流涕。于某院化验淋巴细胞高达 85%。不知病因，转中医治疗。

查体： 神清、面色不华、唇红、咽红、鼻赤有涕。舌苔薄白、舌质红。颌下淋巴结肿大。心、肺、腹部未见异常。脉数有力。

检验： 白细胞数 $29.0 \times 10^9/L$，淋巴细胞（成熟小淋巴细胞）83%，中性粒细胞 17%。红细胞、血红蛋白及血小板均正常。

诊治： 诊为传染性淋巴细胞增多症。辨证：风热感冒，毒热犯血所致。治用解毒清热，凉血养阴之法。处方：菊花 10g，重楼 10g，板蓝根 10g，夏枯草 7.5g，白花蛇舌草 10g，白屈菜 10g，柴胡 10g，黄芩 10g，生地黄 10g，白薇 10g。水煎服。服药 2 天感冒解，治疗 6 天，白细胞数 $16.0 \times 10^9/L$，淋巴细胞 68%，中性粒细胞 32%。前方减柴胡、白屈菜、夏枯草，加当归 10g，党参 10g，玉竹 10g。服 8 天而愈。白细胞数 $8.0 \times 10^9/L$，中性粒细胞 54%，淋巴细胞 46%。

讨论： 本病之初多与感冒混同，淋巴结肿大，每因检血而发现。本例于检血方知其变。经过解毒清热、凉血养阴的治法，很快获愈。由于本病的病因似与呼吸道的感染有关，毒化热，热伤血，血伤阴阳失调，导致血液成分改变。方中菊花、重楼、板蓝根、黄芩等，均为呼吸道解毒清热之剂；白花蛇舌草、夏枯草对淋巴结肿，具有软坚散结之功；白屈菜、生地黄、白薇、柴胡则分别治热、去咳及凉血等。诸药用之则症状好转，后以益气养血之当归、党参善后。

痢 疾

小儿痢疾，轻重悬殊，轻者居多，临证以大便脓血、黏液为主，一般治疗均可获愈。其重者，尤其严重者，多不以大便改变为主，而是以中毒为先，如高热、神昏、抽风等，此谓痢疾中的中毒型，即中医的疫毒痢，此型危害最大，故诊治必当细慎，抢救力求争分夺秒。

病案：痢邪滞肠。

周某，男，3 岁。1966 年 7 月 7 日诊。

病史：家有同类病人。患儿于诊前 1 天起病。症见：发热、恶心、腹痛，即日夜间大便稀，初水性，渐有黏物，便 4 次，小便短少。

查体：神烦、面红、唇干。舌苔白厚、舌质红。心、肺未见异常。腹软，可闻肠鸣，轻度压痛。脉数有力。

检验：白细胞数 11.0×10^9/L，中性粒细胞 60%，淋巴细胞 40%。大便镜下见有脓球。大便培养出痢疾杆菌。

诊治：诊为急性痢疾。辨证：痢疾，为痢邪犯中，滞于肠间，化毒生热，蚀腐营卫成痢。治用解毒清热，消滞除痢之法。处方：黄连 3g，白头翁 7.5g，马齿苋 10g，白芍 7.5g，木香 2g，枳实 7.5g，黄芩 7.5g，柴胡 7.5g。水煎服。合用治痢散（黄连、白头翁、白芍、秦皮、木香），每次 0.75g，1 日 3 次。经治 1 天，症状减轻，身不热，大便次数减少至 2 次。用药 2 天，腹不痛，大便 1 天 3 次，仍有少量黏物。治疗 4 天，大便 1 天 1 次，成形。检便未见异常。更方：白术、茯苓、麦芽、鸡内金、白芍、神曲、佛手、山药、厚朴各 7.5g。水煎服。4 天而愈。

讨论：痢疾的发生和流行与饮食卫生有关，在卫生不及的年代，本病为常见病。如今，发病率为大为低下。痢疾减少，其中毒者亦低。对痢疾病之治，中医有其丰富经验，主要是有效的治疗方药，如香连丸、黄连解毒汤等；药物有黄连、马齿苋、白头翁、苦参、鸦胆子等均是治痢良品。本文初用汤剂有效，后在汤剂的基础上加用自制的治痢散。该散用于肠炎、痢疾均有显著疗效。其不仅退热快，而且大便转阴效果迅速。临床应用之散剂中，治痢散最受医患喜用。方中黄连、白头翁、马齿苋等，有解毒功效，其对痢疾菌类具有抑制作用。用于痢疾的治疗，有标本兼顾、防治双效之特点。

白　喉

白喉，又称疫喉，为传染性喉病。自应用白喉疫苗以来，发病率极低。但在古代，尤其清代，本病流行十分猖獗，所以，《重楼玉钥》一书，就是总结该病的证治经验。本例见于 20 世纪 60 年代，经治获愈。

病案：疫邪伤喉。

任某：男，8 岁。1961 年 11 月 29 日诊。

病史：患儿于诊前 3 天起病。症见：发热、身冷、咳嗽、咽痛，以感冒用青霉素治疗 2 天，热降，但咳嗽不减，咳声嘶哑，咽喉痛，无痰。张口可见咽部化脓，又用抗生素 1 天，症不减，咳声嘶哑不减而诊。

查体：神乏，面红、唇干红。咽部双侧可见米粒大白色附着物，剥之不去。舌苔白厚，舌质红。心、肺、腹部未见异常。脉数。

检验：白细胞数 $14.0×10^9/L$，中性粒细胞 69%，淋巴细胞 31%。咽分泌物检出白喉杆菌。

诊治：诊为白喉（咽型）。辨证：疫喉，为疫邪伤肺、化热伤阴、毒攻上咽、气血壅滞、化腐郁结而成。治用解毒滋阴，清咽利喉之法。处方：黄芩10g，射干10g，麦冬10g，生地黄10g，玄参10g，板蓝根10g，重楼10g，甘草3g，连翘10g。水煎服。治前所用青霉素继用。经治4天，病情好转，咳嗽减轻。咽部的义膜消退。继服前方4天而愈。观察21天，复查心、肾未见异常。

讨论：本例所治用方，吸取我国治疗白喉具有先进水平之验方，随证调剂而成。方中板蓝根、重楼、连翘、射干、黄芩不仅解毒、清肺、利咽喉，而且对白喉之菌亦有抵抗效果。使用麦冬、生地黄、玄参、甘草诸剂，重在养阴和中。患儿初起则用抗生素，虽然退热，但对咳嗽，局部的义膜未能发挥显著作用。因而解毒滋阴、清肺利喉之法对本病之治，显然意义非浅。

百日咳

百日咳，中医称顿咳，为小儿常见的呼吸道传染病。由于本病以顽咳久嗽为特点，所以，对肺和全身均有损害。本文应用以白屈菜为主的方药治疗百日咳之单纯性和有并发症者均可收效。

病案一：常证－邪伤肺逆。

金某，女，3 岁。1969 年 9 月 14 日诊。

病史：患儿平素健康少疾，此次于托儿所中因百日咳流行而发病。现症：咳嗽 6 天，加重 2 天。咳嗽呈阵发性，频作，夜间尤甚，咳嗽发作，面红、涕流、弯背、带有回声。咳出黏痰浊液。解后如常儿，病后用止咳、抗感染药无效。

查体：神烦、面红、睑浮、唇干。舌苔白厚、舌质红。心音纯，肺呼吸音粗。腹软，脉数。

检验：白细胞数 $21.0 \times 10^9/L$，中性粒细胞 39%，淋巴细胞 61%。X 线胸片示肺纹理稍强。

诊治：诊为百日咳。辨证：顿咳，为疫邪犯肺、化热生痰、积肺致逆而作咳。治用泻肺化痰，降逆止咳之法。处方：白屈菜 10g，百部 7.5g，天冬 7.5g，沙参 7.5g，葶苈子 7.5g，侧柏叶 7.5g。水煎服。服药 4 天，咳嗽大减，夜间能睡，咳时不吐。前方继服 4 天，不咳无痰，一般状态好。

讨论：百日咳，指咳嗽重，长达百日之病。患儿染此疾，其咳嗽顿作，极为痛苦，一般止咳、抗感染药无济于治。本例用新开发之剂，白屈菜为主药，该品民间传云治泻。余 1 年之前，用其治泻并咳之例，药后泻未止而咳先愈，此药止咳之效捷于止泻。其后广治于咳，果然高效，单用有效，复方用之更效。白屈菜，始载《救荒本草》，现已证实，具有止咳、清肺、止痛、治泻等作用。方中葶苈子除热痰；沙参化虚痰；百部去久嗽；天冬养肺；侧柏叶止咳防哮。可见组方之良苦，百日咳之咳重，伤肺之度深，传脏累腑之势凶，故方必周全，治病防变，除去痰邪之隐伏，以保其安。用本方所治之例，止咳化痰，防其并病，不留后遗症等同步收效。

病案二：疫邪伤络。

张某，男，4 岁。1969 年 4 月 4 日诊。

病史：患儿接触百日咳患儿后起病。现咳嗽 18 天，阵发性顿咳，夜甚，伴吐。自服止咳剂无效。于诊前 2 天，咳时鼻出血，痰中有血丝。饮食、睡眠均差，大便干，小便黄。

查体：神乏、面浮、颊赤、眼结膜出血而瘀、鼻孔有血迹、目下有散在紫斑、咽红。舌苔厚白、舌质红。心、肺、腹部未见异常。脉数。

检验：白细胞数 31.0×10^9/L，中性粒细胞 39%，淋巴细胞 61%。血小板及出、凝血时间正常。X 线胸片示心未见异常，肺纹理强。

诊治：诊为百日咳出血。辨证：顿咳极期，邪盛，疫邪伤络引起出血。治用镇咳，凉血之法。处方：白屈菜 10g，百部 10g，贝母 3g，葶苈子 10g，白及 5g，白茅根 10g，黄药子 5g，侧柏叶 10g，茜草 10g，紫珠草 5g。水煎服。服药 4 天，出血止，咳嗽大减。再服 4 天，基本不咳。复用沙参麦冬汤善后。

讨论：百日咳见有出血者，多以目、鼻出血为常见，尤其内热重而咳嗽剧烈者易并发出血。

本例于极期出现多处溢血。经用治咳与治血并合之法收效较快。方中白屈菜、百部、贝母、葶苈子为镇咳之要剂；白及、白茅根、黄药子、侧柏叶、茜草、紫珠草专司顿咳之血溢。二者兼治，其效尚优于单发之咳。

病案三：疫邪动肝。

张某，女，2.5 岁。1970 年 3 月 2 日诊。

病史：患百日咳，经治 12 天，咳嗽减轻。于诊前 3 天，复感寒凉，又咳顿作，较前为甚，咳之发作频繁，并有体温高。用抗生素 2 日热降，但见惊风，日作 3 次，伴吐。经某院脑脊液化验，诊为脑病，来本诊治疗。

查体：神烦、面红、气和、目胞浮肿、舌下破溃。舌苔白厚、舌质红。头项强，心、肺、腹部未见异常。脑征阳性。脉数无力。

检验：白细胞数 18.0×10^9/L，中性粒细胞 60%，淋巴细胞 40%。脑脊液：细胞数 12 个，蛋白（±）。X 线胸片示肺未见异常。血钙正常。

诊治：诊为百日咳脑病。辨证：顿咳风，为顿咳重、邪热化火、火动肝风而致惊风发搐。治用镇咳化痰，平肝息风之法。处方：白屈菜 7.5g，百部 7.5g，天冬 7.5g，沙参 7.5g，贝母 5g，瓜蒌 7.5g，僵蚕 7.5g，蝉蜕 7.5g，白芍 7.5g，全蝎 2g，玳瑁 3g。水煎服。合服息风散（全蝎、琥珀、蜈蚣、守宫），每次 0.5g，1 日 3 次，与汤剂合用。经治 6 天，咳嗽减少，不抽。脑征消失。继服 8 天症稳，仅有轻咳。前方去息风散，减全蝎、玳瑁，加莱菔子 7.5g，侧柏叶 7.5g，木蝴蝶 7.5g。服 8 天而愈。

讨论：百日咳并发脑病在本组百日咳专病之 2000 例中仅占 3 例，1 例因高热、抽风持续 24 小时不解，经输液抢救之后死亡。本例经治为顺之例，仅 2 周而咳与风均解。据传百日咳并发惊风者凶多吉少，凡经治而愈者，大多为病变浅而缓之例。本例用治咳与治风二法并治。治风之剂中的玳瑁，善治小儿诸痫抽搐。息风散为笔者所拟，对惊风之类镇惊息风作用明显。方中白屈菜为治百日咳之专药，其制邪止咳双效齐备。

布鲁菌病

布鲁菌病，即布鲁氏菌病，又称波状热，是由布鲁氏杆菌引起的全身感染性疾病。此病人畜共染，以长期发热、出汗、关节痛为主要表现。

病案：邪困中焦。

李某，男，10岁。1982年4月1日就诊。

病史：患儿于诊前10天起病。症见发热，体温38.8℃，汗多乏力，头痛身重，关节痛。食少不化，腹部不适，大便稀，1天1～2次，小便黄。病初自服退热药不效，后于当地医院根据发热10天，午后发热夜晚降，次日又热，状如波浪起伏的特点，收入院进一步查证为布鲁菌病，用抗生素治疗5天，热不降，因兄妹2人同病，遂来中医院求治。

查体：神乏，面赤，营养中等，口唇干红，舌苔黄厚，舌质红，咽不红肿。心、肺未见异常。腹满，肝未触及，脾肋下1cm，质软。脉数无力。

检验：血常规仅淋巴细胞稍高；细菌培养未见结果；皮内注射布氏杆菌素见阳性反应。

诊治：诊为布鲁菌病。辨证：湿温，邪困中焦。治用清热祛湿，解毒除秽之法。处方：柴胡12g，黄芩12g，黄柏10g，黄连4g，寒水石12g，茵陈12g，藿香12g，青蒿12g，白芍12g，延胡索12g，羌活10g，甘草5g。水煎服。合服抗炎灵，每次6粒，1日3次。经治8天，热降至37℃左右，前方减寒水石、延胡索，加木通 6g，石斛 12g。继用 8 天热降正常，患儿乏力，食减。更方：柴胡 10g，银柴胡 10g，青蒿 12g，知母 10g，黄芪 10g，苍术 6g，白薇 12g，佛手 10g，山楂 12g。水煎服。连用 14 天，一般状态好，兄妹 2 人相继获愈。

讨论：布鲁菌病至今有百年历史，各地均有发病，但牧区较多。本例来自内蒙古通辽市郊。在疫地对发热持久、波浪状热型、热而多汗、伴有关节痛者多以症而诊，及早治疗，预后多佳。中医治疗本病，从热、从温、从湿、从毒均有治愈范例。本文之治以湿温理论为指导，根据发病久、邪盛、症状重的特点，辨为邪困中焦。从热、湿、温、毒入手选用三黄解毒汤加味，方中黄连、黄芩、黄柏三味乃清热燥湿类强有力的药物，被誉为中药中的广谱抗生素，尤其是黄连对布鲁氏杆菌的抵抗还有特殊功效。佐用茵陈、藿香、青蒿，加大了抗湿温力度。值得重视的是，延胡索和羌活看起来是治疗关节痛的，实际上羌活与黄连相伍加强了对布鲁氏杆菌的抑菌作用。方中柴胡除外热；寒水石清里热；白芍敛阴；甘草和中，对湿温热病不仅祛邪而且卫正防伤。与汤剂合用的抗炎灵能增强抗毒败温、利湿退热功效。本例兄妹二人同病，共服 1 方，先后 2 周均获愈。由于湿温之邪易迁延留连，所以，热退后仍需养阴除热、调理中焦。如第二方中的柴胡、银柴胡、青蒿、知母、黄芪、苍术、白薇、佛手、山楂诸品的综合作用，恰如其分，适于本病恢复阶段的调理，以促进本病的恢复。由于本病病程不稳定，所以其治尚应细密观察，随症施治。

猩红热

猩红热，中医称烂喉丹痧，指本病具有丹色之痧（猩红之疹）及喉之烂（扁桃体、咽峡发炎）的特征。在我国流行至少两千余年，清代乾嘉之时，流行极为猖獗。1949 年后由小流行到散发，今已罕见。偶见之其症亦缓。

病案：痧毒犯营。

祁某，女，8 岁，1967 年 12 月 4 日诊。

病史：患儿于学前班，接触猩红热患儿，于 5 天后起病。症见：发热 1 天后，发疹先于头额、眉间，渐及胸腹。咽痛，呕吐 1 次，饮食、睡眠及大便、小便均可。

查体：体温 39℃，神烦、面赤、咽红肿。舌苔黄厚、舌质赤、舌尖见红刺，如同草莓。心、肺未见异常。肝、脾未触及。全身皮肤潮红，皮疹密布，疹间无健康皮肤，色赤如丹，压之色褪。口围及腋下色淡。脉数有力。

检验：白细胞数 17.0×10^9/L，中性粒细胞 61%，淋巴细胞 39%。

诊治：诊为猩红热。辨证：丹痧，为痧毒犯营，毒随血发为痧。治用解毒凉营，透痧护阴之法。处方：黄芩 15g，柴胡 15g，石膏 20g，板蓝根 10g，山豆根 10g，生地黄 10g，黄连 3g，白薇 10g。水煎服。合服抗炎散（连翘、蝉蜕、柴胡、重楼），每次 1.25g，1 日 3 次。服药 2 日热降、疹退。经治 4 天而愈。2 周后复查未见异常。

讨论：本病在古时之危害，主要是痧毒伤心累肾。凡治及时者，大多可愈。本例病为典型。其治亦顺，较自然经过提前 3 天获愈。解毒凉营、透痧之治，古今所共识，而护阴之剂，多用于病后伤阴。本文初发则用利其防。丹痧一证之毒热炽烈，属温热重候，故伤津已成必然，素有保津液存生机之说。所以，宜早用之，但选药应慎，如白薇治阴而凉营，与生地黄则护阴。余剂之黄芩、黄连、石膏清热解毒；板蓝根、山豆根清咽利喉；柴胡除热。诸药合伍与抗炎散共奏解毒透痧之效。不及 4 天病愈，尔后复查亦未遗有余症。现代研究本病为链球菌类所致。故杀菌为要，如此治之，亦应清其毒方可求全。以免菌灭而毒之为害。

流行性脑脊髓膜炎

本病简称流脑，属中医春温范畴，由脑膜炎双球菌引起的以发热、头痛、呕吐、抽风、瘀斑等为主要症象。普通型居多，经治多愈，暴发型临床当慎。

病案： 毒陷肝脑。

房某，男，6 岁。1976 年 3 月 10 日诊。

病史： 患儿居住镇郊，日前邻乡有流脑发生。近时患儿外出归来，于诊前 1 天夜间起病。症见：发热高，身恶寒，头痛渐甚，呕吐 3 次，厌食，大便未解。未经治疗而诊并收住隔离病房。

查体： 体温 39.1℃，神烦，面赤，口唇有疱疹，咽红肿。舌苔白厚、舌质红。心、肺、腹部未见异常。上肢见有暗红色斑丘疹 5 个，瘀点 2 个，呈紫兰色。有脑膜刺激征。脉数有力。血压正常。

检验： 白细胞数 20.0×10^9/L，中性粒细胞 90%，淋巴细胞 10%；瘀斑取样涂片检出脑膜炎双球菌。

诊治： 诊为流行性脑脊髓膜炎。辨证：卫气同病，乃温毒所致。治用清温败毒，抗炎退热之法。急服珠黄散（珍珠、牛黄）

0.5g，紫雪散（羚羊角、石膏、寒水石、玄参等）0.5g，1 日 3 次。常规口服磺胺嘧啶（SD），每次 1.0g，1 日 4 次，口服；青霉素 400 万单位静脉滴注。2 小时后内服金银花 10g，菊花 10g，石膏 30g，板蓝根 10g，柴胡 10g，知母 10g，大黄 5g，蝉蜕 10g，重楼 10g，青黛 5g，黄芩 10g。水煎服。治疗 1 天退热，2 天瘀斑消失，3 天头不痛，4 天诸症悉除。停用西药及紫雪散。更方：黄芩 10g，生地黄 10g，青蒿 10g，白薇 10g，重楼 10g，玄参 10g，板蓝根 10g，芦根 10g。水煎服。用药 4 天，一般状态如常，复查白细胞数 8.0×10^9/L，中性粒细胞 55%，淋巴细胞 45%。临床治愈。

讨论：本例虽为急症，但饮食和精神尚可，病属普通型，邪伤卫气。中西医合治不及 4 天而解，再以中药维持治疗至愈，为时 8 天。现本病极为少见，但在预防接种普及之前，曾是危害健康的常见疾病。磺胺嘧啶和青霉素为传统有效药物，本例用药 4 天，未加激素类。中药以散剂服用及时，汤剂稍迟，但其解毒、败温之效，亦为医家所重。本例之初所用珠黄散和紫雪散具有败温退热功效，热退毒解、斑消血和，再以养阴清热之品善其后。

原发性肺结核

原发性肺结核，为小儿肺结核中多见的一型，属于原发感染，中医的痨病包括此型。早期发现积极治疗，预后大多良好。

病案：阴虚火旺。

崔某，女，3.5 岁。1976 年 5 月 12 日诊。

病史：患儿家居乡镇，平素体虚，有结核病接触史，结核

疫苗接种不善。本次起病于诊前 15 天。症见：发热，午后热达
37.5℃左右，咳嗽无痰。夜有盗汗，食少，乏力。患儿情绪烦躁，
大便偏干，小便黄。用过抗生素治疗，不见好转。

查体：神乏、面㿠、颊赤、唇干红。舌苔薄黄、舌质红。心
音纯，肺呼吸音粗糙。腹软，肝脾未触及。脉数无力。

检验：血沉 60mm/h，X 线胸片示右肺内带中野有大片状索
形阴影。

诊治：诊为原发性肺结核。辨证：肺痨，阴虚火旺。治用
滋阴降火，止咳抗痨之法。处方：柴胡 10g，黄芩 10g，地骨皮
10g，知母 10g，功劳叶 10g，黄精 10g，百部 10g，白及 5g，沙
参 10g，黄柏 5g。水煎服。原用的链霉素 0.25g，1 日 2 次，继
用。经治 8 天热降、不咳、汗多。前方继服，加用五倍子 5g 为
粉、醋调敷脐，夜敷晨取。治疗 8 日汗去，阴虚火旺状态恢复。
停用链霉素，前方去白及、柴胡、黄芩、黄柏，加天冬 10g，麦
冬 10g，佛手 10g。水煎服 20 天，X 线胸片复查，肺阴影吸收过
半。前方去知母，加黄芪 10g，青蒿 10g。水煎服 20 天，复查症
状恢复，X 线胸片示肺阴影基本吸收。

讨论：本例之治，以中药为主，治疗近 2 个月症愈。链霉素
用 16 天，中药初用滋阴降火，火去更为滋阴清热，热去，再更
滋阴益气之剂。据药理所示，本方多数药物对结核菌有一定抑制
效果。本文所治，其退热、止咳、除汗等均有显效。

肺门结核

肺门结核，此型与原发性肺结核相关，常见，仅病变表现在
肺门，其有肺门淋巴结炎性和肿大两种。临床见有发热、咳嗽、

盗汗等均属痨病范畴。

病案：阴虚肺热。

符某，男，4 岁。1976 年 5 月 21 日诊。

病史：患儿于诊前 2 个月起病。初为感冒，用药后好转，但咳嗽不减，有时顿咳。低热，夜有盗汗，食少渐瘦，大便干，小便黄。用过 7 天链霉素，因有不良反应而停。

查体：体温 37.2℃，神乏、营养欠佳、面色不华、两颊红赤、口唇干红。舌苔白厚、舌质红。心、肺未见异常。腹软，脉数无力。

检验：血、尿便常规正常。血红蛋白 110g/L。血沉 50mm/h。X 线胸片示肺门阴影浓呈圆形。结核菌素试验阳性。

诊治：诊为肺门淋巴结结核。辨证：邪耗肺阴，内热积肺，气血痰结，滞于肺而致。治用滋阴清肺，化瘀除痰，理气止咳之法。处方：柴胡 10g，黄芩 10g，百部 10g，地骨皮 10g，青蒿 10g，白及 10g，功劳木 10g，黄精 10g，白屈菜 10g，沙参 10g，夏枯草 10g，猫爪草 10g。水煎服。合用抗痨散（胡连、功劳叶、地骨皮、沙参、黄精、太子参），每次 0.75g，1 日 3 次。服药 8 天，体温恢复，咳嗽大减，患儿精神好转、食欲增加。继服前方 16 天，患儿一般状态好。X 线胸片复查病灶缩减。前方减柴胡、白屈菜，加佛手 10g，麦冬 10g。连服 16 天。临床症状均消，血沉 18mm/h，X 线胸片示肺门病灶基本吸收。仅服抗痨散巩固疗效。

讨论：本例疗程约 1.5 个月，方药基本稳定，患儿合作，治疗顺利，效果尚属满意。与其他组对比大致一样。本例以中药治疗的效果，对其他证例颇有影响，另例结核性腹膜炎即由他法而转为本组治疗同样取效。肺结核，中医称痨瘵，俗称痨病，在旧时其危害之大亦属惊人。小儿者于今多用疫苗预防，发病大为减少。但在预防不及之时，发病率升高势所难免。据临证所测，小儿结核之多，与此有关。本例用药为治疗肺结核提供经验。案例之治法均为传统承习，但所用药物则与昔不同。至少方中之黄芩、百部、白及、猫爪草、夏枯草等剂，对结核菌具有一定抑制作用。此乃制邪之法，余剂之地骨皮、功劳叶、沙参、黄精、青蒿等则滋阴清肺、化瘀除痰；白屈菜止咳。方药久服未见不良反应。

结核感染综合征

本病是一组有结核之症象，并无结核之病变的综合征，实际是对结核敏感的一种反应。中医治疗，效果颇佳。

病案：气虚阴亏。

阮某，女，1岁。1976年7月4日诊。

病史：患儿第一胎，足月顺产。人工喂养，病前未接种卡介苗。此次发病于诊前1个月，因惊而夜间不宁，情绪烦躁，食纳减少，汗多。近10天发热，每天夜晚37.3℃左右。病后少咳，无痰。大便稍干，小便黄。用过抗生素，未服中药而诊。

查体：神乏、面红、五心热，唇干红。舌苔薄白、舌质红。心、肺、腹部均未见异常。脉细数无力。

检验：血常规正常。血沉18mm/h。结核菌素试验强阳性。X线胸片示肺纹理增强。

诊治：诊为结核感染综合征。辨证：气阴不足，邪伤气阴所致。治用滋阴益气，清热除蒸之法。处方：银柴胡 5g，白薇 5g，地骨皮 5g，青蒿 5g，知母 5g，麦冬 5g，沙参 5g，太子参 3g，黄精 5g，黄芩 5g。水煎服。合用自拟滋阴散（黄精、生地黄、石斛、明党参、天冬），每次 0.5g，1 日 3 次。经治 8 天，热降，精神好转。继服 16 天诸症悉除。

讨论：病史与体征似为结核，检验除 X 线胸片未见病灶外，但肺纹理强而咳嗽轻系一疑点。按结核之不典型证治。方中太子参益气；余皆滋阴、除内热，与滋阴散合用 24 天获愈。

结核性腹膜炎

结核性腹膜炎，为腹腔结核之多见的一种，属于肺外结核。结核性腹膜炎尚有渗出、黏连、溃疡之不同。本例似为黏连，经治收效较好。

病案：痰瘀结腹。

姜某，女，14 岁。1976 年 8 月 14 日诊。

病史：患儿于诊前 3 个月起病。初起乏力，饮食减少，渐有腹痛、胀满。多汗、渐瘦、午后低热、大便干、小便黄。病后经多处检查，诊断分别有蛔虫、腹膜炎、腹部肿瘤等。经抗生素治疗多次无效。于诊前 20 天，腹痛部位，自触有硬物感、压痛。遂之而诊。

查体：体温 37.2℃，神乏，体瘦，面色㿠白，口唇干淡。舌苔白薄、舌质淡红。心、肺部未见异常。腹满，肝脾未触及，脐下腹表可触14cm×9cm之肿块，质硬，无移动，压之痛甚，视之不红，触之不热，随呼吸而起伏。脉沉数无力。

检验：血常规正常。血红蛋白100g/L。X线胸片示心、肺未见异常。血沉60mm/h。

诊治：诊为结核性腹膜炎。辨证：脾胃不足、积痰血气结于中焦，碍于中州而腹痛、腹满。治用消积化痰，活血理气，滋阴清热等法。处方：柴胡15g，黄芩15g，瓦楞子15g，莱菔子15g，马鞭草15g，延胡索15g，枳实10g，枳壳15g，木香4g，功劳叶15g，黄精15g，知母10g。服药8天，症状有改善，结块无进展。更方：当归10g，鳖甲10g，马鞭草15g，丹参15g，白芍15g，胡黄连7.5g，黄芪15g，女贞子10g，猫爪草15g，夏枯草15g，橘叶10g，黄精10g。水煎服。连用16天，症状稳定，肿块渐软，触摸边缘不清，压之痛减。继服上方16天，腹不痛，肿块消失、触之柔软、平坦、无压痛。遂告治愈。

讨论：本例以结核性腹膜炎诊治，疗程40天，病初用过链霉素及雷米封治疗，病情不见转机，故单纯用中药汤剂，未加成药。治疗本病主要用两个处方，前8天对低热、精神状态及大便等治疗取效；后32天以软化肿块为主，所用方药又以扶正攻邪相兼。其中黄芪、当归用于益气养血扶其正；鳖甲、马鞭草、丹参、夏枯草、猫爪草、橘叶化结消肿；胡黄连、白芍、女贞子、黄精滋阴抗痨，调和营卫，力促肿块吸收。应用此剂，以效不更方原则，坚持久服。其间有时加山楂、佛手、大黄之类，均为临时用药，一般均属短程，不影响本治之大局。据现代药理研究，本方多数药物不仅有抗痨作用，而且其攻坚化结、消肿之功效亦为显著。

肺结核瘤

本例是一种特殊性瘤变，从治疗经过短及收效较快等方面来看，其是良性肿物。

病案：积痰血结。

齐某，男，13岁。1976年8月2日诊。

病史：患儿10天来咳嗽，无痰，不发热，无感冒现象，未加注意。诊前5天活动时气短，胸闷。病后饮食、睡眠、大便、小便等均无异常。因气短、胸闷经三家医院检血、X线检查，拟出肺炎、积液、肿瘤等印象，因惧穿刺而易地就诊。

查体：精神不振、体温平和、面色不华、营养中等。口唇淡红，咽不红肿。舌苔薄白、舌质淡红。心音纯，肺部听诊右侧呼吸音减弱。腹软，肝脾未触及。脉沉数无力。

检验：血、尿、便常规正常，血沉25mm/h。X线胸片示右肺阴影布满全肺的三分之二，密度一致。考虑为炎症、积液、肿瘤结合临床。

诊治：诊为肺善性瘤（Biocks症）。辨证：积、痰、血结于肺，导致肺失宣降而咳，气短、胸闷之症。治用化积，消痰，活血，攻坚之法。处方：夏枯草10g，马鞭草10g，半边莲10g，猫爪草10g，鳖甲10g，瓦楞子10g，海浮石15g，半枝莲15g，山豆根10g，功劳叶10g，甘草3g。水煎服。服药8天，症状大减，不咳、气不短，胸闷减轻。继用12天，症状消失，X线胸片复查阴影消退，双肺野清晰。患儿一般状态如常。

讨论：本例属于奇证。病变大，症状轻；病发于肺胸，是炎不见症；是积液又无其征；是肿瘤何见其大。一时之诊难断，但治之不宜迟。三种诊断，炎为轻、液为重、瘤为危，故治之从危，以瘤论治，瘤之所成，无不与积、痰、血等结而为弊有关。故用软坚攻聚之法治本，再以调理肺机治标。由于本例宏观表现不重，微观变化又不轻的特征，故治疗之心从宽，方药选用从细。治疗不及 20 天而愈。此为何瘤，何瘤能如此之易治。是炎未治炎，是液未治液何以速痊。中医治病，素有以方测证之法，本例之治从瘤，疗效奇捷。此又何瘤，与文献相符者为肺善性瘤，即 Biocks 症，属于良性瘤。此瘤有其描述，未论其理。但治之而愈，又何理。实践于前，理论于后，此乃为常。治疗提示，本例所治之理法方药与证相一，方收捷效。方中用药治积、治痰、治血、治气、治毒可算综合矣。虽此一例，但其趣味尚足，值得一鉴。

结核性脑膜炎

结核性脑膜炎，为结核病中较严重之型，无论轻重均影响预后。因此，临证以中西医结合治疗居多，有效率较前大为提高。但其临床反复性大，治者当慎。

病案：痨邪动肝。

金某，女，18 个月。1976 年 8 月 14 日诊。

病史：患儿因发热、呕吐、烦躁、抽风经某院腰穿化验脑脊液后，确认为结核性脑膜炎，经用链霉素、雷米封等抗痨治疗

10 余天，热降，抽搐未止。现症：发病 20 天，抽搐，一天发作 1～2 次，乳食减少，夜不宁，大便干为球状，2 天 1 次，小便黄。

查体：神疲、气虚、面㿠、唇红。头项强。舌苔白厚、舌质淡红。心、肺及腹部未见异常。脑膜刺激征阳性，膝反射亢进。脉数无力。

检验：血沉及血常规正常。X 线胸片示肺未见异常。脑脊液、糖低、蛋白及细胞数均高。

诊治：诊为结核性脑膜炎。辨证：痨邪动肝，犯脑所致。治用抗痨平肝，息风止抽之法。处方：柴胡 5g，黄芩 5g，白芍 5g，僵蚕 5g，地龙 5g，守宫 2.5g，天麻 3g，钩藤 5g，全蝎 1g，蜈蚣 1g。水煎服。合用链霉素 0.25g，1 日 2 次肌肉注射及常规口服雷米封。经治 3 周，患儿不抽，精神状态好转。出院家治。

讨论：本病抽搐发作，似同慢惊风。但本例由结核菌所致，预后殊差。患儿于病后用抗痨法治疗多日无效。用中药抗痨平肝、息风止抽法，取得止抽效果。方中除柴胡、黄芩抗痨外，均为平肝息风之剂。患儿用后止抽效果好，约有 5 天不抽而出院。出院时处方：僵蚕 5g，白芍 5g，川芎 5g，郁金 5g，胆南星 2g，黄芩 5g，黄芪 5g，当归 5g，丹参 5g，甘草 2g。水煎服。用以扶正、平肝、抗痨。

蛔虫性肠梗阻

蛔虫病为常见病。蛔虫性喜聚团，在其活动环境易成团，轻者可触硬块，重者阻塞肠道，在内治不成的，宜外科治疗。

病案：寒凝虫聚。

李某，男，7岁。1961年12月4日诊。

病史：患儿居于城郊，平素卫生不良，常便蛔虫。此次于诊前1天起病。症见：腹痛，阵发性痛，温按稍缓，夜间又作，持续时间较长，呕吐一次，腹部见有硬块，轻揉痛减。大便未解，急诊入院。外科会诊为肠梗阻宜手术治疗，病家意见先内治。

查体：神倦、面色苍白、唇干。舌苔厚白、舌质淡。心、肺未见异常。腹满、压痛不定，脐周可触及肿块2～3个，轻揉有活动感，四肢不温，脉沉无力。

检验：白细胞数 $21.0×10^9/L$，中性粒细胞81%，淋巴细胞19%。X线腹部平片示积气、虫团均可漠视。

诊治：诊为蛔虫性肠梗阻。辨证：蛔厥、寒邪动蛔虫结聚于肠阻塞气机，致气滞血壅。治用安蛔之法。处方：乌梅6g，干姜5g，黄芩3g，胡椒5g，当归10g，黄连3g，附子2g，人参5g，桂枝5g，黄柏3g。急煎频服。药后患儿稍安，腹鸣。合用糖盐水补液，患儿状态好转。继用驱蛔通便之法。处方：苦楝皮10g，使君子10g，雷丸5g，鹤虱5g，槟榔10g，枳实10g，大黄5g，甘草5g，木香5g。水煎服。服药4次，大便稀，便出蛔虫22条，腹软。继服前方6次，大便4次，便出蛔虫4条。腹症消失出院。

讨论：本例内治具有条件为，正气未衰，腹痛不剧，厥逆之候轻缓，用乌梅丸方症缓，故驱虫、攻积而效。便出蛔虫26条，估计尚未驱净，待正气恢复后再驱蛔之剂。本例之治从古人之命，蛔虫结团者为逆证，逆者从安，用乌梅丸为先，蛔安再驱之，方药中之杀蛔剂与大黄之类，二者同服、分服之说不一，本例用同服之法亦收其效。

蛲虫病

蛲虫病为小儿习见之证，尤以集体活动者，容易感染。患病者不安，影响睡眠和生活活动。本病治愈不难，但反复感染不易控制。

病案：蛲虫犯肠。

杜某，女，6 岁。1970 年 8 月 21 日诊。

病史：患儿于托儿所生活 1 年，一般卫生条件尚好。但于诊前 1 个月起病，初是夜间睡眠不安，自述肛痒，家人于肛门处见有灰白色线样虫体，遂用醋水止痒，次日就诊。

查体：神乏、营养中、面色不华、唇淡。舌苔白薄、舌质淡。心、肺、腹部未见异常。肛门红赤，脉沉有力。

检验：三次检大便可见蛲虫卵。

诊治：诊为蛲虫病。辨证：蛲虫，为蛲虫犯肠而致。治用驱蛲健脾之法。处方：百部 10g，槟榔 10g，榧子 5g，薏苡仁 5g，使君子 5g，大黄 3g，苍术 5g。水煎服。并嘱衣裤、褥单每日烫洗 1 次，睡时戴手套配合治疗。经治 14 天，夜间不痒，一般状态如常。

讨论：蛲虫病，虽然是小病，但其历史悠久。早在隋代《诸病源候论》就有蛲虫致病的论述，至今未绝，中药治疗加护理大多获愈。方中的百部专杀蛲虫，是治疗蛲虫病的主要药物；配伍槟榔、使君子合力驱虫；苍术、薏苡仁健脾去湿；大黄逐虫出体。杜绝再染之途径，则不易反复。本例治疗告成。

绦虫病

绦虫，古称寸白虫。《神农本草经》有雷丸、贯众、芜荑"杀三虫"（蛔虫、蛲虫、寸白虫）的记载。儿童误食绦虫卵，便可致病。

病案： 绦虫犯肠。

李某，男，11 岁。1963 年 9 月 12 日诊。

病史： 患儿于诊前 20 天起病。症见：便中有寸白虫节片，20 天中发现 4 次。其他无异常改变而求诊用中药驱虫。

查体： 一般状态如常。舌苔薄白、舌质淡。心、肺、腹部未见异常。脉缓。

检验： 大便检出绦虫卵并见节片。

诊治： 诊为绦虫病。辨证：绦虫，为绦虫犯肠所致。治用杀虫驱绦之法。处方：槟榔 25g，南瓜子 40g，大黄 5g，贯众 10g，芜荑 10g，榧子 10g，雷丸 5g，白术 10g，甘草 3g。水煎服。经治 2 天，大便软，排出多数不整之绦虫节片。镜下找到虫头，连服 4 天而止。1 个月复查大便 3 次，未见绦虫卵。

讨论： 绦虫病之治，成功与否必见虫头。本文于本例之前，曾用槟榔、南瓜子两味驱绦，未见虫头而又复发。本例告成，乃见虫头排出体外。中药驱绦之剂甚多。唐代的《外台秘要》记有治绦虫之方多达 24 首。本文所用的槟榔、雷丸等均出自该书。方中之槟榔、南瓜子等单味亦有驱绦成功的经验，本例用群药攻绦功效可靠，方中之大黄，根据患儿体质增减用量，急下、缓便均属不宜，用者当慎。所用白术、甘草出自护脾保胃。

种痘反应性脑炎

种痘是预防天花的特异方法，天花之毒是剧烈的病毒。痘苗虽然经过减毒处理，但对其敏感者，仍有意外反应。种痘脑炎是剧烈的一种反应。临床应及早治疗，以免不测。

病案：毒闭肝脑。

江某，女，1.5 岁。1962 年 5 月 12 日诊。

病史：患儿于入院前 7 天，集体健康种痘，第 3 天发热，经治不效。于入院前 1 天，病情加重，发高热，抽搐，昏迷不醒，吐 1 次，急诊入院。

查体：体温 39℃，形体中等、营养一般、神志不清、呼吸急促、面色青紫、口唇干红。舌苔厚黄、舌质红赤。颈项强直。心肺未见异常。腹软、肝肋下 3cm。四肢活动不灵、膝反射减弱、脑征阳性。脉数有力。

检验：脑脊液之细胞数 18 个。白细胞数 20.0×10^9/L，中性粒细胞 82%，淋巴细胞 18%。

诊治：诊为种痘反应性脑炎。辨证：闭证，为毒伤肝脑，邪闭清窍而致。治用解毒清热，平肝醒脑之法。处方：紫草 5g，石膏 10g，钩藤 5g，天竺黄 5g，石菖蒲 5g，天麻 3g，地龙 5g，柴胡 5g，蝉蜕 10g。水煎服（鼻饲），合用安宫牛黄丸，每次 2g，1 日 3 次。配合补液，维生素 C 等支持治疗。经治 8 天，神志清醒、不热、进食、能起活动。更方：生地黄、麦冬、白芍、山楂、石斛、莱菔子、橘红各 5g。水煎服。连治 12 天诸症悉除。

讨论： 种痘本为常，但反应性脑炎实属罕见，一旦发生多属重证。本例种痘后反应性脑炎，中医认为，此乃痘毒攻心陷肝而致的心神紊乱、肝风抖动。治疗除静脉滴注糖盐水、维生素 C 类支持治疗外，主要用中药解毒、开窍、平肝、醒脑之剂治疗。经治 8 天病情稳定，出院 1 年后复查，未见后遗症。

种痘反应性紫癜

种痘反应性紫癜，临床较为少见，经治预后良好。

病案： 毒犯血溢。

朱某，女，1 岁。1968 年 11 月 1 日诊。

病史： 患儿于诊前 13 天，接种牛痘苗，集体健康接种，30 名种后均善感。仅本例痘后 6 天，局部化脓，伴发高热，少咳、不喘，即日晨起全身出现紫红色斑块，大小不一。食纳减少，夜不安，大、小便尚好。

查体： 体温 37.5℃，神乏，面红。头面、四肢及躯干布满，紫红色斑片状皮疹，压之不退色。痘已化脓 2cm×4cm 之溃疡面。周围红肿、中心处溃烂。舌苔厚白、舌质红。心、肺、腹部未见异常。脉数有力。

检验： 血小板数正常，白细胞数少高。

诊治： 诊为种痘反应性紫癜。辨证：毒火犯血、血热溢于肌肤，发为紫癜。治用解毒凉血，清热化瘀之法。处方：大青叶 5g，白薇 5g，生地黄 5g，牡丹皮 5g，藕节 5g，马齿苋 5g，甘草 3g，紫花地丁 7.5g，黄芩 5g，柴胡 5g。水煎服。合用凉血散（生地黄、牡丹皮、藕节、黄药子、茜草），每次 0.5g，1 日 3 次，与汤剂合用。局部消毒，涂 1% 龙胆紫药水。经治 4 天，不热，紫癜减少过半。继服 4 天，紫癜全消，精神愉快，局部明显好转。

讨论：本例之紫癜病辨为血热、由毒所致。方中之紫花地丁、马齿苋、黄芩共为解毒脱敏；生地黄、牡丹皮、藕节凉血化斑；柴胡去热；甘草和中。合用凉血散协同化瘀消斑。经治 8 天而愈。

人用狂犬病疫苗性脑炎

人用狂犬病疫苗所致的变态反应，有五种类型，如脑膜脑炎、脑脊髓膜炎、脊髓炎、周围神经炎及上行麻痹。其中任何一型，临床均较严重，若治疗不及时，有的预后不良。

病案：毒伤肝脑。

病史：患儿家居乡镇。于入院前 18 天，被普通家庭幼犬咬伤左下跟腱。次日用某生物制品所生产的 76733 批号，人用狂犬病疫苗注射，每日 2mL，用至第 11 天，突然高热（体温 39.8℃），头晕、呕吐、语言障碍。自服安宫牛黄丸，稍安，未几又重，且大、小便失禁，半昏迷不醒为时 2 日而诊。

查体：体温 39.5℃，呼吸急促、神识不清、面色青紫、躁动不安。头颈强直、牙关紧闭、口中有沫、对光反应迟钝、腹壁反射消失、脑征阳性、膝反射消失。舌苔黄厚、舌质红绛。心、肺、腹部未见异常。脉数无力。

检验： 白细胞数 $21.0\times10^9/L$，中性粒细胞 85%，淋巴细胞 15%。尿、便常规正常。X 线胸片示心、肺未见异常。

诊治： 诊为人用狂犬病疫苗反应性脑炎。辨证：闭证，毒伤肝脑，邪闭清窍而致。治用解毒清热，醒脑开窍之法。处方：山慈菇 10g，山豆根 10g，大青叶 10g，柴胡 10g，羚羊角（代）3g，僵蚕 10g，石菖蒲 10g，重楼 10g，天竺黄 5g，寒水石 10g。水煎鼻饲给药，合用输液加氢化可的松等常规支持治疗。经治 2 日稍有反应。用药 3 日热降，意识清。治疗 5 日去掉鼻饲改口服。更方：生地黄 10g，沙参 10g，石斛 10g，麦冬 10g，白芍 10g，石菖蒲 10g，玉竹 10g，知母 10g。水煎服。用以养阴清热。住院 8 天诸症悉除，获愈。

讨论： 狂犬病之毒性极强，其疫苗虽经过减毒处理，但仍有极少数发生过敏反应，严重者多有死亡。本例属严重病例，经治 5 日而效果显著。所用方药以解毒为主，如山慈菇、山豆根、大青叶、重楼；羚羊角、石菖蒲、天竺黄醒脑、清肝开窍；柴胡、寒水石泻火退热；僵蚕平肝息风。热降、醒神再以养阴除热之剂而善。

下　篇　婴童医案

肺、呼吸系

增殖体肥大

增殖体肥大，又称腺样体肥大。该腺体位于鼻咽顶部，犹如橘瓣状，儿童期旺盛，至 10 岁左右逐渐萎缩。在正常情况下，腺样体有一定的免疫功能。但肥大超常则必然导致气道的鼻咽腔段形成狭窄，影响呼吸。许多患儿为此就诊于鼻科。又因惧于手术而求治儿科。本例为证。

病案：气血壅结。

张某，男，6 岁。2009 年 4 月 15 日就诊。

病史：患儿生后呼吸日夜顺畅。诊前 3 个月因感起病。症见睡时鼾声，逐日加重。诊前 7 天，病情有变，出现张口呼吸。无其他不适，鼻科诊为增殖体肥大，建议增殖体刮出术。患儿惧于手术而就诊儿科。

查体：神志清，发育良，呼吸气粗，面色红润。口唇干红，舌苔黄腻，舌质红。咽部略充血，腭扁桃体无肿大。心、肺及腹部无异常。脉数。

检验：鼻科，鼻腔侧位片提示，腺样体增大，压迫气管，气道变窄。

诊治：诊为增殖体肥大。辨证：气血壅结。治用消壅散结，

解毒化瘀之法。处方：山慈菇 10g，夏枯草 10g，川芎 6g，菊花
10g，蝉蜕 10g，金银花 10g，连翘 10g，黄芩 10g，柴胡 6g，郁
金 10g。水煎服。连服 16 天，病情好转，睡时打鼾减轻，时有张
口呼吸。前方继服，加牡丹皮 10g，丹参 10g。又服 16 天，睡稳
不打鼾，张口呼吸症状消失。鼻咽侧位片复查，比治前缩小三分
之二。临证缓解。

讨论： 增殖体肥大，还有扁桃体肥大，均为儿科和五官科常
见病。儿科所见，一般不主动施治，但要有炎症时则施加治疗。
在无炎性改变时五官科多取术疗。患儿惧术而求治儿科。

本例是一典型病案。儿科诊治立足于辨证施治。患儿腺体素
无碍，一次外感加重，因局部气血壅结未得缓解，从而加重病
情，终因气道受阻而引起呼吸不畅。本文用消壅散结和解毒化
瘀之法，使局部有了改善。方中山慈菇、夏枯草、金银花、连翘
诸药共为消壅散结；黄芩、菊花解毒；郁金、川芎、蝉蜕助消壅
散结，增强化瘀之力。患儿服药 1 个月，病理状况获得改善，至
少恢复到病前状态。腺体虽大，但不影响气息流通。限于治疗例
数，缺乏固定方剂。但是，对不宜手术的增殖体肥大患儿，亦可
服药治疗。虽不能根除，至少除去致肿之效，对减少患儿疾苦或
为有益。

易感综合征

本病，又称反复呼吸道感染，主要是上呼吸道感染，以鼻咽
部受染居多。对本病的确定，尚无具体标准，但各个医者治疗本
病都有自己规定。本文治疗之诊断标准是每月感冒 3 次，或 1 年

感冒 6 次者，均以易感综合征治疗。所谓易感综合征又包括肺气不足易感，脾气不足易食欲失调。临床不仅易感，而且厌食。本病男女均可发病，以婴幼儿居多。

病案：肺脾气虚。

林某，男，3 岁。2000 年 8 月 4 日就诊。

病史：患儿出生及喂养均无异常。从 1 岁起，因感冒发热，用抗生素治疗 6 天而愈。其后每月发病 1 次，同样是用抗生素 3～5 天而愈。后来体质下降，每感必作，主要是发热及鼻咽症状，如此反复发生感冒，反复用抗生素治疗，体质越来越下降。在 2 岁的 1 年中感冒至少 10 次之多。现症：食欲差，进食少，手足热，夜间不宁，大便干，小便黄。此次感冒刚好，体质虚，面色也不佳。求中医调理。

查体：一般状态尚可，面色㿠白、营养欠佳。口唇干淡，舌苔薄白、舌质淡。心、肺及腹未见异常。肝脾未触及。脉沉数无力。

检验：查钙、锌均正常。

诊治：诊为易感综合征，辨证：食积内热，肺脾两虚。治用健脾益肺，滋阴消积。处方：佛手 6g，山楂 8g，白茅根 5g，麦芽 8g，石斛 8g，白芍 5g，鸡内金 4g，枳壳 5g。水煎服。合服婴儿壮（院内制剂，儿科成方，主要药物有黄芪、太子参、龟甲、大枣、山药、佛手等）每次 3 粒，1 日 3 次。服药 8 日，食欲好转，手脚不热，大便不干，精神状态明显改善。二诊处方：黄芪 5g，茯苓 5g，白术 5g，防风 3g，鸡内金 3g，大枣 5g，芦根 5g，山药 5g，太子参 3g，五味子 2g。水煎服。连服 2 周，患儿体力和食欲均有显著改善。前方继服 2 周。患儿一般状态如常，此期未患感冒，前方继服 3 周。患儿食欲好，体力增强，不仅未患外感，而且上幼儿园 10 余天一切如常。停服汤剂，继服婴儿壮。6个月后因感冒来诊，经用中药治疗 4 天而解。其后患儿每半年服药 3～4 周，以增强体力，抵御外邪。

讨论：本病常见，治疗均以本文所用方法治疗，取效者多。临床所说的易感综合征，俗话说孩子好感冒，甚至一有风吹草动，感冒必然找上门来，究其病因，主要是内因不固，"邪之所凑，其气必虚"。小儿之先天不足，后天失养，所致肺脾双虚，肺虚易感，脾虚易积，所以，内有不足和积热，导致抵抗力低下，即所谓的免疫力下降，因而外界稍有不测，则感冒立作，往往是场场少不了一外感。此种病的发生主要是对病毒的抵抗力低。病后不抗病毒而滥用抗感染药物，结果药不达病所，反而伤正，致使免疫力发生紊乱，如此反复，越治越虚，越虚越病，周而复始。必将引起其他疾病。本例治疗，主要是先去积热，再以扶正，从而改善肺脾功能，以增强抵御疾病能力。方中用药即前后分别治疗其证，而收到良效。憾哉！临证不顾内热，动则保健，大补，反而助热，易感不解，反而助虐。

急性单纯性鼻炎

本病与中医的伤风鼻塞类似，临床以鼻塞、流涕、喷嚏等为主要症状，为鼻科疾病，首诊于儿科者亦为数不少。但在儿科临床上多将此病和上呼吸道感染，或感冒相并论治。本病虽然不是重病，但鼻塞重，伴有发热者，多有痛苦，引起患儿烦躁不安。治疗不及时每可下传入肺，使病情加重。首次发病若治疗不彻底，尚有邪留而反复发病。因此，对本病的治疗必当细慎。

病案：内热外寒。

刘某，男，2 岁。1989 年 12 月 4 日诊。

病史：患儿于生后月之内曾有鼻塞、不宁的症状，经治 2 个月之久方愈。此次病前的 1 年之内曾患 3 次鼻炎，每次发病均用抗生素 7 天左右治愈。本次发病于受凉后出现鼻塞、流涕，不发热，未见咳嗽等症状。由于对抗生素的不适应而用中医药治疗。

查体：精神好，表情一般、面红、唇干红、鼻内膜红赤而肿，有清涕，咽不红。舌苔白厚、舌质红。心、肺、腹部未见异常。脉数。

检验：检查血白细胞数正常。

诊治：诊为急性单纯性鼻炎。辨证：内热外感热壅于鼻所致。治用疏表，抗毒之法。处方：自制的抗毒灵（牛黄、大青叶、紫草、黄芩、柴胡等），每次 0.5g，1 日 3 次。合用汤剂，处方：苍耳子 3g，白芷 3g，贯众 3g，杏仁 2g，僵蚕 3g，菊花 5g，蝉蜕 5g。水煎服。1 日 3 次，与抗毒灵同服。经治 4 天鼻气通畅，不流涕而愈。

讨论：患儿生后患有鼻塞，其后常有发作，用抗生素均可收效。此次因年龄稍长要以中药治疗，同样病情服用抗毒灵清里热，合用汤剂除表邪，其治疗效果与往日之治疗相比，相差无几。据现代检查所知，鼻炎多由病毒所致。本例所用之抗毒灵，不仅抗毒去邪，而且能去里热，汤剂中诸药合伍其利鼻作用较好。所以，单纯用此法治疗仅 4 天而愈。病愈之后，嘱其继用抗毒灵减半巩固 2 天以除内热。

过敏性鼻炎

过敏性鼻炎，在儿科常见，如单纯性鼻病则建议专科治疗，但不少患儿与哮喘病同时并发。在儿科称之为鼻性哮喘，这是一种鼻炎与哮喘相关的病证。本例乃哮喘平衡之后。鼻炎常有发作的病例。

病案：内虚风袭。

张某，女，7 岁。1990 年 8 月 3 日诊。

病史：患儿素有过敏性咳嗽病经治稳定。近 2 年来，鼻病常有发作，大约 1 年犯病 2～3 次，多于春秋发病。每次发作均较突然，尤以晨起为多。症见：鼻痒，甚则咽亦不适，鼻塞，有时流涕，或有喷嚏，重时出现咳嗽。发作经 1 个月左右方可缓解。此次，原因不明而鼻痒、鼻塞为时 3 天，为避免诱发哮喘而就诊儿科。

查体：形体不足营养差，精神状态尚好。面色黄褐、唇干淡、鼻孔少红而干、少量清涕。咽干不红。舌苔薄白、舌质淡。心、肺、腹部未见异常。脉沉缓。

检验：过敏原检测尘螨阳性。

诊治：诊为过敏性鼻炎。辨证：鼻鼽，乃气虚风袭所致鼻卫失和，而见鼻痒、鼻气不利等症象。治用益气疏风，通利鼻窍之法。处方：黄芪 10g，白术 5g，当归 5g，防风 5g，辛夷 5g，五味子 5g，细辛 1g，蝉蜕 5g，僵蚕 5g，苍耳子 5g，百合 10g，石菖蒲 5g，甘草 3g。水煎服。用药 4 天症状减轻，鼻气通畅，治疗 8 天而愈。此次恢复时间较往时为短。

讨论：过敏性鼻炎，从症状看与中医的鼻鼽证相似。早在《内经·气交变大论》提到"咳而鼽""鼽嚏"及《内经·五常政大论》的"嚏咳鼽衄"等均讲到"鼽"。鼽者指鼻塞、流清涕、痒等而言，后有鼻鼽及鼽鼻之谓，强调本病起病急又与咳嗽、衄血等有关。据临床观察本病与风关系为大。所以，治疗过敏性鼻炎，必须注意到风的因素。方中防风、僵蚕、蝉蜕、苍耳子等均属风剂，治风药与今之脱敏作用又多有双向功能。黄芪、当归等重在扶正益气。细辛、辛夷、苍耳子又是传统的疗鼻药物。应用本方治疗过敏性鼻炎的实践，提示本病之治用标本兼顾之法确有显著疗效。

鼻出血

鼻出血，中医称鼻衄。有关本病的记载，早在《内经》就谈到"衄"。《诸病源候论》述有"鼻衄候""鼻衄不止候"。为儿科临床多见的病证。鼻衄本属鼻科病，但小儿患有此病者，有部分患儿首诊于儿科。据儿科所见，鼻出血多见于儿童。鼻为肺窍，除外伤致鼻出血外，鼻出血多与肺热有关。若肺热甚则上攻于鼻，血热随气而发出于鼻者，故而见衄。鼻衄不止者则谓鼻洪。本文所治者为数非少，但均属原因不明的日久鼻出血。

病案：肺经热盛。

李某，男，8 岁。1994 年 4 月 26 日诊。

病史：患儿平素体健，入春以来自觉鼻燥。诊前 1 个月起病。症见：鼻中出血，初病于早起，鼻血点滴不治而愈。3 日后继续见有鼻血，每次量不甚多，有时 1 日 2 次。经鼻科检查未见异常，认为春季缺维生素 C，大量服用维生素 C10 余日仍有鼻血，遂用中医药治疗。病者除鼻出血外，均与常儿一样。

查体：神清、面色红润、唇干、鼻燥、咽不红肿。舌苔白薄、舌质淡红。心、肺、腹部未见异常。脉数无力。

检验：血小板数及出凝血时间均属正常。

诊治：诊为鼻出血。辨证：鼻衄，肺经热盛所致。治用清肺凉血之法。处方：黄芩 12g，地骨皮 12g，茜草 12g，花蕊石 10g，侧柏叶 12g，白茅根 12g。水煎服。单服本剂 5 天病愈，其后 2 年未见再出。

讨论：本例鼻衄 1 个月，服药 5 天而愈。方中黄芩与地骨皮清肺中之明火、伏热；茜草、花蕊石、侧柏叶、白茅根入肺凉血；生地黄功兼清热、凉血、滋阴、生津、润燥、止血。理法方药相符者一剂而效。《幼科类萃》治小儿鼻衄用黄芩汤，一味黄芩内服，侧柏叶、石榴花共为细末吹鼻。柏枝饮（柏枝、藕节均为干者）水煎服。龙胆丸（黄连、龙胆）水煎服。柏皮汤（黄柏、栀子、甘草）水煎服。当代有用十灰散、龙胆泻肝汤、鼻衄方（黄芩、桔梗、甘草、生地黄炭、血余炭）、毛姜止血方（骨碎补、仙鹤草）等治小儿鼻衄各收其效。还有用验方，如石耳汤（石耳 15～30g，鸭蛋一枚，石耳洗净煎煮 30 分钟，去壳入蛋，待鸭蛋煮熟后，将石耳、蛋、汤于饭后同服，每日 1 次，连 3 日）等。

疱疹性咽峡炎

本病属上呼吸道感染范畴的疾病，但毒性不同，局部变化以疱疹为特点。多见于婴幼儿，起病较急，常有发热、咽痛、流涎、影响咽下等症状。确定疾病主要是望诊。查视局部，可见红疹、水疱、破溃等不同阶段。中医治疗本病效果好，但热退之后必须养阴扶正，祛除余热，方可获全愈。

病案： 毒热壅咽。

金某，男，4 岁。1992 年 2 月 22 日诊。

病史： 患儿平素体健，此次起病原因不清，突然于诊前 2 天发热、咽痛、不咳嗽。按感冒服退热消炎剂，热不退，咽痛加重，病后饮食、大便、小便尚可。

查体： 体温 39℃，面红、唇干。咽峡周围红赤有疱疹 7 个。舌苔白厚、舌质红。心、肺、腹部未见异常。脉数。

检验： 白细胞数及中性偏低。X 线胸片示肺未见异常。

诊治： 诊为急性疱疹性咽峡炎。辨证：温热之毒犯肺壅于咽所致。治用解毒清咽之法。处方：抗毒灵，每次 0.75g，1 日 3 次。合服汤剂，处方：柴胡 10g，黄芩 10g，重楼 10g，青蒿 10g，紫草 5g，射干 10g，山豆根 10g，山慈菇 5g，蝉蜕 10g，挂金灯 10g。水煎服。高热时病人自服降热西药 1 次，经治 2 天热降，咽痛减轻。服药 4 天体温正常，疱疹消退，未成溃疡而愈。更方：生地黄 10g，玄参 10g，麦冬 10g，沙参 10g，橘红 10g，莱菔子 10g，石斛 10g，天花粉 10g。水煎服，用药 7 天善其后。

讨论： 本病见于原发，亦有继发，中医治疗多与乳蛾并论。以清热解毒为主。据本文所治的病例，解毒清咽当为除标，所用之抗毒灵，汤剂中的紫草、山慈菇、射干、重楼、挂金灯为主剂重在抗毒去温，兼清肺火、血热，尤其射干、重楼、挂金灯、山豆根力在攻咽；佐用柴胡、黄芩、青蒿解内外之热。由于本病之毒性较强，并有疫性。所以，毒解热退，但其伤阴之候尤在，故常规之治，必用养阴之剂善其后，如方中生地黄、麦冬、沙参、天花粉、石斛、莱菔子等以滋脏腑之阴为治疗要药。

慢性咽炎

咽炎是小儿常见多发疾病，急性居多，而且与感冒混同。慢性较为少见，发病年龄以年长儿为多。相比之下，急性易治，慢性难疗。根据慢性咽炎的咽部症状似与中医文献中的"梅核气"类同，至少其中的咽部不适、异物感、介介如梗等症状与梅核气一样。此外。尚可见有干性带有刺激状的咳嗽，也是慢性咽炎的一种表现。

病案：肺燥咽瘀。

朱某，男，10 岁。1988 年 5 月 8 日诊。

病史：患儿平素因扁桃体Ⅱ度肥大，常有感冒发热。于 1 年前手术切除双侧增殖腺体，其后感冒减少，但咽部不适，甚者有梗塞样感觉。诊前 20 天起又有干咳，常作"吭、喀"之声。除睡觉后平稳外，只要醒来就有是症。用过多种治咽药物，终未收效。

查体：神情、气和、面色淡红、唇干红，咽部暗红。舌苔薄白、舌质红。心、肺、腹部未见异常。脉沉缓无力。

检验：X 线胸片示心、肺未见异常。

诊治：诊为慢性咽炎。辨证：梅核气，肺燥咽瘀。治用润肺化瘀，佐以利咽之法。处方：天冬 13g，麦冬 13g，沙参 13g，百合 13g，人参叶 10g，丹参 13g，挂金灯 13g，木蝴蝶 13g，女贞子 13g。水煎服。连服 20 天，明显好转，自觉咽部松快，不咳，但有时还有"吭"声。前方去挂金灯、人参叶、女贞子，加生地黄 13g，当归 13g，川芎 13g。又服 15 天，家人述，近 3 天患儿未有不适，自觉咽部无异常感觉，有时还可出现"吭"声，嘱其自噤。继服前方 8 天，一般状态好，症状消失停药观察，近期疗效良好。

讨论：慢性咽炎，病虽不大，但治疗颇难。古代治本病方法甚多，如滋阴、清咽、养血、补肾、清肺、活血、生津等，但治者皆叹其难。本文根据患儿术后残留及局部异常的病证实际，从润肺化瘀入手，佐用利咽。依此所治咽部症状和咳嗽消失较快。当代治疗有用疏肝、解郁、散结之法，方以半夏厚朴汤加减为常用。

声门下喉炎

本病为婴幼儿感染性疾病中较重一种。因毒热伤喉，引起咳嗽重，声音哑，重者影响气息通畅。中药治疗取效意外。兹述之。

病案：毒热伤肺上攻喉。

李某，男，2 岁。1991 年 12 月 4 日就诊。

病史：患儿因感而热 1 天，用抗生素治疗 1 次，热居高不降，同时伴有咳嗽，而且是干咳，尤其夜晚加重。晨起患儿声音嘶哑，呈犬吠样咳嗽。当日夜晚喘憋重，喉可闻喘鸣，烦躁不安。食少，大便干，小便黄。

查体：神乏，身热，体温不高。面红，气促，唇干红。舌苔黄厚，舌质干红，咽红。心、肺未见异常。腹满，肝脾未触及。脉数有力。

检验：X 线胸片示肺部纹理稍强。

诊治：诊为声门下喉炎。辨证：喉痹，风毒攻喉，气息受阻。治用解毒利喉，宣肺除热之法。内服小儿抗毒灵（院内制剂），每次 0.5g，1 日 3 次。合用汤剂。处方：紫草 3g，黄芩 5g，射干 5g，重楼 3g，金果榄 4g，牛蒡子 4g，生地黄 5g，麦冬 5g，玄参 4g，山豆根 4g，蝉蜕 5g。水煎服，1 日 3 次。治疗 4 天，喘、哑好转。服药 6 天而愈。

讨论：咽喉者人体要塞，邪毒犯肺攻喉导致声门气道受阻，临证喘憋声嘶为主，甚急。在用中药治疗后收效较快，不及 8 日病愈。治疗机制，为解毒至先，如紫草、黄芩、射干、重楼、金果榄、牛蒡子、玄参、山豆根、蝉蜕诸剂，解毒力专，同时兼有疗喉之功。生地黄、麦冬养阴护喉。毒解喉清，临证缓和，数日恢复。喉痹，早在《素问·阴阳别论》便有一阴一阳结谓之喉痹。痹者不通。所以，小儿肺嫩，喉门发育未臻成熟，尤易为毒所伤。毒伤速热、热结而肿引起喘憋不宁等重症。依此所治之例均收其效。临证对类似本例，及早用药，放胆治疗，效果可靠。

急性化脓性扁桃体炎

本病为咽喉常见病，但在儿科也是常见的一种以腭扁桃体红肿化脓为特征的疾病。年长儿童容易发病，平素扁桃体肥大的小儿更为多见。中医称此病为乳蛾，急性发病称风热乳蛾，慢性者称虚火乳蛾。因系化脓性感染，一般用抗生素治疗方便有效。岂不知中医药对本病的疗效也好。

病案：肺胃郁热。

董某，女，6 岁。1979 年 3 月 1 日诊。

病史：诊前 1 天夜间起病。症见：寒冷之后发热 39.2℃，头痛、咽痛、咽下困难。食纳减少，有时恶心，大便干，小便黄。未经任何治疗来诊。

查体：神烦、面赤。扁桃体红肿有脓，颈部及颌下淋巴结肿大。舌苔白厚、舌质红。心、肺、腹部未见异常。脉数有力。

检验：白细胞数 $15.0×10^9/L$，中性粒细胞 65%，淋巴细胞 35%。

诊治：诊为急性化脓性扁桃体炎。辨证：乳蛾，肺胃郁热上攻化腐。治用解毒泻火，清热利咽。处方：黄芩 10g，柴胡 10g，石膏 20g，射干 10g，山豆根 10g，生地黄 10g，挂金灯 10g，大黄 3g，重楼 10g，山慈菇 5g。水煎服。合用院内制剂清热散（黄芩、栀子、郁金、连翘、黄连、雄黄、牛黄、珍珠等），每次服 1g，1 日 3 次。服药 2 日热降，咽肿减轻，大便调。经治 4 日痊愈。

讨论：本病虽非重症，但是急症，在未用抗生素情况下，仅服 4 日汤剂和散剂，不但退热，而且化脓及肿消的亦快。扁桃体为肺胃之上口，乃咽喉要塞，素有内热，感受外邪，内外热郁，上攻咽喉而病。因此，山豆根、挂金灯、山慈菇、重楼合专解毒；大黄泻火；射干利咽；石膏、黄芩、柴胡、生地黄清肺胃之热，退表里之邪。古代治疗本病多用普济消毒饮、清咽利膈汤、清咽栀豉汤等。当代所用方剂尤多，如清开灵、双黄连等注射液及连翘饮、石连汤等。

先天性喉软骨软化症

肾者主骨，喉软骨发育不良，与先天之肾不足有关。本例之主证，是喉性喘鸣状态，因此，又称先天性喉喘鸣。为婴儿出生后发生较早的一种病，随年龄不断增长，肾主骨的功能逐渐完善，有利于本病的恢复。若治疗得当，则恢复的极快。

病案：肾肺气虚。

林某，男，3 个月。1991 年 11 月 10 日诊。

病史：患儿足月顺产，母乳加牛乳喂养。生后 2 个月起病。于 1 次腹泻后出现喉鸣、气粗，经多次抗感染治疗不见好转。近日经某专科医院住院治疗确诊为先天性喉软骨软化症。因无特效治法而求治中医。现证：气喘，喉鸣呈吸气性。于哭闹时更加明显，但静时和入睡则平稳。病后乳不减，大便稀薄，1 日 3 次。

查体：神乏，面㿠，呼吸急伴喉鸣，胸骨上窝下陷较深。唇干，舌苔薄白，舌质淡红，咽不红肿。心音纯，肺呼吸音粗，有痰鸣音。腹软，肝脾未触及。脉数，指纹淡红。

检验：住院查血常规、血钙及 X 线胸片均未见异常。

诊治：诊为先天性喉软骨软化症。辨证：喉喘鸣，肾肺气虚。治用补肾益肺，佐以调中化痰之法。处方：龙骨 5g，牡蛎 5g，浮海石 3g，海蛤 3g，黄芪 3g，黄精 3g，珍珠母 3g，僵蚕 4g，苍术 2g，山楂 3g，大枣 3g。水煎服。合服婴儿壮，每次三分之一粒，1 日 3 次。经治 24 天症去而解，临床获愈。

讨论： 本病为婴儿喉部发育异常所致，西法不药，重在调护，待 6 个月后可善，2 岁之前大多恢复。王老以肾肺气虚致病的认识，用补肾益肺之法，选肾肺两经药为主组方，佐用调中化痰之剂。诸品共济，促进软化之骨平复，从而减少或消除喘鸣症状。此乃治病求本为主，理症为辅而获愈之例。

感冒发热

小儿感冒的发病不仅多，而且多有发热症状。对感冒证治，历来以风寒、风热为辨证分类，治疗习用疏风散寒、疏风清热之法论治。本文治感冒发热以风毒为论，古有无毒不起热及热因毒而起之说，感冒之热由毒所致。中医治感冒风热，多用辛凉解表，代表方剂为银翘散，其中金银花、连翘为方中主剂，此二药说是辛凉解表，但在中药学中位居解毒药之首，可见银翘散治感冒风热之理，不在辛凉解表，而是辛凉解毒，归根结底感冒之病与毒有关。

病案： 风热病毒。

章某，男，4 岁。1992 年 2 月 18 日诊。

病史： 幼儿园同班有感冒多人。患儿于诊前 2 天起病。症见：发热、体温 39℃、不咳、无涕、但咽不适，自服退热消炎药 4 次，无效。病后食少，吐一次，大便、小便未见异常。

查体： 神乏、面赤、唇红、咽红。舌苔白厚、舌质红。心、肺、腹部未见著变。脉数有力。

检验： 白细胞数 $5.5×10^9$/L，中性粒细胞 50%，淋巴细胞 50%。

诊治： 诊为急性上呼吸道感染。辨证：感冒，风热型。治用解毒利咽，疏风清热。处方：紫草 3g，重楼 10g，射干 10g，青蒿 10g，石膏 15g，野菊花 10g，黄芩 10g，柴胡 10g。水煎服。合用小儿抗毒灵胶囊（牛黄、珍珠、冰片、大青叶、栀子、紫草等），为本院制剂，每次 1g，1 日 3 次。高热时加服本院制剂小儿热必清（珠黄散加味），顿服 0.5g。经治 2 日热降，连服 4 日而愈。

讨论： 本例为小儿常见病，病案亦属常案，但其高热尚属急症，多因病毒所致。一般治疗首选抗生素类，至少用药 3～5 天。自应用解毒利咽、疏风清热之法治疗以来，历时 20 余年，退热效果可靠。方中紫草、野菊花、重楼解毒；射干利咽；黄芩、青蒿清热偏里；石膏、柴胡清热偏表；佐用抗毒灵增强解毒退热之功。临证应用屡收奇效。本方不仅治感去热，而且能防热邪入肺引起咳嗽等证。治疗本病的传统方药以银翘散、桑菊饮为常用。当代治小儿感冒发热的方药众多，如《现代名中医儿科绝技》所集的小儿退热方、退热灵、清瘟败毒饮、小青龙汤等均为治感冒发热的有效方剂；外用退热膏、退热散等敷脐也有良好的退热效果。

总之，对小儿感冒发热之治，重在解毒。古代治感冒发热，习用银翘、桑菊、杏苏诸剂，疗效显著，古今沿用不衰。岂不知方中主要药物如：金银花、连翘、菊花、牛蒡子、黄芩等均有解毒作用，可见疏风散寒、疏风清热等治表之法，能愈患儿，其效仍然为解毒之功。市售的感冒冲剂言其治表，但其中药物，如大青叶、板蓝根、连翘、重楼等皆解毒之品。据临证所治以解表之法治感冒发热，而不用解毒之剂，其表虽解，而毒不除，遂之邪毒传经变证之虑立至。俗云，感冒虽为小恙，但病在咽部，周围四通，治之失宜，可酿成大病，甚之成百病之源。

日久高热

日久高热，指体温高于39℃，热程持续1个月以上，高热不是病称也难说是证称，是病证之中的症状。本文病例高热达75天，微观检查找不到阳性数据，但以日久高热，应用辨证论治，理法方药的方法，认识并获痊愈。

病案：毒热伤阴。

于某，男，13岁。1974年10月14日诊。

病史：原因不明，起病即热，历时75天，每日皆热，一般升温2次，高达39.8℃，持续8个小时之久。发热之前见有身冷，热时神爽，热后无汗。病后反复使用多种抗生素及中药治疗均未收效。曾住院二次有关检查详尽，终未查清病源。现症：除高热外，饮食、睡眠及大便、小便均为正常。

查体：神乏、气和、面㿠、口唇干红、咽不红肿。舌苔白厚、舌质干红。心、肺、腹部均未见异常。脉沉数无力。

检验：血、尿、便常规正常，血培养阴性，抗"O"400单位，布氏杆菌血凝阴性，类风湿凝血反应阴性，丙球17.6%，血沉20～60mm/h，肝肾超声检查未见异常，骨髓检查无改变，X线胸片示心、肺正常，心电图提示完全性右束支传导阻滞，疟原虫检查阴性。

诊治：诊为不明高热。辨证：日久高热，毒热伤阴所致。治用滋阴养血，佐以清热解毒。处方：柴胡13g，生地黄13g，白薇 13g，地骨皮 13g，知母 10g，当归 13g，黄芩 13g，寒水石 10g。水煎服。停用其他药，单服本剂 2 日热降至 37.3℃，治疗 4 日体温恢复正常，患儿一般状态好。前方减知母、寒水石，加天花粉 13g，石膏 15g。用药 8 日疗效巩固，津液恢复。更方：当归 13g，党参 13g，青蒿 13g，生地黄 13g，石斛 13g，麦冬 13g，玉竹 13g。继服 8 天停药，1 个月后患儿正常参加学校活动，日验 2 次体温均在 36.5℃左右。

讨论：本例就发热而言并非疑难，但热前冷、热时爽、热后干的特殊现象，甚为罕见。经过许多医家研究探讨，终以不明高热待诊观察。中医对本证就证而辨，证为高热，热因毒而起，热者阴阳失调。本例系高热病人，中西医均以抗感染、解热毒等持久治疗，虽未收效，但轮番抗邪之剂从未间歇。患儿无邪可抗，邪未去正气腹背受挫。所以，临证高热之候与阴血受伤并存，阴血之亏，加重热邪，此种状态于病初即已形成，高热过程出现阴阳失调，不稳定表现，提示营卫功能受挫。依此理，用滋阴养血，促进阴阳平衡、营卫调和之法，从而退热。治疗实践，疗效令人满意。方中诸药并未重复以抗感染、解毒等攻邪之剂，用当归、生地黄、白薇、地骨皮、知母等滋阴养血等重剂；寒水石退里热；柴胡、黄芩和解。热退避免阴阳调和之后又失调，所以，药到病去，病去药止，更方易药，此与效不更方有别，终以调理之剂而善。古今儿科医家治疗高热者，代不乏人，综阅文献，如此高热之证型实例尚属鲜知。当今用药之广，并且杂乱，药源性疾病，日渐增多。古谓：有是病用是药则病受之，无是病用是药则元气受之。用药不当可致泻、致疹，又何能不见致热，致热之本在阴阳受挫失调，临证当慎。

长期低热

　　本病又称低热综合征，临证指体温在 37～38℃，而且热程在 2 周以上而言。许多病证有低热之症状。但与有低热之病证，毫无相干之低热，成为儿科临证又一难题。热与阴阳相关之说，确切地指出，低热多为阴虚所致。本文整理的滋阴养血法治低热 90 天的证例，亦属临证棘手难题。

　　病案： 阴虚血热。

　　宋某，男，3 岁。1974 年 2 月 11 日诊。

　　病史： 生后体健，已接种卡介苗。此次发病 3 个月。病初为外感，经治感解，但遗有低热，体温 37.5℃左右，每于日晡升温，热时神态疲乏，他无异常。病后食少、易倦、少汗、时有腹痛，大便、小便均正常。曾经多种抗生素和中药解毒等治疗。仍然低热，始求中医治疗。

　　查体： 神乏、面㿠、口唇干红、咽不红肿、扁桃体肥大 I 度，颈部淋巴结肿大（黄豆大 3 个、质软、无压痛）。舌苔薄白、舌质淡红。心、肺、腹部均未见异常。脉数无力。

　　检验： 尿、便常规正常，血沉正常，白细胞数 $8.0×10^9/L$，中性粒细胞 30%，淋巴细胞 70%。血红蛋白 100g/L，血小板正常，抗 "O" 正常，血培养阴性，结核菌素试验阳性，X 线胸片未见异常。

　　诊治： 诊为低热综合征。辨证：长期低热，属阴虚血热。治用滋阴养血，佐以清热之法。处方：地骨皮 10g，知母 10g，白薇 10g，功劳叶 10g，当归 10g，柴胡 10g。水煎服。服药第 8 天体温降至 37.1℃，一般状态明显好转，用药至第 14 天体温降至 36.7℃。第 18 天更方：黄芪 10g，太子参 5g，麦芽 7.5g，橘红 7.5g，石斛 7.5g，沙参 7.5g，麦冬 10g，玉竹 10g。连服 8 天而止，临证治愈。

讨论： 本例为长期低热，热者阳盛而病者非阳盛之热，实属阴不足之故，素有阴阳调和体温乃衡之说，阴大伤则阳愈盛，阴小伤则阳稍盛，由此而知，非阳盛之热妄投抗阳盛之剂，则热难除，病者用攻邪治疗 2 个月不降。依据"阴虚则热"的理论，重在滋阴养血，佐用清热，收到理法方药统一治病之效。方中诸药归五脏各司其滋阴功效，阴平热解此治之本，柴胡清热助滋阴之力。有关低热的古今治疗，方法甚多，其中，应用较多的是滋阴清热之法。此外，尚有用和解、消积、攻下、化瘀、解毒、益气、除蒸等治法治愈不同证型的低热经验。

药源性低热

由于西药的发展日新月异，特别是抗生素类更新尤快，在治疗疾病的同时，药物反应也随之增多。发热，包括急性发热、慢性发热，为多见的一种药物异常反应。

病案： 药邪伤中。

李某，男，2 岁。1996 年 11 月 2 日诊。

病史： 患儿生后体健，少有疾病。此次于诊前 20 天，因感而热，以感冒用抗生素治疗 4 日，热不降，体温持续在

38～39℃。住院后继用多种抗生素，其中以青霉素、先锋霉素为多。经多方化验，未获阳性改变。先后用抗生素8种，治疗18日，患儿形体虚弱，食纳减少，大便不消化，小便黄。热不降而出院易诊。

查体：体温37.8℃，神乏、面㿠、五心热，唇干红。舌苔薄白、舌质淡红。心、肺、腹部均未见异常。脉沉数无力。

检验：有关结核的检验均可除外结核之症。

诊治：诊为药源性发热。辨证：低热，为药邪伤中损阴所致。治用补中益气，佐以养阴退热之法。停用他药。处方：人参2g，太子参3g，白术5g，黄芪5g，当归3g，柴胡5g，橘皮5g，升麻2g，甘草1g，白薇5g，石斛5g。水煎服。服药2日热降至37℃，治疗4日不热，食欲增加，神爽气和，活动有力，临证治愈。

讨论：本文病例有感冒病史及多种抗生素治疗史。临床除发热及脾胃气虚、阴不足之症状外，有关感冒的症状均不存在。故停用抗生素类，用益气养阴法，治疗取效。疗效说明，气伤而虚，进而及阴，均可致热。抗生素类临床用之活人甚众，但其因用之不当而伤正引起发热，即药源性发热。此热临证多见，在一般情况下容易误为他病。

凡有此热之小儿平素多有食积和脾胃不足，因此，发热同时多伴有气虚和阴伤表现。本文所治者仅众多例中之一而已。用之方药是以补中益气汤加味而成的气阴两治方剂。补中益气汤为《脾胃论》之方，其为脾胃气虚而热所立，是甘温除热之代表方剂。本例气虚而热并累及阴，所以，方中加白薇、石斛、太子参以滋其阴。

感染性喉炎

由于本病多发生在喉的下部，所以，又称声门下喉炎。因此病多为发于感冒之后，而且，其症状又以咳嗽，尤其犬吠样咳嗽为特点，所以首诊多在儿科。本病发作时甚急，特别是午夜容易发作，而于急诊处置。本文所治的病例较多，一般于日诊处置，经治者可避免夜间发作而求病愈。

病案：毒热壅喉。

李某，男，2岁。1993年12月4日诊。

病史：患儿因感而热，以感冒治疗1天。于即日夜间突然咳嗽，渐重，随之声音嘶哑，呈"犬吠"样咳嗽。夜半出现喘憋，喉部可闻吼鸣，烦躁不安。乳食不振，大便干，小便黄。经急诊用青霉素治疗1次。次日来诊。

查体：体温37.3℃，神乏、面赤、咽红。舌苔白厚、舌质红。心、肺及腹部均未见异常。脉数有力。

检验：X线胸片示肺纹理稍强。

诊治：诊为感染性喉炎。辨证：急喉喑，为风热时毒犯肺攻喉而致。治用解毒利喉之法。处方：黄芩5g，射干5g，重楼5g，金果榄5g，牛蒡子5g，生地黄5g，麦冬5g，玄参5g，蝉蜕5g，山豆根5g。水煎服。合用抗毒灵，每次0.5g，1日3次。经治4天，体温正常，夜间不吼，咳嗽减轻。前方加白屈菜5g，川贝母3g。治疗6天病愈。

讨论：感染性喉炎是婴幼儿肺系急症，因其病多由病毒引起，所以，用抗感染药物疗效不佳。中药治疗效果可靠。应用本法所治之例，均有效果。方中诸剂虽系解毒利喉之品，但病于喉，实则肺热上攻为病。方中黄芩、射干、牛蒡子等皆肺经药，善清肺热；佐用麦冬、金果榄、玄参等利喉而使喉气通畅。由于本病发作具有反复性特点，所以，治疗本病，于病情缓解之余，坚持用保和丸和沙参麦冬汤之类，巩固疗效，并除食积内热，以防复发。

急性支气管炎

急性支气管炎，或者气管支气管炎，是气管部分的病变。本病是小儿肺疾病中最多的一种病，其病与感冒，几乎并行。因为，感冒之后的病，即是气管炎症。气管炎是中气道病变，稍下传变则是肺的疾病。气管属于肺，肺受邪则失宣散，导致气逆作咳。所以，咳嗽，是肺失调的最早症状，因而咳嗽也成为气管炎的主要表现。由于咳嗽的次数、时间、性质等不同，可以反映肺受邪之病变程度。小儿肺脏娇嫩，外感多，肺伤而咳的亦多。小儿咳嗽要早治求愈，误了则容易传肺引起肺炎。

病案：风热犯肺。

郑某，男，2岁。1986年3月24日诊。

病史：患儿于诊前3天，因冷而感。症见：发热，少咳，有涕，以感冒治之热退，但咳嗽不减，渐重，夜间咳嗽较甚，无痰。饮食及睡眠尚好，大、小便无异常。未服止咳剂而诊。

查体：神清气平、颊赤、唇红、咽红不肿。舌苔白厚、舌质红。心音纯、肺部听诊呼吸音粗，有时闻及干性啰音。腹软，脉数。

检验：X 线胸片可见肺纹理增强。

诊治：诊为急性支气管炎。辨证：风热咳嗽。治用清热疏风，佐用止咳之法。处方：消咳灵（白屈菜、百部、川贝母、黄芩等），每次 0.5g，1 日 3 次。合用清热止咳汤（黄芩 5g，桑白皮 5g，白前 5g，连翘 5g，枇杷叶 5g，桔梗 5g）。水煎服。日服 3 次。经治 2 日基本不咳，服药 4 天获愈。

讨论：急性支气管炎的主证是咳嗽，故中医则以咳嗽论治，本文治小儿咳嗽，根据咳嗽的病性不同，分为寒、热、实、虚 4 型证治。本例之症状表现符合热性，故用清热止咳汤合消咳灵治之速效。急性支气管炎由于咳嗽的性质有轻重不同，而且咳嗽的症状也因患儿而异。所以，对咳嗽之治，看起来不难，实际上有些咳嗽亦较难治。为适应咳嗽的治疗需要，本文所用方法及药物也有多种。如用白屈菜一味制成的糖浆治疗急性支气管炎，疗程 4 天，治愈率为 71%；又用壳梗汤（罂粟壳、桔梗）为基本方，结合病情加味，治疗证例较多，其中与本文病例相似的患儿曾用壳梗汤加减（罂粟壳 3g，桔梗 6g，黄芩 7.5g，枇杷叶 7.5g，连翘 7.5g，野菊花 7.5g，川贝母 3g）治疗，仅用 3 天病愈；对本病曾用白贝止咳灵糖浆（白屈菜、川贝母、瓜蒌、半夏）治疗，亦收较好的止咳效果；后来对咳嗽患儿服药难者，治用止咳膏（罂粟壳、黄芩等）蜜调敷脐，1 天 1 次，连用 4 次，均有止咳作用。

总之，急性支气管炎之咳嗽，轻则轻、重则重、治则易、治则难，较为复杂，治方尽管多种多样，但疗效并非普遍均验。本文所选者均属典型证例，对比起来，仍以辨证、随证用药为佳。据本文治疗本病的经验，若症见发热，高者加石膏；低者加青蒿；外热者加柴胡，内热者加黄芩；见痰者加半夏、瓜蒌；大便干者加枳实；小便黄者加车前子；夜间不安者加蝉蜕，僵蚕。对急性支气管炎之咳嗽重而一般治疗效果差者，尚可用泻肺镇咳汤，用于偏热者，方由紫苏子 5g，前胡 5g，桃仁 2g，杏仁 3g，白屈菜 5g，冬瓜子 5g，莱菔子 5g，芦根 5g，川贝母 3g，射干 5g，挂金灯 5g，胆南星 1g 组成。水煎服。

急性支气管炎除风热犯肺外，另一种则是风寒犯肺。此型在儿科发生得多，而就诊时多为化热，风寒与风热犯肺之共同症状是咳嗽，所不同者各有风热、风寒之症象。本文对风寒型咳嗽之治，除消咳灵、白贝止咳灵、白屈菜糖浆及外用止咳膏共用治咳外，于汤剂中加偏于辛温散寒之类，常用的方药有麻黄、杏仁、前胡、半夏、川贝母、紫菀等。

对急性支气管炎之治，难度大的还在于咳嗽的病变在动，如本例咳嗽，以咳嗽为主，尚未见痰，咳嗽处于初期经治速愈。临床所见咳嗽证不是均为初期，若病进则肺邪动脾，出现咳嗽伴有痰涎的症状。咳加痰方可谓真正的咳嗽，因此，中医历来认为咳者有声、嗽者有物。久痰则嗽至，所以，咳与痰同在，治疗则必须治咳与治痰同时并施，临床治疗用止咳化痰之法，或于止咳剂中加化痰之剂均可。据本文经验，属寒痰者宜选半夏、白芥子、云母石、茯苓等；热痰者则用瓜蒌、葶苈子、冬瓜子、桔梗等。咳嗽的后期以嗽为主，痰是主要症候，这时治疗则重在痰，视痰之病性而选清痰、祛痰、温痰、化痰等法施治。本文对痰剂选用最多的有党参、茯苓、胆南星、半夏、白芥子、橘红、桔梗、沙参、葶苈子、冬瓜子等，随证之性而选用。

慢性支气管炎

小儿时期的支气管炎以急性为主，慢性的极少。有的认为急性支气管炎超过 15 天，或 30 天为慢性，还有的认为至少 2 个月方可以慢性论治。据本文观察，真正的慢性支气管炎极少，如果有也属于哮喘范畴。本文曾治过，咳嗽年年发生，一年发生 3～4 次，历次咳嗽约月余方解。患儿一般状态较差，若归哮喘之治尚不具备条件，但以哮论治常可收效。

病案：痰积肺热。

周某，女，7 岁。1981 年 9 月 3 日诊。

病史：患儿素有食积。于诊前 3 年起病于秋。症见：咳嗽，有痰质稀，不发热，咳时胸不畅。病后食欲不减，大便不整，小便清。当时以支气管炎治疗 20 余天无效，大约 1 个多月方解。次年 9 月又咳嗽 10 余天就医本诊，以肺热咳嗽，用泻肺汤加白屈菜治疗不效。后用血府逐瘀汤、二陈汤亦未获大效。终以哮论治，用治哮灵等剂治疗，效果亦不显著，前后治疗 1 个月之久，逐渐缓解。诊前 10 天，咳嗽又作，病情与首次发病大致相同。未用任何治疗而诊。家长急于就学前得到治愈。

查体：神乏、体疲、面㿠、唇干红。舌苔白厚、舌质淡。心音纯，肺可闻少许水泡音。腹软，肝、脾未触及。脉沉数。

检验：血沉正常，X线胸片示肺未见异常。

诊治：诊为慢性支气管炎。辨证：食积咳嗽。病在肺脾，脾积肺热所致。治疗以消积泻肺为主，佐用化瘀、理气、祛痰等剂。处方：消积止咳汤，用于日久难治者。紫苏子10g，前胡10g，白前10g，芦根10g，薏苡仁10g，木蝴蝶10g。水煎服。用药4天则不咳，连用8天咳嗽未见反复。继用8天，病情稳定。家人坚持治愈不犯。继用扶正之剂，处方：黄芪10g，黄精10g，玉竹10g，五味子5g，女贞子10g，白术5g，苍术5g，党参5g。水煎服。连服16天停药，次年秋复查，未见发作。为固内气，又服黄芪10g，太子参5g，五味子5g，玉竹10g，茯苓10g，熟地黄10g，山楂10g，佛手10g。服1个月。

讨论：本例病程历时4年，从第2年起均经本组治疗，连续观察3年。据病志记录，患儿的咳嗽病，每年秋季犯，1个月左右方解，一般治疗法无效，最后有自然缓解趋势。本组于第3年接诊起，据患儿食欲好，能食，但形体反瘦，咳嗽发作有时等特点。能食者胃和，形羸者脾虚，久咳肺有郁热，连年发作皆出于内痰为怪。一般而论，能食胃和而脾虚失运，故痰内生，贮郁于肺，适时而作。依此用消积止咳汤，经服4天而愈，此与往年历时月余方缓对比之下，其效敏捷。消积止咳汤专为难治性咳嗽而立。方中白屈菜泻肺止咳；莱菔子化积祛痰；桃仁去瘀；紫苏子、杏仁理气，宣通肺气；前胡、白前调理肺气治咳；木蝴蝶、薏苡仁、芦根除内痰去湿。综合施治标本兼顾，取效非凡。连年发病必有宿根，用哮喘根治之法，以黄芪、黄精、玉竹、五味子、女贞子、白术、苍术、党参诸品，以扶正，补益肺、脾、肾之气，制其内痰之源。

哮喘性支气管炎

本病多见于幼儿，又称感染性哮喘。临床常见，治若不则易反复。

病案：肺热痰阻。

杨某，男，2 岁。1988 年 12 月 4 日诊。

病史：患儿生后有湿疹，1 岁而愈。13 个月、16 个月时患 2 次咳嗽伴吼。此次起平凡于感冒后又发，为时 2 天，症见：咳嗽、哮吼、少痰、不热、乳食减少、大便少干，小便黄。

查体：神清、面红、唇干。舌苔白厚、舌质红。心音纯，肺部听诊少量湿性啰音和喘鸣音。腹软，肝脾未触及。脉数。

检验：X 线胸片示心、肺未见异常。

诊治：诊为哮喘性支气管炎。辨证：热哮，为肺热痰阻所致。治用清肺止哮，佐以化痰之法。处方：紫苏子 7.5g，前胡 7.5g，地龙 7.5g，黄芩 5g，射干 5g，白屈菜 5g，葶苈子 5g，枳实 5g，贝母 3g。水煎服。合用哮喘胶囊，每次 0.5g，1 日 3 次。服药 4 日症减。更方：黄芪 5g，玉竹 5g，五味子 3g，女贞子 5g，补骨脂 5g，牡蛎 5g，太子参 3g。服 20 日休药 3 个月，又服上方 3 周休药。

讨论：本病属幼儿哮喘，为炎症过敏所致。证属肺热痰阻。所以，方中用黄芩、射干清肺热，有解毒抗炎功效；紫苏子、地龙止哮平喘；白屈菜、贝母消咳止嗽；葶苈子泻痰；枳实化滞引肺热下行。合用哮咳喘胶囊增加疗效。不及 8 日而愈。为固其本，防止复发而用黄芪、玉竹、五味子、女贞子、补骨脂、牡蛎、太子参以扶正增强肾肺脾之气，提高防哮的抵抗力。停药3个月复查，患儿一般经过尚可，其间感冒1次，但未引起哮喘发病。为加强扶正效果，扶正之剂又服3周而止。临证依此所治之例众多，大多数病例取效良好。本例疗程为治8日、巩固20日、休药3个月，又服巩固药20日。历时虽为5个月，其实用药仅1.5个月。

食积咳嗽

食积咳嗽，顾名思义，本病乃食积病和咳嗽病相合的一种疾病，其与鼻性哮喘一个意思。其发病不仅与食积、咳嗽二者相关，而且，治疗也必须二者兼顾。本病发病较多，其因主要食积患儿多，有食积又易合病咳嗽，形成食积咳嗽并病。食积咳嗽应及早治疗，不然的话，常可引起其他疾病，哮喘病即为常发之证。

病案：胃热及肺。

任某，男，2.5岁。2001年9月19日就诊。

病史：患儿生后母乳不足，加喂牛乳、乳粉之类，平时乳食无度。近3个月来，食欲不振，甚至厌食，经中西药治疗不见显效。现症：食少不宁，咳嗽不断。用抗生素治疗咳嗽，亦收到良好效果。患儿虽咳，但少痰不喘。病后大便偏干，小便少而色黄。

查体：神乏、颊赤、口唇干红、咽不红肿。舌苔白厚、舌质红。心、肺及腹部未见异常。手足心热，脉数。

诊治：诊为厌食症合支气管炎。辨证：食积咳嗽，胃热及肺而致咳嗽。治用消积清肺法。处方：白茅根 5g，佛手 5g，莱菔子 5g，贝母 3g，清半夏 2g，杏仁 3g，白屈菜 5g，黄芩 5g，白芍 5g。水煎服。合用肺热平（作者研制，主要药物有黄芪、柴胡、射干、重楼、甘草等），每次 2 粒，1 日 3 次，其连服 4 天。经治 8 天，咳嗽减半，积热消失。更方：天冬 5g，麦冬 5g，沙参 5g，佛手 5g，莱菔子 5g，贝母 3g，知母 3g，石斛 5g。水煎服，又服 8 天而愈。

讨论：食积咳嗽，临床多见，治疗合适则恢复较快。本文病例，所用药物化积、止咳并举，其中白茅根用于食积咳嗽，尚不多见，本文应用多年多有良效。白茅根在药学上归为凉血利尿领域，临床多用于血证、水肿等病。鉴于白茅根具有清肺胃之功，所以，对食积咳嗽证，一药功兼两经，起到去胃积热并解肺热作咳之证。其余药物分归消积和清肺两类，初治获效，再以养阴除积热之品而善其后。临床当慎对食积咳嗽之治，重点不宜顾及止咳，咳止于过，尚可滞痰，切以先清为宗。

食积痰壅

食积痰壅，大多是继食积咳嗽而后导致的一种以食积为基础，又染咳嗽，而咳不重，反而嗽为明显，嗽者何？痰也。古人讲：咳者有声，嗽者有物，物即痰。所以，本证除食积表现外，痰壅喉间成为其主证。一般就诊不以食积为重，而以痰壅为主。本病临床多见，治疗若不及时，哮喘将成为其结局。故当慎之。

病案：肺热及脾。

衣某，男，2岁。2002年5月14日就诊。

病史：患儿素有食积，食少体瘦。每感必咳，多遗有痰壅喉间，虽治亦不彻底。此次，起病10天，经抗感染治疗后，咳不多但痰不去。尤其哭喊及活动后喉间作响。经多家医院诊治，其说不一，有说是慢性支气管炎，有说是哮喘性支气管炎，还有说是迁延性肺炎，虽治然效不佳。病后饮食减少，有汗，手足热，夜不安宁，大便干，小便黄。经几次皆用西药。既往从未用过中药。

查体：一般状态尚可，形体虚胖，面色㿠白，口唇干淡，舌苔白厚，舌质淡。心音纯，肺部听诊可闻痰鸣音，腹软，肝脾未触及，手足心热。脉沉数，纹红。

检验：X线胸片可见肺纹理稍强。

诊治：诊为慢性支气管炎。辨证：食积痰壅证，脾虚胃热及肺热痰壅。治用清胃健脾，利肺除痰。处方：白茅根5g，黄芩5g，茯苓5g，沙参5g，瓜蒌5g，半夏3g，石斛5g，白屈菜5g，莱菔子5g，胆南星2g，芡实5g。水煎服。服药4天痰壅减轻，手足不热，食欲好转，8天服完喉间不响，仅于活动后有响声。家长认为此方有作用，意见继服8天。处方同前，继服8天，疗效明显，患儿不咳无痰，乳食正常，夜间平稳。三诊处方：橘红5g，佛手5g，天冬5g，麦冬5g，麦芽5g，太子参3g，枳壳5g。善其后，再诊时患儿如常，前方再服8天而止。

讨论：本例主治与食积咳嗽大致相似。二者均有食积在先，一为痰壅，一为咳重。古谓：咳在肺，痰在脾，一般治法不离二陈汤，而本例则以二陈汤加减组方。其中白茅根旨在治胃热、肺热，乃积热并除之药。本例则突出芡实。据一般理论，"痰生脾动"用二陈汤治脾疗痰。但本例久痰不去而积肺为壅，二陈汤用过效不坚。应明确"痰之本水也"，水为肾主，患儿形体虚乃先天肾不足，后天脾虚，故生痰易积痰多，治脾可也，但根在肾，故用芡实固肾制水，则痰生失源。此治取效，其理亦明。其他药物，如沙参、半夏、瓜蒌、胆南星、莱菔子、茯苓、白屈菜皆有痰功。从各个不同方面合攻其痰，此皆标也。固本者当推芡实一味。食积痰壅证，病亦不重，但痰为百病之源，在人体不可久留。留之则贻害多端，古有"久咳痰郁终成哮"之说，所以，留痰则哮喘为其最也。

哮咳证

在治疗哮喘病中，发现一种以咳嗽为主的，且有哮喘发病相似的病证。当时的文献尚未见有类证报道。临床以哮论治取效。

当时命为咳型哮喘，奇咳，哮咳等称。积累病例百余份，研究以"哮咳"纳入观察。本例系当年遗存病例整理之。

病案：风毒入肺。

李某，男，6岁。1981年4月4日就诊。

病史：患儿家人有哮喘病病史。平时有湿疹及对青霉素过敏史。此次起病咳嗽，较急渐重日夜作，经本诊初治以风热咳嗽不效，再以肺热咳嗽治之又不效。咳嗽是陈发性顿咳，更以顿咳治之仍不效。有关化验均未见异常。仅此一咳治疗近1个月。临床疑虑多多。鉴于治咳之法用之有余。结合患儿病情，其发作及症状与哮喘类似，终以哮论治。处方：紫苏子10g，前胡10g，地龙 10g, 全蝎 1g, 射干 10g, 麻黄 2g, 杏仁 3g, 白屈菜 10g, 挂全灯 10g, 白鲜皮 10g。水煎服。合服治哮散（1980 年方, 麻黄、地龙、全蝎、僵蚕、细辛、黄芩、贝母、侧柏叶、白屈菜），每次 1.25g, 1 日 3 次。服药当天夜间未咳。连服 8 日咳止如常。按哮喘常规服缓哮方。更方：紫苏子 10g, 前胡 10g, 白前 10g, 桃仁 3g, 杏仁 3g, 莱菔子 10g, 芦根 10g, 沙参 10g, 茯苓 10g, 清半夏 4g, 冬黄芪 10g, 胆南星 3g, 薏苡仁。水煎服。疗效巩固。终以黄芪 10g, 玉竹 10g, 太子参 3g, 五味子 3g, 女贞子 10g, 补骨脂 10g, 牡蛎 10g。水煎服。连服 2 周而止。历时 2 个月之久，与哮喘之经过大致一样。

讨论：本例所治取得临床经验，虽仅 1 例，但为治疗本证，提供了有价值线索。遂之以哮论治的研究主项。通过本例的治疗为研究此证提供一些经验。回顾本例之治，颇受周折，一个咳嗽病，断定不是百日咳，又除外肺疾，甚至病毒性、支原体性致咳的因素均可排除。所以临床治咳十分棘手。服 8 天不好，再服仍无效。实在令医者必须进行新的思考。古人有句名言"久咳痰郁终成哮"，本例堪称顽咳久嗽，治疗思路以哮论治观察疗效，经过重复多例治疗均收效，遂暂命此咳为"哮咳证"，后来简称为咳型哮喘，或哮喘的咳型。

呷 咳

呷咳，其咳嗽之声，似同鸭叫。《诸病源候论》有呷嗽之称，其示咳嗽如呷有声。本病的诊断需经多方面检查，除外支气管炎、咽炎、过敏性咳嗽等疾病。因咳嗽发作及咳嗽性质十分特殊，与所知之诸多咳嗽病难以对号，故以呷咳论治。

病案：肺阴不足。

杨某，男，8岁。1971年11月10日诊。

病史：患儿平时体健，少有疫疾。此次发病突然，于诊前2个月出现咳嗽，和一般人咳嗽不同，出自喉咙，似鸭叫之声，频作，讲一句话要作咳数次，进食或入睡后方止。不发热，无汗出，局部无痛和不适。从未呕吐，亦不影响其他活动。大、小便均整。病后经多处诊治，尤其内科、神经科、喉科等细密检查，均未确立病源，后以无病慰之。但病家不接受无病之诊，患儿之咳频作不减。此间服过镇静、止咳、安神及谷维素等西药，无效而诊中医。

查体：一般状态尚可、面色㿠白、唇淡。舌苔薄白、舌质淡。心、肺、腹部未见异常。脉沉缓。

检验：血、尿、便常规无异常。心电图、脑电图正常。锌不低。X线胸片示肺无改变。声带正常。

诊治：诊为小儿神经症。辨证：呷咳，以肾阴不足、喉失其滋为论。处方：玄参10g，木蝴蝶10g，蝉蜕10g，麦冬10g，沙参10g，桔梗10g，射干10g。水煎服。经治4天症减。频咳于晨起来见1次。复诊用方不变，连用8天而愈。经过2个月未见反复，其后于1次外感发热之时又见频咳，原方仅服4天治愈。

讨论：本病虽不是大病，但对病人来说负担甚重，详查细治不见好转。中医治疗亦非初治告捷，于此次治肾、治喉之法前，多次用治肝、治肺、治心、活血、疗喉、清热等法治之不效方以肾阴不足，肺津亏虚，喉不得滋而咳嗽作鸭声。所出之方药纯属试治。药后出奇，病家说药到病除。何以此方药治此奇疾，从疗效结果探其药秘。方中之玄参入肾、肺经，其有滋阴降火、散结利喉、解毒去肿等作用；木蝴蝶善治喉音作哑；蝉蜕治咽疗喉去音嘶；麦冬、沙参为滋阴之常剂；桔梗和射干为肺经利剂，调整咽喉之气机。上述诸剂之滋阴、利喉功效与病变相投，故效奇。究其机制，尚待进一步探讨。

惊　咳

惊咳，指因惊而作之咳，《内经》有"五脏六腑皆令人咳"之说，可见惊咳属心的范畴，所谓心主惊、肺主声，均与惊咳有关。

病案：心虚及肺。

刘某，男，6 岁。1973 年 7 月 22 日诊。

病史：患儿于此次病之前，患有摇头、瞬目等症，以多动症经治恢复。于诊前 3 天，因犬咬未伤引起咳嗽。此种咳嗽也不同于气管炎之类，亦无作鸭之声，咳声低，短而频，每分钟达 60 次之多。此咳于进食时也作，仅睡后方止。患儿咳作之时表情自如。无痰不吐，其他方面无不常之苦。病后直诊神经科，以神经症多动，令服谷维素之类，效一般。遂至本诊求治。

查体：表情一般，查体时咳频作，面色㿠白、口唇淡，咽不红肿。舌苔薄白、舌质淡。心、肺、腹部未见异常。脉沉无力。

检验：心电图、脑电图未见异常。

诊治：诊为神经性咳嗽。辨证：惊咳，惊而心虚、神乱，肺失其依，气阴失滋于咽喉，引起的咽喉不利所致频短而咳。治用益心调神之法，佐用利喉之剂。处方：徐长卿 10g，旋覆花 10g，当归 10g，远志 10g，桔梗 10g，蝉蜕 10g。水煎服。合用耳针，取穴肺，一天 1 次。经治 8 天，发作明显减少，每小时约 3～4 次。继用 8 天症去病愈。

讨论：本例之咳亦属特殊，无法与气管炎相联系，病前有神经精神因素，故有的医生诊为神经性咳嗽。从症状分析，无器质性变化，由治疗结果分析，患儿亦为惊咳之理足，方中所用之药，皆治心调神之品，无止咳化痰类药。如徐长卿，首载《本草经》，《本草纲目》述其疗邪病。本文将其与当归、远志、郁金组为调神汤治小儿神志疾病。据临床实践徐长卿具有宁神镇静功效，对神经精神类病症有良好作用。对形体不足，素虚之精神障碍患儿亦为首选之剂。在编写《吉林中草药》时，已经将徐长卿对精神分裂症的疗效收录在内。当然，徐长卿的功用尚有强壮、利尿、解毒、止痛、通络、和血等多种作用，还是治疗蛇毒的有效药。当归、远志为养心宁神之剂，与徐长卿为伍则调神作用显著；旋覆花、桔梗、蝉蜕共用得喉；佐用耳针调肺、理气，减少咳嗽发作。总之，本例之症，是重非重，是治非治，而用本文方药则收意想不到之捷效。

燥 咳

燥咳，是因燥邪致肺阴不足所引起的咳嗽。外燥、内燥均可导致肺燥而咳。此类在儿科临床常见，而且，燥咳之作令人忧，忧其咳之声，忧其咳之作，忧其咳之治。据临床所治，许多疾病可见燥咳，如咽炎、肺结核、支气管炎之初等。近年来，有的查不明原因，起病即咳，干咳无痰，甚至呈呛咳样发作，有的咳嗽起来实在令人不安。燥咳的治疗亦不同过去，仅限于滋阴、养肺之类。临床辨证，应查因、审病、辨其证性而加治疗。

病案： 燥热灼肺。

宋某，男，4岁。1986年3月16日诊。

病史： 患儿于1年前起病，初为病温，贻留咳嗽，常有发作。尤其寒温失宜和过劳之后必咳，每作约十余天方解，常年久治，至今未痊。此次发病1个月。症见：咳嗽，频发声昂，早晚为甚。咳嗽时不伴哮鸣，少痰，未见发热，无呕吐，但有胸闷不舒。病后饮食，睡眠和大、小便均无异常。曾以气管炎、咽炎、百日咳，以及肺结核等，分别用抗炎、对症和清肺化痰、止咳等治疗，均未收效。

查体： 神乏、面㿠、形体瘦弱、气息平稳、唇干色暗、咽不红肿。舌苔白薄、舌质淡紫。心音纯，肺部呼吸音粗糙，未闻及啰音。腹软，肝脾未触及。脉沉数无力。

检验： X线胸片示肺未见异常，旧结核菌素试验阳性，血沉10mm/h，白细胞数 8.0×10^9/L，中性粒细胞55%，淋巴细胞45%。

诊治： 诊为过敏性支气管炎。辨证：肺热燥咳，乃燥热灼肺，致痰积、血瘀等病变。治用滋阴清肺，祛痰化瘀之法。处方：天冬10g，沙参10g，黄芩10g，贝母5g，桃仁5g，杏仁5g，白屈菜10g，地龙10g，瓜蒌10g。水煎服。服药4日，咳嗽骤然而少，连服8日，夜间不咳。咳减肺热改善，前方继用。治疗2周基本不咳，但有痰于喉间，自觉咽喉不利。此变乃瘀解痰散之症象，更以益气除痰之剂。更方：橘皮10g，半夏10g，茯苓10g，甘草3g，桔梗10g，五味子5g，白芥子10g，黄精10g。

水煎服。近有外感但咳嗽未作，痰去症平。前方再进 1 周，疗效巩固，临证治愈。终以黄芪 10g，玉竹 10g，麦芽 10g，山药 10g，牡蛎 10g，补骨脂 10g。善其后。

讨论： 本例为肺热燥咳，病温之后所伤，病程历 1 年之久，既往治疗效果不佳。古有"久咳痰郁终成哮"之说，但本例未见哮候，而有燥热症象。燥热日久，肺易遭伤，伤者气逆作咳，瘀者久作不愈。所以，治疗于滋阴清肺、化痰之中重祛瘀之剂而收良效。方中天冬、沙参功在滋养肺阴；黄芩、白屈菜清肺除热；桃仁、地龙祛肺之瘀，开肺通宣；贝母、瓜蒌润而化痰；杏仁润燥引邪下行。全方通力而奏功效。此外，对同类病证用滋阴清肺、化痰止咳之法，将前方减桃仁、地龙，选加百部、紫菀为对照治疗。结果不同，祛瘀者疗效优于止咳者。可见桃仁、地龙之功非小。桃仁入肺走大肠，有祛瘀生新之功。《本草纲目》述其"润燥活血"，以及现代应用其去肺瘀、除肠燥。与地龙为伍增强开肺作用，不仅治咳而且防哮；与杏仁为伍止咳效果颇强。地龙，古为疗热治惊之剂，现代应用治肺，证其具有善启上焦、宣降肺气之功。本证之肺清燥解，终以二陈加味善其后而告痊愈。

急性毛细支气管炎

急性毛细支气管炎，是婴儿期多见的一种由病毒引起的下呼吸道的细小气管的炎症。本病是气管蒂的最下细小部分，故将此病列在支气管之后。由于毛细支气管直接与肺相接，因此，病变时必累及肺，所以，又称毛细支气管肺炎，并将其归为肺炎系列。本病除气喘外，还伴有哮喘的症状，故中医临床多以哮证论治。

临床以暴喘、哮鸣为特征。发作时与马脾风相似，缓解后又与痰证类同。

病案：毒热阻肺。

秦某，男，4个月。1980年1月14日就诊。

病史：患儿生后体质虚胖，平素易感多惊。此次发病4天，初为外感，即日见咳且频，夜晚喘憋伴哮鸣，痰壅，不安。病后乳食略减，大便稀而不化，1日3～5次。自服土霉素2日不见好转。

查体：体温37.3℃，神烦气促（呼吸60次/分），面色青，口唇干红。舌苔白厚、舌质赤。心音纯，心率140次/分，肺部布满哮鸣音及湿啰音。腹满，肝脾未触及。脉数有力，纹色紫暗。

检验：X线胸片示肺野透光度强。白细胞数10.0×10^9/L，中性粒细胞50%，淋巴细胞50%。

诊治：诊为急性毛细支气管炎。辨证：马脾风，为毒热阻肺致喘憋。治用止哮平喘，泻肺解毒，化痰开窍，活血化瘀之法。止哮平喘先用耳针法，取穴平喘、喘点，留针30分钟，施针后5分钟喘减，10分钟患儿入睡，哮鸣消失，仅气息稍急。急服苏地止哮汤，处方：紫苏子5g，前胡5g，地龙5g，刘寄奴5g，降香3g，侧柏叶5g，苦参3g。水煎服。服药1日症状减轻，经治3日症大减。复查时一般状态好，肺部体征消失。终以沙参5g，麦冬5g，橘红5g，麦芽5g，莱菔子5g，黄芪5g，茯苓5g，玉竹5g。水煎服。服7告愈。

讨论：本病为急证重病，对此在门诊治疗，首先用耳针止哮平喘，一般针后 5 ～ 10 分钟，患儿平静，大多入睡。然后急服苏地止哮汤，为急性毛细支气管炎的急性发作而立之方。方中紫苏子、前胡降气止喘；地龙、刘寄奴、降香活血化瘀，开肺止哮；侧柏叶、苦参解毒泻肺、除痰。与耳针合伍止哮平喘效果显著。凡依此所治之例多数收效。鉴于本病之喘憋急重，若治疗不当，其喘伤肺，肺气耗竭，尚可累及他病，如心阳虚衰、肝风抖动等并发症。

一旦发生肺心、肺肝等并症，皆属严重，宜入院行中西医结合治疗。本病虽然病情重，但其病因多属病毒所致，一般西药用于此病毒之药不多，中医药治疗有优势。本文对无夹杂症之例均以门诊中医药治疗效果不错。

支气管哮喘

本病以哮与喘为著，病变在支气管，属肺系。但近些年来，对哮喘的研究发现，哮喘不仅病因复杂，而且发病又与鼻、咽、神经、胃、运动等多处异常有关。由此，而为哮喘的治疗增加了难度。哮喘一证，自《灵枢》的"肺病者、喘息鼻张"及《素问》的"喘鸣肩息"等哮喘的症状描述，至元代朱丹溪命称哮喘以来，历代医家无不以哮喘为重点加以研究并论述。可见哮喘自古至今均为小儿的常见多发之病。在我国至少 20 个孩子中有 1 个发生哮喘类疾病。所以，儿科医者对哮喘的防治研究都在加大力度。本文致力于哮喘的研究，经历着学习继承前人经验，借鉴当代治疗新成就的过程。由于哮喘是一种难治性疾病，焦点是夙根难除。因此，凡治哮喘者无不以除其根为任。本文在总结多年研究哮喘的防治经验后认为，哮喘分两期证治不如分三期为适宜。又由于哮喘之病型多变，辨证分寒、热、虚、实似为合理。治疗必有计划，采取特病、特方、特治的原则，应该理顺小儿哮喘证治的多种关系。

病案一：发作期 – 寒哮。

李某，男，5 岁。1990 年 11 月 2 日就诊。

病史：患儿生后患过哮喘，平时易感。此次因受凉而病，为时 3 天，初起低热，流涕，微咳。次日咳嗽加重，伴有哮鸣，夜间吼重，有痰不多，色白泡沫状。饮食减少，大便整，小便清。

查体：神乏、面㿠、肢冷、无汗、呼吸时喉鸣。舌苔薄白、舌质淡。心音纯，肺有哮鸣音。腹软，肝脾未触及。脉浮紧有力。

检验：X 线胸片见肺纹理增强，螨试验阳性。

诊治：诊为支气管哮喘。辨证：哮喘，发作期，寒哮。治用温肺散寒，止哮平喘之法。处方：麻黄 3g，杏仁 4g，细辛 1g，前胡 10g，地龙 10g，白屈菜 10g，枇杷叶 10g，紫苏子 10g。水煎服。合服小儿哮咳喘（麻黄、地龙、白屈菜、细辛等），每次 0.75g，1 日 3 次，与汤剂同服。治疗 4 天明显好转，咳嗽少，哮鸣止。继服 8 天诸症悉除哮喘缓解。

讨论：本例为寒哮，所用方药均为偏温之剂，方中麻黄、杏仁、细辛温肺散寒；紫苏子、前胡、地龙、白屈菜、枇杷叶止哮平喘。此方对哮喘偏寒的均可应用。实践提示其缓解病情较快。

病案二：发作期 – 热哮。

高某，女，3.5 岁。1991 年 8 月 4 日诊。

病史： 患儿素有食积，此次发病 3 天。症见：身热，干咳，无痰。夜间喉出哮鸣，睡眠不安，大便干，小便黄。

查体： 体温 37.6℃，神乏、面红、唇干。舌苔白厚、舌质红。心音纯，肺可闻水泡音及哮鸣音。腹软，肝脾未触及。脉数有力。

检验： 白细胞数 $8.0×10^9/L$，中性粒细胞 50%，淋巴细胞 50%。X 线胸片示肺纹理稍强。

诊治： 诊为支气管哮喘。辨证：哮喘，发作期，热哮。治用清肺解热，止哮平喘之法。处方：桑白皮 7.5g，黄芩 7.5g，苦参 3g，枳实 7.5g，射干 7.5g，紫苏子 7.5g，地龙 7.5g，白屈菜 7.5g，侧柏叶 7.5g。水煎服。合用小儿哮咳喘胶囊，每次 0.5g，1 日 3 次。经治 2 日热降，咳嗽、哮鸣均轻，大便不干。连服 8 天不咳，未吼，一般状态如常，临证缓解。

讨论： 哮喘的热型临床多见，尤其年幼儿患哮喘多为热哮。本例选用小儿哮咳喘重在治标，用于止咳平喘。汤剂中桑白皮、黄芩、苦参、射干为组以清肺除热为主；紫苏子、地龙、白屈菜、侧柏叶止咳平喘；枳实去滞利大肠。一般用此治疗不及 1 周多可收效。

病案三：发作期 – 实哮。

魏某，男，4 岁。1990 年 1 月 20 日诊。

病史： 患儿素体壮实，但有过敏史。于诊前 2 天起病。症见：咳嗽，伴有哮鸣，夜间尤甚。病后不发热，无痰。大便干，小便黄。

查体： 神烦、喉鸣气促、面色青晦、唇干红。舌苔白厚、舌质红。心音纯，肺部满布哮鸣音。腹满，肝脾未触及。脉数有力。

检验：X线胸片示肺部纹理强，未见阴影。

诊治：诊为支气管哮喘。辨证：哮喘，发作期，实哮。治用开肺解毒，止哮平喘之法。处方：麻黄5g，地龙10g，射干10g，重楼10g，白鲜皮10g，苦参3g，僵蚕10g，紫苏子10g，马兜铃10g，葶苈子10g，桃仁3g，杏仁3g。水煎服。合服小儿治哮灵（紫苏子、地龙、白鲜皮、苦参、刘寄奴等），每次4片，1日3次。与汤剂同服。经治4天，好转，哮鸣消失，仍有咳嗽。又服8天，基本不咳，临床缓解。

讨论：哮喘的实型，有寒也有热，实者多热，但实证症以哮喘重为特点，本例寒热之象，并非明显，因此，实者邪气盛，治用开肺法和解毒法为主。小儿治哮灵止哮平喘较快；汤剂中之射干、重楼、白鲜皮、苦参以解哮喘之毒；紫苏子、地龙、马兜铃、僵蚕、葶苈子、麻黄、桃仁、杏仁诸剂开肺、止哮、平喘。对实证疗效明显，一般用药8天多可缓解。

病案四：发作期，虚哮。

申某，男，9岁。1993年1月18日诊。

病史：患儿于3岁时患有哮喘，几经治疗终未获愈。每年春冬必犯。此次于诊前7天又犯。症见：咳嗽、气喘，夜间喉部哮鸣，有痰难咯。病后饮食减少，活动乏力，大便不整，小便清。

查体：神乏、体瘦、面㿠、唇淡。舌苔白薄、舌质淡。心音纯，肺有哮鸣音。腹软，肝脾未触及。脉沉无力。

检验：敏感试验对螨反应阳性。

诊治：诊为支气管哮喘。辨证：哮喘，发作期，虚哮。治用益气养血，止哮平喘之法。处方：黄芪10g，当归10g，川芎 10g，紫苏子 10g，地龙 10g，侧柏叶 10g，紫菀 10g，款冬花 10g，白屈菜 10g。水煎服。合用治哮膏（椒目、川芎等），每次 10g，分 2 份，用鸡蛋白调成糊状，睡前敷涌泉穴，次晨取下。经治 8 天哮喘缓解。

讨论：哮喘日久发作，形体多虚，虚而再作，以虚哮论治，扶正祛邪相兼。本例方中之黄芪、当归、川芎均以治气血为主，余药共奏止哮平喘之效。合用治哮膏协同鸡蛋白液增强止哮平喘作用。

病案五：缓解期 – 肺虚证。

宗某，女，3 岁。1990 年 2 月 21 日诊。

病史：患儿于诊前 15 天起病。症见：发热，咳嗽，哮鸣，经用清肺止哮之剂 10 天缓解。现症：少咳，有痰，活动大时咳嗽重，自汗，乏力，饮食、睡眠和大便、小便尚可。

查体：神乏、面㿠、唇淡。舌苔薄白、舌质淡。心音纯，肺部少许水泡音。腹软，肝脾未触及。脉沉有力。

检验：X 线胸片示肺未见异常。

诊治：诊为支气管哮喘。辨证：哮喘，缓解期，肺虚证。治用益气养肺，止咳化痰之法。处方：黄芪 7.5g，玉竹 7.5g，五味子 3g，款冬花 5g，百部 7.5g，白屈菜 7.5g，贝母 3g。水煎服。合用治汗膏 5g，醋调敷脐，1 日 1 次。经治 4 天明显好转，汗少，咳减，无痰。连治 8 天而愈。

讨论：哮喘进入缓解期，症见肺虚者主要有咳嗽并伴有肺虚之症象，如自汗、乏力、易感等。此期治疗重用黄芪、玉竹、五味子补益肺气；百部、白屈菜、款冬花治疗肺虚之咳。治汗膏止汗疗虚、固卫、益气，可以减少发作。

病案六：缓解期－脾虚证。

陆某，女，2岁。1990年8月20日诊。

病史： 患儿素体不足，人工喂养。生后常有咳嗽，易为外感。此次于诊前10天起病。因咳嗽、哮鸣住某院治疗5天，症见好转出院求治中医。现症：食少轻咳、有痰、动则痰鸣、大便有不消化食物，小便清。

查体： 神乏、面㿠、体疲、唇淡。舌苔薄白、舌质淡。心音纯，肺可闻痰鸣音。腹满，肝脾未触及。脉沉无力。

检验： 血红蛋白110g/L。X线胸片示肺部未见异常。

诊治： 诊为支气管哮喘。辨证：哮喘，缓解期，脾虚证。治用益气健脾，祛痰止咳之法。处方：黄芪5g，白术5g，茯苓5g，苍术3g，党参5g，芡实5g，山药5g，半夏5g，海浮石5g，橘红5g。水煎服。经治8天咳止、痰清，一般状态佳。继用8天，疗效巩固。再服婴儿壮，每次0.5g，1日3次，以增强扶正之力。

讨论： 哮喘缓解期脾虚证与平素不足和肺伤动脾有关。此时以痰为主，轻者二陈汤，重者应加芡实固肾、健脾。痰去仅外痰解，但内痰亦不可留，所以，痰消仍要坚持服药巩固，至少1周。方中用芡实固肾绝生痰之源，肾主水，水乃痰之本，所以，脾虚证之顽痰多与肾虚有关。故轻者治脾，重者当固肾。

病案七：缓解期－肾虚证。

洪某，男，7岁。1991年3月6日诊。

病史： 患儿从2岁起患哮喘，每年皆犯，至今未愈。诊前20天因受凉哮喘又作，经治15天咳嗽及气喘均有缓解。此次症状缓解后仅于活动多时出现气短症象。有时咳嗽、少痰，腰膝乏力，饮食，睡眠及大便、小便均可。

查体：形体瘦弱、懒言语低、肢冷、乏力。活动后气短，不能负重。舌苔薄白、舌质淡。心音纯，肺部呼吸音粗。腹软，肝脾未触及。脉沉无力。

检验：X 线胸片可见肺纹理稍强及透光度稍强。

诊治：诊为支气管哮喘。辨证：哮喘，缓解期，肾虚证。治用益气固肾，止咳祛痰之法。处方：黄芪 10g，玉竹 10g，女贞子 10g，芡实 10g，补骨脂 10g，紫苏子 10g，侧柏叶 10g，白芥子 10g，川芎 10g。水煎服。经治 8 天，不咳无痰。再服 14 天，气短消失，活动有力。临证缓解。前方去紫苏子、侧柏叶、川芎，加熟地黄 10g，何首乌 10g，五味子 5g。以巩固疗效。

讨论：小儿哮喘见于肾虚气短者，多属年长儿童；日久发病，导致肾虚，失纳之功所致的气短，成为临床主证。缓解期肺脾肾之虚，虽各有所偏，三者常相互并存，故治疗之共性是益气，益气之剂以黄芪为优，所以，在缓解三证中黄芪是首选药物。在肾虚证中，黄芪与女贞子、芡实、补骨脂等为伍，可增强固肾效果。紫苏子、白芥子、川芎等调理肺的气血，兼用止咳、化痰。

病案八：稳定期 – 气虚痰伏。

柯某，男，7 岁。1991 年 5 月 19 日诊。

病史：患儿患哮喘 4 年，年年皆犯，每犯约月余缓解。此次哮喘发作经住院治疗 10 天，缓解后于门诊巩固治疗 20 天。现症：不咳嗽，无痰，一般状态如常。为冬病复治而来求诊。

查体：神乏、面㿠、唇淡。舌苔薄白、舌质淡。心、肺、腹部未见异常，脉数无力。

检验：哮喘过敏原测定，对螨、花粉等多种实验物反应阳性。

诊治：诊为支气管哮喘恢复期。辨证：哮喘，稳定期，气虚痰伏。治用益气抑痰之法。处方：黄芪10g，玉竹10g，五味子5g，补骨脂10g，太子参5g，牡蛎10g，女贞子10g。水煎服。连服1个月复查，一般状态好。继服15天，体力增强，活动有力。停药继服婴儿壮（黄芪、太子参、五味子、牡蛎等），每次4粒（1.0g），1日3次。服1个月休药。6个月后复查，冬日已过，未见复发，较前有预防效果。

讨论：哮喘的稳定期，临床已经无症状，在通常情况下，病人不医，医者不治。因为，此时已无病可治，无症可除。实际上，哮喘病由于反复发作，被前代医者臆断为哮有夙根，根者何，令世代医者，为寻根探源做了历史性研究。本文参与此项探求工作，倡导分三期计划治疗。拟定的防哮汤（黄芪、玉竹、五味子、女贞子、补骨脂、牡蛎、太子参）对稳定期治疗具有益气固肾、除伏痰的作用，增强体力，对外邪有一定抵抗能力，有的不发生外感。就是外感了，其证亦较轻，对比之下，经过稳定期的积极治疗，对哮喘的发作有延缓和防止效果。本例所用之婴儿壮为胶囊剂，与汤剂相同，用之较方便，宜久服。

病案九：发作期－顽哮之一。

汪某，男，12岁。1990年2月1日诊。

病史：患儿从2岁起患哮喘，至今已10年，1年至少发作10次。每次发作均用多种方法治疗从未收到良效。此次于诊前2个月复发，病情较重，咳嗽甚，哮鸣不已，痰白质稀黏，无臭味。病后未发热，饮食减少，大便不调，小便黄。曾用中西医药治疗历时2个月，咳嗽、喘均未减轻。

查体：神乏、面红、唇干。舌苔白厚、舌质红暗。心音纯，肺布满哮鸣音。腹满而软，肝脾未触及。脉数有力。

检验：X线胸片示肺纹理及透光度均强。

诊治：诊为支气管哮喘。辨证：哮喘，发作期，顽哮。本证为久病成瘀，肺之气血失畅，肺瘀而气机受阻，致喘不解。治用活血化瘀，止哮平喘。处方：桃仁5g，红花10g，川芎10g，地龙10g，刘寄奴10g，降香5g，赭石10g，莪术10g，紫苏子10g，白屈菜10g。水煎服。合用小儿治哮灵，每次10片，1天3次。治哮膏敷涌泉穴（双侧）1天1次。综合治疗7天，疗效明显，哮鸣大减，咳嗽轻。继用前方14天，哮喘平息，一般状态好。改服缓解期治疗用方。

讨论：顽哮又称难治性哮喘，其不仅病程长，症状重，而且对中药治疗，如止咳、平喘、清热、解毒、泻肺、化痰等多种方法效不佳，可归为顽固性哮喘，或难治性哮喘。本例乃久病多瘀，取综合性方法，以活血化瘀为主。方中桃仁、红花、川芎、地龙、刘寄奴、降香、赭石、莪术等均有活血、化瘀之功；仅紫苏子、白屈菜及治哮膏用于止哮、平喘；治哮灵与活血化瘀之汤剂有协同功效。对此难治之例，用活血化瘀法，仅21天获解，此效优于往时诸多疗法，值得深入探讨。

发作期–顽哮之二。

许某，男，14岁。反复咳嗽7年，加重半月，于1993年2月1日入院。

病史：该患7岁时罹患支气管哮喘，以后极易感冒，每年冬季寒冷气候变化即反复发作。近3年无论气候变化与否均频繁发作，病情逐渐加重，经用中西药久治罔效。现症咳喘哮鸣，痰白量少质稠，呼吸困难，张口抬肩，纳呆，大便干，小便黄。

查体：一般状态较差，端坐呼吸，三凹征（＋），桶状胸。舌苔黄腻，舌质暗红。心率110次/分，双肺满布哮鸣音，未闻湿性啰音。腹软，肝脾未触及，脉滑数。

检验：X线胸片示两肺含气量增多，胸廓略呈桶状，右侧肺纹理明显增强，其边缘模糊，并有散在小斑点状钙化影，左侧肺纹理增强略轻。

诊治：诊为支气管哮喘，肺气肿。辨证：顽固性哮喘，痰热壅肺，肺脾肾俱虚。治用清肺化痰，止哮平喘，8日无效。故请王烈教授查看患儿，指出："7年之痼疾，久病多瘀，加之舌质暗红，宜活血化瘀，理肺消壅。可给血府逐瘀汤治疗，喘重加地龙。处方：当归15g，生地黄15g，桃仁6g，红花6g，赤芍10g，桔梗20g，牛膝10g，枳壳15g，柴胡10g，川芎15g，甘草10g，地龙15g。并停用青霉素，给丹参注射液静脉滴注。"连用2周，患儿基本不喘，双肺听诊呼吸音清晰，无明显哮鸣音。X线胸片复查示双肺纹理增强，余无异常。为巩固疗效，缓则治本，给调理肺脾肾的中药出院调理而明显缓解。

讨论：血府逐瘀汤是王清任用以治疗胸中血府瘀血证之方剂。因其以活血化瘀为著，故临床应用于多种疑难杂病。方中桃仁、红花、川芎等活血祛瘀，去瘀血而不伤血；牛膝破瘀通经，引瘀血下行；桔梗载药上行，使药力发挥于血府；柴胡、枳壳等利肺理气，则气行血行。诸药合用具有活血化瘀、利肺理气之效。本例咳喘日久，肺气虚损，不能贯心脉而朝百脉，辅心行血，累至心气不足，鼓动无力加之痰阻，碍气升降出入，使肺气郁滞，心脉失畅而血郁致瘀，治以活血化瘀，瘀化气机通畅，喘乃得缓。

病案十：发作期－奇哮。

柳某，男，10 岁。1998 年 3 月 10 日诊。

病史：患儿于诊前 1 年起病。初起于放学途中，突然气喘，喉鸣，不能行走。经当地医院以哮喘发作治之，速愈。其后常有发作，历次发作均用止哮、吸氧等治疗不超过 2 次而解。此次于诊前 5 分钟又作。症见：咳嗽、气喘、哮鸣不已。

查体：患儿卧位，气急、哮吼。面色㿠白、唇青、口中有沫、咽不红肿。舌苔薄白、舌质淡红。心音纯，肺部可闻哮鸣音。腹软，肝脾未触及。四肢活动灵活，脉沉数无力。

检验：X 线胸片示心肺未见异常，血常规正常。

诊治：诊为支气管哮喘。辨证：哮喘，发作期，奇哮。经用小儿止哮汤和小儿治哮灵治疗不及 4 日而愈。其后又作，继服前方仍发作，哮喘发作时除气喘外，口中有沫，提示进一步检查脑电图，结果证实有癫痫样改变。最后确定此种奇哮为癫痫样哮喘，或者哮喘性癫痫。治法重拟祛风，除痰，活血，开肺。处方：天麻 5g，全蝎 1g，蜈蚣 2g，守宫 3g，胆南星 3g，郁金 10g，川芎 10g，地龙 10g，射干 10g。水煎服。治疗 8 日，病情好转，已 4 日未作，继服 8 日，未见发作，经治 1 个月病情稳定。前方去全蝎、蜈蚣，加当归 10g，服 1 个月疗效巩固。终以益气养血，健脾补肺之剂。更方：黄芪 10g，太子参 3g，当归 10g，白芍 10g，白术 10g，玉竹 10g，五味子 5g，甘松 6g。水煎服。治疗 6 周，一般状态好，脑电图复查正常。休药 3 个月复查。

讨论：本病之症状，以哮喘为主，故辨证属哮无疑。但其发作、诱因、症象、经过、疗效等均与一般哮喘不同，所以，以奇哮论治。微观检查提示癫样痫变化。可见奇哮乃哮喘性癫痫。

本文病例具有哮喘之发作突然、缓解快、无咳嗽、不发热、经过短、少者数分钟、治哮不解、抗痫则灵及脑电改变特殊等特点。以痫论治收效。痫证，在古代文献中记述颇详。从《内经》指出的痫证与胎病有关，其后至《丹溪心法》述之"痫证有五，马牛鸡猪羊"之不同及陈言《三因极一病证方论》描述痫证有一百二十种之多。一般而论，痫证发作多以抽搐、神昏等为主候，而以哮喘者尚属罕见。西医学将此归为异型癫痫，说明本病之发作形式不同。古代医家每以痫证发作所出之声进行分类，本例发作时之声如哮吼，可见哮喘伴神志改变者，并且有一般哮喘非具之条件者，应别于哮喘，而以奇哮、哮痫等辨证别论为宜。本文所治从痫则效，治哮则不应。

病案十一：发作期–动哮。

韩某，男，9岁。1979年5月9日诊。

病史： 患儿幼时常有咳嗽病，未患过哮喘。此次于诊前8天，因爬山游湖后之即日夜间突然发病。症见：咳嗽，气喘，喉痒而紧，无痰，无咳血，不发热，经当地急诊以哮喘发作治疗缓解。其后常于剧烈活动后出现哮鸣样发作，休息后可解。今求治于中医。

查体： 形体中等、神乏、面㿠、唇淡。舌苔薄白、舌质淡。心音纯，肺部于活动时可闻哮鸣音。腹软，肝脾未触及。脉沉数。

检验： 血常规及X线胸片未见异常。蹲起10次出现哮鸣。

诊治： 诊为支气管哮喘。辨证：哮喘，发作期，动哮。治用益气活血，止哮平喘之法。处方：黄芪10g，当归10g，桃仁5g，红花5g，紫苏子10g，地龙10g，刘寄奴10g，白果5g，椒目 5g，川芎 10g，侧柏叶 10g。水煎服。注意勿过劳。经治 14 天有效，在一般尘埃中未见发作。继服 14 天，于稍加活动时亦未见发作。复查一般状态尚可，活动配合相应。更方：黄芪 10g，太子参 5g，当归 5g，丹参 10g，侧柏叶 10g，五味子 5g，玉竹 10g，白石英 5g，百合 10g，椒目 5g。水煎服。连用 4 周，患儿在正常活动中未见复发。治前登 2 楼，则见喘作，治后能上 4 楼未作。其家居 4 楼，上学位于 2 楼，故于此限内活动，以减少发作。

讨论：哮喘病是肺、脾、肾三脏为病，主要为气机失调，所有哮喘之型均与活动有关。但不动则不喘，动则喘作，病因明确，故此为动性哮喘，西医学称谓运动性哮喘。此乃形体素虚，剧烈活动则肺之气壅血瘀而失宣降，其气血受阻引起哮喘发作。此种内虚外动致病之例，用益气活血法治内，止哮平喘疗外。方中当归、黄芪之类益气养血；桃仁、红花等活血畅流；白果、紫苏子、椒目等止哮平喘。此组方药用于治急。病情缓解，重在治内调其气血活动之不平。加重太子参、黄芪益气之力；佐以丹参、当归之调血作用；余品之百合、五味子、玉竹、白石英、侧柏叶等功专理肺，增强肺活动功能，以御外力的影响，减少发作。

病案十二：鼻性哮喘－邪犯肺鼻。

金某，女，8 岁。2002 年 3 月 15 日就诊。

病史：体质异常，有湿疹及鼻不利史。渐长对食物，如蛋、虾、奶类过敏；小食品及饮料亦有反应；药物中对青霉素、四环素、红霉素皆过敏。患儿于 7 岁时患哮喘和鼻炎并作。1 年 3～5 次不等。每次发作，先见鼻不适、痒、流涕，未几则咳嗽、哮喘发作。做过过敏试验，对花粉、尘螨、海鲜等多种过敏。此次病后经五官科确为过敏性鼻炎。病后饮食一般，夜间鼻通气不良而影响睡眠，大、小便正常，西药用过2次雾化剂。

查体：神乏、面㿠，鼻息不利，流涕清稀。口唇开红，舌苔薄白，舌质淡红，咽不红肿。心音纯，肺部可闻及哮喘音。腹软，肝脾未能及，脉沉数有力。

检验：X线胸片未见心、肺异常。

诊治：诊为鼻性哮喘。辨证：属风寒夹毒犯鼻入肺，导致肺鼻同病，失去宣通。治用疏风散寒，解毒宣肺，止哮利鼻之法。处方：麻黄5g，杏仁5g，细辛1g，黄芩10g，射干12g，苍耳子6g，紫苏子10g，地龙10g，全蝎2g，白屈菜10g，辛夷6g。水煎服。合服小儿哮咳喘胶囊（麻黄、地龙、全蝎、黄芩等），每次5粒，1日3次。两药作用相济，增强药力。经8日，症状大减，鼻息通哮止喘平。前方减细辛、射干、全蝎，加防风10g，白果8g，川芎8g，水煎服。又服8日，症状锐减，偶而作咳，一般状态如常。三诊处方：黄芩10g，苍耳子5g，百合10g，赤芍10g，五味子5g，乌梅5g，黄芪10g。水煎服，治疗近1个月，患儿一般状态好，病情稳定。四诊处方：黄芪10g，玉竹10g，五味子5g，补骨脂10g，女贞子10g，太子参4g，佛手10g，大枣10g，牡蛎10g，山药10g，水煎服，连服1个月，其中第2周加熟地黄10g，第三周加何首乌10g，第四周加海螵蛸10g，休药3个月复查再固肺利鼻巩固治疗4周。患儿经全程治疗后6个月复查未犯。

讨论：鼻性哮喘之治，难于哮喘。鼻和哮二者治之不可偏，而且，用药又不可精选，按一般常规，鼻由鼻科治，哮由内科治，疗效欠佳，本文所拟之方，谓之"鼻哮汤"专为鼻性哮喘而立。本例治疗，完成全程，疗效也较为满意。

方中所用麻黄、细辛、紫苏子、黄芩、杏仁、射干等药，取之于《伤寒论》麻黄汤、麻黄细辛附子汤等加减而成。治疗本病，必坚持系统治疗。和正型哮喘一样，要分期治疗，尤其稳定期之治，对于巩固病情，防止再发，具有积极意义。本例属于棘手之证，一般性治疗，虽可收效，但疗效不易巩固。但经系统治疗则两证均收显效。

变异性哮喘

本病之主证是咳嗽，但用治咳法无效，而以哮治之则愈。故又有过敏性咳嗽、特殊性咳嗽、顽固性咳嗽、发作性咳嗽等称。

病案：寒热郁肺。

张某，男，7岁。1996年11月2日诊。

病史：患儿素有咳嗽，诊前1年犯2次。此次发病1个月。症见：咳嗽，呈阵发性，早晚重，遇冷尤甚。少痰、不热、食少。大便干，小便黄。经用抗炎、止咳剂治疗多日不效。

查体：神乏、面色不华、唇干红。舌苔白厚、舌质红。心、肺、腹部未见异常。脉数无力。

检验：白细胞数及X线胸片示心肺均无异常。

诊治：诊为变异性哮喘。辨证：外寒内热结而郁肺，深遏肺经而致。治用宣肺化瘀，清温双解之法。处方：麻黄4g，艾叶5g，杏仁4g，百部10g，白屈菜10g，射干10g，地龙10g，前胡10g，白前10g，贝母3g，半夏10g。水煎服。合用小儿哮咳喘，每次 1.0g，1 日 3 次。经治 8 日咳嗽减半。连用 16 日基本不咳。再以固肾抑痰之法，更方：黄芪 10g，玉竹 10g，五味子 5g，补骨脂 10g，女贞子 10g，牡蛎 10g，太子参 3g。水煎服 1 个月，休药 3 个月，复查一般状态如常。上方再服 1 个月，患儿虽感未犯咳嗽。

讨论：本病以咳嗽为主证，是咳嗽中之特殊型，又是哮喘的变异型。辨证属寒热郁肺，肺气失宣，气血痰结为主要病变。治法方药选哮、咳兼治之剂，如方中射干偏清；艾叶、百部偏温；麻黄、杏仁通宣肺气；前胡、白前则寒温双解；白屈菜、贝母、半夏止咳化痰；地龙开肺化瘀，合用小儿哮咳喘而收显著效果。本方对变异性哮喘之治，细析其理，仍为治哮之功。方中白屈菜、前胡、地龙、麻黄、射干诸品均有止哮平喘作用。可见以咳嗽辨证，组方选药则可灵活，以一药治双证则功效两全。再以哮喘之扶正防哮法善其后。

无症状性哮喘

无症状性哮喘，即哮喘的稳定期。一般性哮喘从其发作到缓解，此两个阶段称发作期和缓解期，因此两期临床均有症状，所以，医者要治，病者必医。缓解期经治无症状可言，多数医者不治，病者不医。待下次哮喘又作。接之又按原治之循环施治。如此，治了好，好了犯，犯了再治，周而复始，形成恶性循环。无症状性哮喘旨在本期继续治疗，其目的扶正，增强御哮之力，以减少发作，甚之避免发作。此哮喘分三期论治之初衷。

病案：肾虚痰伏。

修某，女，7岁。2010年3月16日就诊。

病史：患儿幼时患急性毛细支气管炎和哮喘支气管炎。6岁确诊为支气管哮喘。每月皆犯，每犯10天左右，中西药均用过，每治必安，但常犯不休。诊前10天又作，症见哮吼不已，住院4天病情缓解，出院后服药巩固4天。现已无症状2天。家人求之除根，减少发作也足。争取明年不误上学，故求之以治。

查体：神乏、营养差、语言宏亮，活动有力，面色㿠白。口唇干淡，舌苔薄白，舌质淡红。心、肺及腹部未见异常。肝脾未触及。脉沉无力。

检验：住院期间，X线胸片示无异常，血、尿、便常规均正常。对尘螨及乳蛋类过敏。

诊治：诊为无症状性哮喘。辨证：哮喘稳定期，肾虚痰伏。治疗按哮喘规范治疗常规的稳定期治则，益气固本，除伏痰。处方：黄芪10g，玉竹10g，五味子3g，太子参3g，牡蛎10g，女贞子10g，补骨脂10g，佛手5g，大枣5g，山药10g。水煎服。连用4周，第2周加熟地黄10g，第3周加何首乌10g，第4周加海螵蛸10g，第5周起停服汤药，继服益气固本胶囊（院内制剂，主要药物有冬虫夏草、黄芪、玉竹、五味子、大枣等），每次4粒，1日3次，连服16日。休药3个月，复查。2010年9月复查，停药期间未见哮作，虽有小感但未犯病。患儿自觉有力，心情畅快。更方：黄芪10g，黄精10g，陈皮10g，甘草5g，百合10g，大枣10g，佛手10g，山药10g，熟地黄10g，何首乌10g，海螵蛸10g。水煎服。1周后再加山茱萸10g，桑椹10g。第3周服益气固本胶囊，每次4粒，1日3次。服药2周休药6

个月，复查。6个月后复查，患儿有1次遇冷而咳，未喘服小儿哮咳喘（备用药）2日而愈。

讨论：本例之治，属于中医治未病范围。《素问·四气调神大论》说："圣人不治已病治未病，不治已乱治未乱……夫病已成而后药之，乱已成而后治之，譬犹渴而穿井，斗而铸锥，不亦晚乎。"哮喘病，治疗不难，除根不易。何时除根，最佳时间，是哮喘发作结束，无症状之时起，继续施治，则一就而成。本例即是成功例证。治哮病用药，治未哮病也用药。治已病为除痰，治未病为防疾。治已病经验多多，历史悠久。治未病防哮之剂则寥若晨星。本文进行了一系列探讨，采取系列规范治疗，一环扣一环，环环相扣，一鼓作气全程治疗。从患儿用药前的发作次数对比，亦可说明用药前后大不相同。患儿家长满意的说："1个月犯1次，也算知足了。"药后几个月未犯，提示补肾益气，除伏痰之治对哮喘的发作，至少起到延缓作用。方中药物的选用、配伍、应用等系列问题，本文不加赘述，但专业医必一目了然。本文例证权作引玉而罢。

支气管扩张症

支气管扩张症，多为继发之病，百日咳、气管异物、哮喘、重症肺炎过程多可致气管扩张。本病近些年来发生率有下降之趋势。笔者所治两例均获良效，一例于《婴童肺论》发表，一例为本文病案。临床主要见有顽固性咳嗽，特殊性痰液，剧烈的咳血。对患儿健康颇有影响。由于本病的一般治疗效果较差，无奈则行外科手术治疗，所治两例均为避手术而用中医药治疗的。

病案：痰浊伤肺。

金某，男，10 岁。1981 年 3 月 14 日诊。

病史：患儿家居城郊之农村，为独生子，素有食积，幼时患过百日咳，经治月余而愈。其后常因受凉发生咳嗽，1 年患 3～5 次。诊前 1 年，患儿咳嗽不断并逐渐加重，早晚明显。咳嗽重时痰中带血。经多处医疗，诊断意见不一，如百日咳后遗症、发作性咳嗽、慢性支气管炎等。用过中西药，尤其抗感染、止咳剂为多。诊前 20 天于某大医院，因咳嗽、痰多而臭、咳血多收住院，全面检查确为支气管扩张。因畏于手术疗法而求中医。现证：咳嗽重，日作数十次，有痰色黄白相间、黏稠、味腥少臭，1 日约 60mL。咯血，虽不是每咳必见，但重时痰中带血少量。病后不发热，有时多汗，饮食减少，睡眠及大便、小便尚可。

查体：形体削瘦，神乏，面、唇干淡。舌苔白厚、舌质红。心音纯，双肺听诊呼吸音低下，叩之不浊。腹软，肝脾未触及。脉沉数。

检验：血沉正常。X 线胸片示纹理强，见蜂窝状阴影。

诊治：诊为支气管扩张症。辨证：咳嗽，痰证，咳血（肺痈）。为邪伤肺，久而化热，生火成痰，痰火灼肺，营卫失和，郁而为腐，伤络发为咳嗽。治以化痰、止咳、止血等原则。处方：黄芪 15g，紫苏子 15g，半夏 10g，瓜蒌 15g，沙参 15g，冬瓜子 15g，莱菔子 15g，胆南星 3g，葶苈子 15g，白及 10g，桃仁 5g，枳壳 15g，桔梗 15g，鱼腥草 15g。水煎服。合用止咳膏（罂粟壳、黄芪等）5g，蜜调敷脐，1 日 1 次。经治 8 天，病情好转不明显，咳嗽稍有减少。继服 8 天，病见转机，咳嗽减少，痰也减少，未见咯血。继服 1 个月，症状基本消失。原方减去胆南星、白及、桃仁，加用太子参 5g，玉竹 15g，黄精 15g。服药 20 天，复查时患儿体力状态改善，复学。更方：黄芪 10g，玉竹 10g，五味子 5g，女贞子 10g，补骨脂 10g，太子参 5g，麦冬 10g。1 个月，全面复查，基本恢复，一般经过好。停药 3 个月，复查病情稳定，前方巩固服药 1 个月，经 X 线胸片检查肺基本正常。

讨论：支气管扩张症，重证较为少见，但轻者为数不少，仅不易发现而已。一旦发现的多属重症。本文病例所用抗感染、止咳剂无数，但在中医药治疗期间，无其他药相伍。患者用药按时，疗效比较好，至少临床上的三个难点，如咳嗽、咳痰、咳血消失。做为病家已经满意了，但医者尚疑气管之内境如何，那当然病理的修复与临床症状的消长多是一致的，对本例的治疗可以说皆大欢喜。在整理病案，总结经验中，认为治疗本病采用综合治疗为宜，如果疗病以症为准分而治之，如将咳嗽、咳痰、咳血分治则难理顺其病理关系。本文治疗之始，用止咳膏控制咳嗽，而用黄芪益气，兼行托里排脓、生肌之功，白及用于治肺血，余之众剂则集力治痰。治痰要理气，所以，枳壳为全程久用之剂。本文所用之痰剂具有清温互应效应，对支气管扩张症之特殊性痰，可发挥其寒痰用半夏、胆南星温之；热痰用瓜蒌、葶苈子、冬瓜子清之；积痰用莱菔子消之；郁痰用桔梗、桃仁开之；燥痰用沙参润之。总之，合力除痰，恢复病理气机乃为治之本。终以益气扶正之剂善其后，促进肺体恢复。

肺中叶综合征

2002 年冬季，小儿呼吸道疾病流行，所见肺中叶综合征 3 例，临证资料完整，均经治愈，兹选介一例如下。

病案：痰热闭肺。

徐某，女，7 岁。2002 年 11 月 10 日就诊。

病史：患儿平素易感，此次发病 5 天。症见发热，咳嗽，用抗生素治疗 3 天，热不降，咳嗽重，胸不适，时有气短。以肺炎治疗 2 天，不见好转。病后饮食尚可，夜安，大便少干，小便黄。

查体：神烦，面红，呼吸平稳。唇干红，舌苔白厚，舌质红，咽红不肿。心音纯，肺呼吸音粗，偶闻湿性啰音，叩诊不浊。腹部平软，肝脾未触及。脉数有力。

检验：白细胞正常，X 线胸片见右肺门三角形浓阴影。

诊治：诊为肺中叶综合征。辨证：肺炎喘嗽，痰热闭肺。治用清热解毒，消痰化瘀之法。处方：黄芩 10g，柴胡 10g，射干 10g，紫草 5g，鱼腥草 10g，桃仁 3g，丹参 10g，葶苈子 10g，瓜蒌 10g，桔梗 10g。水煎服。1 天 3 次。合用小儿抗毒灵胶囊（黄芩、紫草、大青叶、柴胡、牛黄等），每次 5 粒，1 日 3 次。服药 4 天热退，咳嗽不减。前方减柴胡、紫草，加白屈菜 10g，川贝母 5g。治疗 4 天，咳嗽大减，呼吸通畅，X 线胸片示肺部阴影消失。前方减鱼腥草、射干、葶苈子，加天冬 10g，麦冬 10g，北沙参 10g。服 8 天而愈。

讨论：肺中叶综合征是近年来，在防治小儿呼吸道疾病，尤其肺炎过程中出现的一种以右肺中叶阻塞性肺不张和炎性改变为特点的综合征。文献认为，本病由多种病因所致，与慢性感染有关。本例系急性感染所致。此病在未经 X 线胸片检查确认之前，无法定论，但治疗又多以抗感染而求化解。本文所治之例以临床症状和 X 线肺部改变而拟诊。本病的发病，每与小儿肺中叶支气管分支呈锐角的特点有关。小儿娇肺．一旦遭受某种特殊病因，如病毒、支原体等的损害，则炎性变化致管腔受阻而影响气机活动。所以，临床出现肺部感染和不张的综合表现。西医学所治依从肺炎的常规。但是，病家对肺部感染无所虑，一旦见有肺门阴影之大则不安于一家之治，而多处问医。中医学对本病的认识，不能限于发热、咳嗽、气喘等宏观范围，而应注重肺的微观变化。本例患儿之病在于肺，乃感时毒，化热、结痰、致瘀并结于肺，引起系列变化。所以，辨证施治也应从宏观和微观双方面入手。因此，拟用清热解毒、消痰化瘀之法，以化解病理变化，结合症状调治其候。依此法所治，不及 10 日而愈。

肺动脉高压症

肺动脉高压症是肺心血管性疾病，发病原因有先天和后天的不同，临床见有特发性和继发性，肺动脉发生高压不管属于何类，临床证治均为疑难，本文介绍一例如下。

病案：血瘀气虚。
黄某，男，6 岁。2004 年 3 月 26 日就诊。

病史：患儿为第一胎，孕期与出生无异常。生后的发育尚可，但有易感，常有咳嗽。此次发病缘于久咳，体虚，心悸，乏力，甚之头晕，久治不愈。经多家医院按感冒、支气管炎、肺炎、哮喘等治疗无效。于体检中发现心有杂音而进一步检查。末诊是北京某院，经专科专项检查确为肺动脉高压症来诊求于中医治疗。现症：咳嗽，气短，时吼，少痰，夜作尤甚，不发热，食欲差，有汗不多，大便调，小便清。用过中西药物多种均未收效。末诊医家意见手术治疗，但目前尚不适应，建议对症处置。病家要求先解决症状，改善状态而已。

查体：患儿一般状态较差，体格居中，精神不振，营养不良，面色㿠白，口唇淡滞。舌苔薄白，舌质淡红，咽不红肿。心音不纯，未闻杂音时有亢进。肺呼吸音粗，偶闻哮鸣音，无啰音。腹部平软，肝脾未触及，四肢活动自如，脉沉细无力。

检验：所具检验资料齐全，有诊疗价值的为 X 线胸片、心电图、超声心动图等改变，均可证实肺动脉压增高。

诊治：诊为肺动脉高压症。辨证：哮喘为主证，但与肺动脉高压成为因果关系。治疗采取先标后本的原则。先治标除咳止喘以救肺，后求治本改善肺机。处方：紫苏子10g，前胡10g，地龙10g，射干10g，白屈菜10g，川芎10g，麻黄3g，苦杏仁3g，川贝母3g，艾叶5g，白果5g，甘草3g。水煎服。合用哮咳喘胶囊，每次4粒，1日3次，口服。服药10天，咳嗽减少，吼喘时作，病有起色。二诊前方减麻黄、川贝母，加全蝎2g，桃仁3g。连服15天，症状大减，咳嗽偶见，基本不喘，活动有力。三诊治用益气活血，化瘀理肺之法。更方：紫苏子10g，地龙10g，桃仁3g，苦杏仁3g，川芎10g，桂枝5g，丹参 10g，瓜蒌 10g，胆南星 3g，紫菀 10g，白屈莱 10g。合用婴儿壮，每次 3 粒，1 日 3 次。备用抗毒灵，外感时用。经治 20 天，患儿一般状态好转，临床症状基本消失，日常活动有力，不见心悸，无气短现象。四诊加大益气活血力度。改服防哮方：黄芪 10g，玉竹 10g，五味子 3g，牡蛎 10g，女贞子 10g，补骨脂 10g，太子参 3g，大枣 6 枚，桃仁 3g，川芎 10g，丹参 10g。连服 1 个月，患儿复查，整体表现如同常儿，休药 3 个月复查。

讨论：肺动脉高压症，不经过特殊检查是不容易确诊的。本文病例诊断确切，但治疗乏术。医家将治疗希望寄托在中医药。中医对本病的认识，仍然是辨证施治，该患儿的主证是哮喘。据西医儿科学所述，哮喘是肺动脉高压症引发疾病之一，可见本例的肺动脉高压症由哮喘引发的可能性极大，其中缘由复习一下肺循环和哮喘的气血失调对肺的损伤机制，就不难认识此病。中医对本病的理解，还是从治疗效果入手，本例发病是经年累月，可见肺脏总不得消停。中医有"久病多瘀""咳久伤肺""久哮耗伤气血"等，此种气血同病的实质还是肺心问题，西医所讲的肺心血管性疾病，与中医的认识大同小异，不过治疗迥然有别。从本例的治疗经过和结果来看，疗效是有的，但是如要根治，尚待继续研究，深入治疗，确保疗效持久则可彻底缓解肺动脉的生理功能。本例处方用药，从治标到治本，活血化瘀之法与药物选用是始终必备的，比如地龙、川芎、丹参、桂枝、桃仁等活血化瘀药物，几乎是一用而终。任何疾病和病理改变，能够使气血畅通无瘀不滞，则疾病必大有转机。本病例的治疗及结果，至少可以说明治疗之初衷。

肺 炎

肺炎是简称，元代的《幼科全书》述有"胸高气促肺家炎"，清代的《麻科活人全书》提出"肺炎喘嗽"之称，其症状描述与今之肺炎相同。

肺炎为小儿的常见病，危害大。《内经》很少论及儿科专病，但在通评虚实论中，专门提出"乳子中风热，喘鸣肩息……"的症状，后人理解，至少指的是肺炎、哮喘等疾病。几千年来，小儿肺炎危害极大，至今仍是我国防治的重点疾病。据我国的儿童疾病死亡原因调查，肺炎居其首位。当前，小儿疾病的防治重点是肺及呼吸道疾病，肺疾病中的重点，就是肺炎，肺炎又有多种门类。其中重点是病毒肺炎，病毒类致肺炎还有多种，其中重点是腺病毒。而腺病毒性肺炎的重点是早期诊断和治疗，诊断的重点是病源查找，越快越好。当前，有条件的医院不及 1 日便可确定。治疗的重点是中医药。据临床所治，此类肺炎的病情，在非流行期间，轻症居多，重症为少，但少者之危害却很大。重者多住院中西医结合治疗，中、轻症者可以门诊治疗。一般治法多用注射抗生素，内服中药。本文所治的均以中药为主，不少病例单纯用中药治疗亦取效良好。

病案一：细菌性肺炎 – 风温犯肺。

强某，男，13 岁。1984 年 3 月 3 日诊。

病史： 患儿于诊前 3 天起病，症见：发热、恶寒、头痛、胸闷、恶心、咳嗽，有痰。于某院用青霉素、红霉素治疗，均因过敏而转中医治疗。现症：发热、胸痛、咳嗽、气急、咳痰带血丝。大便干，小便黄。

查体： 一般状态尚好，神清、面红、气息稍急，唇干，唇围有疱疹。舌苔白厚、舌质红。心音纯，肺右侧呼吸减弱，听诊管状呼吸音。腹软，肝脾未触及。脉数有力。

检验： 白细胞数 $18.0×10^9$/L，中性粒细胞 65%，淋巴细胞 35%。X 线胸片示右肺上大片状阴影。

诊治： 诊为细菌性肺炎（大叶性肺炎）。辨证：小儿肺炎，风温犯肺，肺气失宣，血瘀失畅致病。治用泻肺败温，活血理气之法。处方：金银花 15g，连翘 15g，葶苈子 15g，射干 15g，鱼腥草 15g，枳实 15g，瓜蒌 15g，冬瓜子 15g，芦根 15g，赤芍 15g，紫苏子 15g，柴胡 15g。水煎服。合用小儿肺热平，每次 6 粒，1 日 3 次。服药 2 天，热降、但咳嗽重，痰多。加服小儿白贝止咳灵糖浆，每次 25mL，1 日 3 次。治疗 4 天，体温正常，咳嗽减少、痰减、胸不闷，继用前方 4 日，患儿病情明显好转。经治 12 天，一般状态好，症状与体征消失。X 线胸片示肺阴影基本吸收。更方：白屈菜 15g，黄芩 15g，瓜蒌 15g，沙参 15g，天冬 15g，莱菔子 15g，橘红 15g，麦冬 15g，桔梗 15g。水煎服 8 天，巩固疗效。

讨论： 本例因特殊原因单纯中药治疗，其退热、止咳，X 线胸片中肺阴影消退的时间与中西药结合治疗之时间大致相同。本文拟为，中药治疗 3 日，症不减者，再更他药治疗，病家合作。治疗结果提示，本例用方之金银花、连翘、葶苈子、射干、鱼腥草等均有强力的清温败毒效果，其对细菌类感染疗效颇佳；佐用枳实、赤芍行滞化瘀改善肺气壅滞血瘀的病变；瓜蒌、冬瓜子、芦根、紫苏子理气、化痰；柴胡除热；合用小儿肺热平清肺热；

白贝止咳灵糖浆止咳。综合治疗，收效好。住院 10 日左右治愈。终以养阴清痰之剂善其后。

病案二：病毒性肺炎 – 痰热闭肺。

周某，女，3 岁。1984 年 12 月 4 日诊。

病史：患儿因受凉而感，发热 3 天，咳嗽 2 天，喘 1 天入院。因抗生素过敏而出院于门诊治疗。现症：身热、咳嗽、气急、食纳减少，夜不安，大便干，小便黄。

查体：神烦、面赤、唇干红、鼻润息平，咽红不肿。舌苔白厚、舌质红。心音纯，肺背下可闻及干湿性细小啰音。腹满，肝脾未触及。脉数有力。

检验：白细胞数 5.0×10^9/L，中性粒细胞 45%，淋巴细胞 55%。X 线胸片示，肺纹理强，右肺中有小片状阴影。

诊治：诊为病毒性肺炎。辨证：为痰热闭肺型肺炎。治用泻肺解毒，化痰上吊。处方：小儿肺炎汤。黄芩 10g，紫苏子 10g，射干 5g，紫草 5g，葶苈子 10g，桑白皮 10g，瓜蒌 10g。水煎服。合用小儿肺热平（紫草、黄芩、射干、牛黄、羚羊角、冰片等），每次 3 粒（0.75g），1 日 3 次。经治 2 日热降，不喘，咳嗽减少。用药 4 天，症状基本消失。更方：天冬 10g，麦冬 10g，沙参 10g，橘红 10g，莱菔子 5g，桔梗 10g，麦芽 10g，山楂 10g。水煎服。服 8 天不咳嗽，血常规、X 线胸片复查均常而愈。

讨论：小儿肺热平与肺炎汤，方药结构相似，药性类同，仅剂型不一。本组方药专为肺炎而立。

肺炎的主证是喘，喘而气促及肺主气、司呼吸的功能障碍，况且喘证多变，乃临床重证。所以，小儿肺炎汤旨在救肺平喘，方中用紫苏子降气下痰；瓜蒌宽胸行气缓解气急，平息气促，此乃应急治标。肺炎多由邪毒与痰结而化火、闭塞肺窍所致，故方中用紫草解毒凉血控制变证；黄芩、射干、桑白皮泻肺火；葶苈子祛痰、利水、振心。小儿肺炎汤主要解除肺炎之苦，由肺炎而致的诸多症状，尚应结合具体情况加减用药。应用小儿肺热平和肺炎汤治疗，要注意辨证，根据肺炎的病情变化而立法。据本文所见肺炎的症象变化规律是初为感、渐而咳、发为喘，可见喘继发于热咳。所以辨证可分为三期，初期以热咳为主，极中期见喘，末期热咳喘等减退，病入恢复阶段。因此，辨证的关键是极期，此期又是肺炎的典型期。临床症状较重，辨证分寒热两型，其中寒型见于幼小婴儿和较大儿童，与热型比之为少。热型最多见，尤以婴幼儿为多。寒型症见喘促气粗，动则尤甚，少咳，痰白，形寒面白，鼻翼扇动，唇淡，舌苔白厚、舌质淡。脉迟有力。肺部可闻及湿性啰音。热型症见喘促气急，夜间甚，多伴咳嗽，痰稠色黄，身热面赤，鼻扇唇红，舌苔黄薄或厚，舌质红。脉数有力。肺部可闻及细小水泡音。肺炎除辨证而外，尚应注意变证之辨，肺炎极期，若正气不足，邪毒炽烈时常可导致变证，如邪毒动肝则见惊风发搐；累及心阳则见虚衰；肺气大伤每可导致气竭而气息微弱。变证是危及生命的重要病变，所以，辨证时当慎重。治疗应根据病情的变化，在基本方的基础上尚可随证用药。本文经验对肺炎之喘而热高者，加柴胡 10g，石膏 20g；喘而热高久者，加柴胡 10g，寒水石 15g；喘而热低者，加知母 10g，青蒿 10g；喘而吐者，加竹茹 10g，芦根 10g；喘而大便干者，加枳实 10g，番泻叶 2g 或大黄 5g；喘而大便稀者，加白术 10g，白芍 10g；喘而腹胀者，加枳壳 10g，佛手 10g；喘而咳甚者，加杏仁 5g，桃仁 3g；喘而衄血者，加牡丹皮 10g，白薇 10g；喘而口舌生疮者，加木通 5g；喘而面浮者，加车前子 10g，淡竹叶 10g；喘而惊搐者，加羚羊角（代，水浸频饮）3 ～ 5g，钩藤 10g，尚可合服安宫牛黄丸，每次服 1/6 丸，日服 3 次；喘而心悸、心阳虚衰者，加人参 5g，附子 2g；喘而气微、脉弱者，加人参 5g，麦冬 10g，五味子 5g。小儿肺热平和小儿肺炎汤为本文在 20 世纪 80 年代用于小儿各类肺炎的常规方剂。在应用中结合病情对症，轻度肺炎单纯应用疗效可靠，若随证用药得当，其效更佳。对较重病例多用双黄连、穿心莲等中药制剂静脉滴注疗效也很好。口服本剂与抗生素类亦有结合之例。其对住院的肺炎，几乎是抗生素、中药针剂与口服药并用合治。而本文病例因不宜用抗生素治疗，故用中药治之则疗效单纯而捷。

病案三：霉菌性肺炎 - 痰火闭肺。

赵某，女，2.5 岁。1974 年 8 月 10 日诊。

病史：患儿平素体壮，此次发病，历时 12 天。初为外感，经用四环素、青霉素、链霉素治疗 3 天，热未降，并发肺炎。症见：咳喘，体温 39℃，复用红霉素及卡那霉素等治疗 3 天，热稍降，但喘未减、又用新青霉素 I 型，症非但不减，反而热高达 40℃，且口腔出现鹅口疮。患儿饮食减少，夜卧不安，大便稀薄，小便短赤。

查体：一般状态较差、神乏体虚、面㿠、唇红、口腔满布白屑。舌苔白厚、舌质赤。心音纯，肺部听诊可闻密集之细小啰音。腹软而满，肝肋下可触及 1cm，脾未触及，脉数无力。

检验：X 线胸片示双肺可见小片状淡阴影。白细胞数 16.5×10^9/L，中性粒细胞 45%，淋巴细胞 55%。

诊治：诊为霉菌性肺炎之印象。辨证：里证，热候，其病在肺。为痰火闭肺，热移心脾，复染邪秽，熏蒸口舌，遂致喘咳、鹅口之证。治用清热止喘，佐以制霉之剂。处方：黄芩 7.5g，柴胡 7.5g，石膏 7.5g，瓜蒌 7.5g，前胡 7.5g，木通 5g，生地黄 10g，白芍 5g。水煎服。配用降热散临时退热，口腔涂以 1% 龙胆紫药水，停用其他抗生素。服药 4 日，效果较为显著。于进药后 2 日，体温开始下降，3 日体温恢复正常，咳嗽减轻，精神亦明显好转，饮食增加，可以下地玩耍，但尿色仍短赤，肺部湿啰音仍存。治法以清热导赤为主。处方：黄芩 7.5g，木通 5g，生地黄 10g，淡竹叶 5g，茯苓 10g，白芍 5g，前胡 7.5g。水煎服。服药 4 日，症状大减，仅有轻微咳嗽及痰鸣、饮食正常、大便整、小便清、鹅口消退、肺部啰音极少。改用养阴之剂。处方：麦冬 7.5g，茯苓 7.5g，橘红 7.5g，木通 5g，桔梗 7.5g，罂粟壳 2g。水煎服。连用 4 天而愈。

讨论： 根据本例久用多种抗生素，且效果较差，反而高热，伴有鹅口，症状和既往诊治提示本证为霉菌所致，符合霉菌性肺炎诊断，取中医辨证治疗。在辨证施治基础上，选用现代药理研究证明有制霉功效的中药，如生地黄、木通、黄芩，构成清热止喘制霉的治疗法则。实践结果，仅用药二三天，体温便逐渐下降，诸症遂之减缓。本病先后治疗 12 天，基本治愈。霉菌性肺炎一般较为少见，其疗效亦不甚理想，而用中医辨证论治方法治疗，其效颇佳。

病案四：支原体性肺炎－毒热阻肺。

陈某，男，6 岁。1994 年 12 月 5 日诊。

病史： 诊前 6 天起病。症见：发热，伴有咳嗽、不喘、无痰，有时头痛，咽干不适。饮食及睡眠尚可，大便干，小便黄。经某院以感冒用抗生素治疗 5 天，热稍降。咳嗽渐重，尤夜间为甚，咳嗽呈阵发性，有痰，其间带血丝 1 次。

查体： 神乏，体温 37.6℃，咽红。舌苔白薄、舌质红。心音纯，肺部听诊呼吸音粗，未闻及啰音。腹软，肝脾未触及。脉数有力。

检验： X 线胸片示肺纹理增强，右侧肺门阴影较浓。白细胞数 7.0×10^9/L，中性粒细胞 45%，淋巴细胞 55%。血清冷凝集试验滴度为阳性（1：64）。

诊治： 诊为支原体性肺炎。辨证：肺热咳嗽，为毒热阻肺，肺失宣散致之重咳。治用泻肺解毒，清热化痰，止咳之法。处方：黄芩 10g，葶苈子 10g，紫草 5g，重楼 10g，射干 10g，杏仁 4g，贝母 5g，柴胡 10g，白屈菜 10g，冬瓜子 10g，芦根 10g。水煎服。合用退热膏外敷涌泉穴（双侧），1 日 1 次。抗毒灵，每次 1.0（4 粒），1 日 3 次。经治 3 天热退，咳嗽少减，有痰。服药 6 天，咳嗽明显好转，痰少。治疗 8 天不咳，体温正常。临床获愈。为了善后患儿曾服天冬 10g，麦冬 10g，沙参 10g，莱菔子 10g，橘红 10g，黄芩 5g，桔梗 10g。水煎服，巩固用药 8 天而止。

讨论： 支原体性肺炎临床常见，中医疗效较好，至少可缩短病程，如若确诊必求其据，但临床特点足可供证治参考。由于本病之病程有其规律，但在临床工作中容易忽略，为方便对本病的了解，拟成三字诀，如谓：支原体，四季发，儿童多，起病急，热程长，咳嗽重，肺征轻，状态可，肺透视，多变化，冷凝集，一周末，确诊尺，症象宜，诊治误，易变证，诱哮喘，并心肾。病程长，中治优，治不善，有反复，坚持治，预后佳。中医根据临床发热、咳嗽两证，辨证诊治，结合病体特点，其效不凡。

本文所用方药，去热解毒，平息咳嗽。方中紫草、射干、重楼、黄芩等皆解支原体之毒；杏仁、贝母、白屈菜均有镇咳效果；柴胡退热；冬瓜子、芦根清化痰热。相伍之剂，如抗毒灵、退热膏均起协同作用。由于本病之热，有高，有低，可长，可短，但皆毒所起，故解毒除热均为临证之要，热去毒解而咳嗽无源。

所以，本病之咳嗽，随毒热之消长而起伏。咳伏不算愈，必于治咳疗嗽之余，再清其里，旨在善其后，杜其复燃。本文病例用黄芩小量除里热，余皆养阴、去痰之品，以促进疾病恢复而避免复发，或不并他症。

病案五：喘息性肺炎 – 痰热阻肺。

王某，女，3 岁。1972 年 3 月 14 日诊。

病史： 患儿生后患有湿疹，周岁始愈。其后常有咳嗽。此次因感寒致病，初起发热，咳嗽伴痰，为时已 4 天。诊前 1 天夜间气喘喉鸣，夜卧不安。病后饮食减少，大便干，小便黄。曾用抗生素治疗 3 日无效，改用中药治疗。

查体： 神烦不安、气急、面赤、鼻扇、唇干。舌苔白厚、舌质赤。心音纯，肺部听取哮鸣音和湿性啰音，布满全肺。腹满而软，肝脾未触及。脉数无力。

检验： 白细胞数 $13.0 \times 10^9/L$，中性粒细胞 57%，淋巴细胞 41%，嗜酸细胞 1%，单核细核 1%。X 线胸片示肺纹理增强，双侧下叶可见小片状淡影。

诊治： 诊为喘息性肺炎。辨证：本病例系喘与哮同病，为痰热闭肺、阻塞气道而致哮喘与肺炎并作。治用化痰清热，止哮平喘之法。处方：紫苏子 7.5g，葶苈子 7.5g，地龙 5g，桑白皮 7.5g，黄芩 7.5g，柴胡 7.5g，降香 5g，侧柏叶 7.5g。水煎服。合用清热散（黄芩、栀子、郁金、连翘、黄连、全蝎、朱砂、雄黄、冰片、珍珠、天竺黄、牛黄、麝香），每次 0.75g，1 日 3 次。经治 4 天，热降，喘减，哮止。余证痰多，手足热。治用滋阴祛痰，消积止咳之法。处方：紫苏子 7.5g，葶苈子 7.5g，白芥子 7.5g，沙参 7.5g，柴胡 7.5g，枳实 7.5g。水煎服。用药 4 天，喘止，痰去，不咳。仅有大便干，小便少，时而烦躁不宁。治用养阴化积之法。处方：沙参 7.5g，麦冬 7.5g，枳实 7.5g，莱菔子 7.5g，白芍 7.5g，蝉蜕 7.5g，淡竹叶 7.5g。水煎服。治疗 4 天而便软，尿清，余症悉，临床获愈。

讨论：喘息性肺炎为肺炎的类型之一，临床可见哮而后喘，或喘而后哮，或哮与喘同作。本例属后者。故治疗用紫苏子、地龙止哮，降香、桑白皮治喘，柴胡、黄芩清热，葶苈子化痰，白屈菜止咳，合用清热散（本院制）增强清热、化痰之功。首诊治疗获效，再以清余热、养阴、消积、化痰等法治之又效。恢复期选用沙参、麦冬、枳实、莱菔子等，以善其后，整个治疗期为 12 天，症状、体征及 X 线胸片均恢复。临床治愈。

病案六：过敏性肺炎 – 风毒犯肺。

杨某，男，5 岁。1969 年 8 月 4 日诊。

病史：患儿平素体健，此次于诊前 4 天起病，初为肠炎，服用磺胺类药 2 天。于诊前 2 天突然发热，体温达 39.5℃，出现阵咳，呼吸喉间哮鸣。急诊入某院，经查血、X 线胸片，考虑药物致敏，出现肺过敏性炎症。加激素治疗，次日加中药。病后食少，大便稀，1 日 4 次，混黏，无脓血。小便黄短。

查体：神烦、面红、唇干色青。咽不红肿。舌苔白厚、舌质红暗。心音纯，肺可闻及湿性啰音及哮鸣音。腹软，肝脾未触及。脉数有力。

检验： 大便镜下少许白细胞。白细胞数 11.0×10^9/L，中性粒细胞35%，淋巴细胞25%，嗜酸细胞40%。X线胸片示右肺见有大片状浓阴影，除外液状物。心脏未见异常。

诊治： 诊为过敏性肺炎。辨证：风邪闭肺，致肺失宣降而病。治用疏风，解毒，开肺，止哮，平喘之法。处方：柴胡10g，黄芩10g，白鲜皮10g，紫荆皮10g，石韦10g，紫苏子10g，前胡10g，地龙10g，白花蛇舌草10g，马齿苋10g，桃仁4g，甘草3g。水煎服。经治2天，热降、喘平，一般状态好，但咳嗽。服药4天，病情显著好转，并转入中医门诊治疗。第5日，患儿症以咳嗽为主，方用泻肺散加减，处方：桑白皮10g，地骨皮10g，白屈菜10g，桃仁4g，杏仁4g，甘草3g，贝母3g，白鲜皮10g，丹参10g。水煎服。连服8天，诸症悉除，复查血常规正常，X线胸片提示肺部阴影消失。先后治疗12天告愈。

讨论： 过敏性肺炎，又称嗜酸细胞性肺炎，旧称吕弗勒氏综合征，属于变态反应性疾病。此类肺炎十分少见，几十年才收集三份病例，其中两例均属后期。仅此例为典型，首诊于西医院，确诊本病系年资高的医者。介时强调中西医结合，恰好本病尚无特异疗法，仅用激素和液体治疗。会诊用药后，收效较快。当然，激素的作用极为关键，如此重症经中西医结合治疗退热、止喘均较满意，尤其病家倾于中医治疗。如此看来，本病诊断合适。治疗用方，从中医领域分析，起病急与风有关。高热出于肠炎及其用药，因毒而起；咳嗽、哮鸣乃肺受邪闭之故。因此，本病宏观之治，治风、治毒、治热、治肺、治喘。微观提示肺阴影重，其为血瘀所致，所以，用桃仁、丹参旨在活血化瘀，畅通循环。本例之治疗实践，取得良好效果。当然，本病起病急、消失快乃过敏性病之特点，但在疾病极期，常可令医者无所措。若无此中西医结合治疗，其病之经过又将如何。可见，本文病例至少对临床遇见本病时，参考借鉴一下亦不失其意。

迁延性肺炎

迁延性肺炎，是任何一种肺炎均可迁延而成，较多的是病毒性肺炎，尤其是重症肺炎，容易迁延日久不愈。肺炎的急性期多在 2 周之内恢复，超过 2 周，达 1 个月者多属迁延，若过 3 个月以上则成慢性。本文治疗此型例证较多。肺炎导致迁延，主要是邪盛与正虚所致。迁延性肺炎，说的是炎，实际是痰，因此，论者认为本病之主要矛盾不在炎而在痰。故以痰论治迁延性肺炎为原则。中医治疗此类肺炎效果占优势。一般经过治疗，大多收效，仅有少数病例可转发哮喘之类病证而影响预后。

病案一：痰伤肺阴。

宗某，男，1.5 岁。1981 年 3 月 21 日诊。

病史： 诊前 40 天，患腺病毒性肺炎于某院住院治疗 15 天。热降、喘去，但咳嗽，痰壅不减。出院后门诊观察治疗 10 天，痰不去，始诊。现症：咳嗽，有痰，盗汗，体温 37.3℃，食少，大、小便尚可。

查体： 神乏、颊赤、唇干红。舌苔白薄、舌质淡红。心、肺部未见异常。腹软，肝脾未触及。脉数无力。

检验： X 线胸片示肺纹理稍强。血沉及血相未见异常。

诊治： 诊为迁延性肺炎。辨证：痰邪恋肺，阴虚型。治用养阴化痰之法。处方：紫苏子 5g，瓜蒌 5g，沙参 5g，地骨皮 5g，知母 5g，青蒿 5g，功劳木 5g，柴胡 5g，银柴胡 5g。水煎服。用药 4 天，热降，不咳，痰少。连服 8 天诸症悉除，获愈。

病案二：痰伤肺气。

孙某，女，1.5 岁。1982 年 2 月 18 日诊。

病史：患儿因病毒性肺炎合并心衰住院治疗 21 天，病情好转出院。住院期间应用多种抗生素及输液、输血等治疗。现症：咳嗽不重，有痰壅于喉，自汗，食少，大便不整，小便清。

查体：神乏、面㿠、唇淡。舌苔薄白、舌质淡。心音纯，肺少许湿啰音。腹软，肝脾未触及。脉沉无力。患儿佝偻病体征明显。

检验：X 线胸片示肺无异常。血红蛋白 110g/L。

诊治：诊为迁延性肺炎。辨证：痰邪恋肺，气虚型。治用益气化痰之法。处方：太子参 3g，党参 5g，茯苓 5g，橘红 5g，白芥子 5g，半夏 5g，黄芪 5g，款冬花 5g。水煎服。合用治汗膏（五倍子为主）5g，醋调敷脐，1 日 1 次。经治 6 天基本恢复，服药 12 天而愈。

讨论：迁延性肺炎病程较长，本文所治的病例均属满意之例，一般情况下治疗 20 天左右方可获愈。临床虽有阴虚、气虚两类，但两者夹杂的症象并非少见，治疗时两者相兼而解。本文病例皆虚，虚之由来，一为邪伤，二为药伤，尤其清热解毒之品。夫有其毒则毒受之，毒去而清再解，毒不受则元气受之，小儿之元气几何，故受之越多，伤之越甚。因此，气虚痰积壅于肺，不乏其痰伤阴、伤气，或气阴两伤，形成痰伤而虚，虚而聚痰的因果。所以，治疗从痰而始，虚者补之，偏阴养阴，偏气益气，此之所治多收其效。

慢性肺炎

临床对小儿肺炎超过 3 个月者，均以慢性肺炎论治。慢性肺炎比迁延性肺炎病变为深，治疗难度更大。由于本病除病邪因素外，体质因素是重要方面。据文献所述，营养不良、佝偻病、先天性心脏病等先天不足和后天失养的虚证患儿不仅易患肺炎，而且迁延成慢者尤多。

病案：气血双虚。

姜某，男，6 个月。1980 年 3 月 16 日诊。

病史：患儿第一胎，足月顺产。生后发现哭后唇青，经查为先天性心脏病，待手术治疗。月内曾患新生儿肺炎，经治获愈。其后又患肺炎 2 次。此次于诊前 3 个月患肺炎经住院治疗好转出院。现症：咳嗽，活动时气喘，常有痰壅喉间。乳少，大便不整，小便清。

查体：形体瘦弱、神乏、面色苍白、口唇淡白。舌苔白薄、舌质淡。心尖部闻及收缩期杂音、粗糙、响亮、传导。肺部未见异常。腹软，肝脾未触及。脉沉无力。纹淡。

检验：X 线胸片示肺纹理强，心脏肥大；血红蛋白 90g/L。

诊治：诊为先天性心脏病，佝偻病，营养不良，贫血，慢性肺炎。辨证：气血双虚。治宜益气养血，佐用止咳化痰之法。处方：黄芪 5g，党参 5g，当归 5g，太子参 3g，白术 5g，茯苓 5g，五味子 2g，紫苏子 5g，款冬花 5g，丹参 5g，麦冬 5g。水煎服。

服药 20 天，症状明显改善。少咳无痰，乳增，稍胖。前方继服，加入赤石脂 2g。合用婴儿壮胶囊（龙骨、牡蛎、何首乌、黄芪、山楂、龟甲、大枣、苍术等），每次半粒（0.125g），1 日 3 次。经治 1 个月，症状基本消失，体力增强，面色好转，乳食增加。除心脏病外，肺炎恢复，贫血好转，血红蛋白增加达 100g/L。停药护养。

讨论：本例之肺炎难愈，源于心脏病及全身状态不佳。故临证所气血双虚为主要表现，因此，治疗以益气养血为纲，佐用止咳化痰之剂。合用婴儿壮旨在补益五脏之气，促进气血调和。本充而标自除，所以，仅用款冬花、紫苏子、茯苓理肺脾之剂。据微观所示，肺有纹理者，多与瘀有关。方中丹参则活血化瘀，改善气血，畅流循环，调整心肺功能，利于本病之恢复。婴儿壮为自制之强壮剂，方药组成与本例用方相呼应。日久服用令婴儿强壮。

肺气肿

小儿时期的肺气肿，分为代偿性与梗阻性。本文所治之肺气肿系哮喘日久发作，其气管壁痉挛及痰液阻塞管腔，影响肺泡换气功能，致使肺活量减少，因而鉴证常有持久性气短、咳嗽无力等候。在观察哮喘证同时，选其伴有肺气肿者，应用白玉丸，合服黄芪固肾汤，疗程 2 个月，临床症状多有改善。

病案：肾虚失纳。

孔某，男，13 岁。1980 年 3 月 6 日诊。

病史：患儿幼时患哮喘，久治常犯。近 2 年来，见有气短、走路多，上楼时，甚至喊叫之后多有气短现象。诊前 3 天，因过劳气短加重。少有咳嗽，伴汗，食少，大、小便尚好。

查体：神乏、面、形体瘦弱，胸呈桶状，肋间隙宽。舌苔少、舌质淡。肺呼吸音弱。腹软，脉沉无力。蹲起 3 次则气短。

检验：心电图检查未见异常。X 线胸片示肺透光度中等强。

诊治：诊为哮喘并肺气肿。辨证：气短，肾不纳气。治用固肾益气，佐利肺之法。处方：黄芪固肾汤。黄芪 15g，黄精 10g，五味子 5g，女贞子 10g，补骨脂 10g，白果 5g，椒目 5g，牡蛎 15g。水煎服。合服白玉丸（白屈菜、玉竹、白花蛇舌草、侧柏叶），每次 1 丸（5g 重），1 日 3 次。连服 2 个月，效果明显，治疗期间虽感，但哮喘未见复发，体力增强，气短大减，活动有力。前方继服 1 个月，复查时体重增加 1kg，一般活动不见气短，精神状态好。本例经 3 个月治疗，效果较好。疗程结束休药 3 个月复查，疗效巩固。

讨论：肺气肿勿论原因如何，病型何类，均说明肺的功能低下。肺本为主气之脏，肺伤元气失调，临床见于轻、中、重度气喘，而气短还不同于气喘，气短病在肾，肾虚不纳气则见气短，此种气短轻重均提示肾虚程度。因此，治疗重在固肾，但因哮喘所致的肺气肿，除气短外，尚有气喘的肺证。所以，本例之治，肾肺并兼。

肺脓肿

肺脓肿又称肺化脓症，与中医的肺痈相似。多见于肺炎过程，治疗不当，正气不足时最易发生。

病案：痰火壅肺。

成某，男，7岁。1976年3月4日诊。

病史：患儿于诊前12日起病，初为感，渐咳嗽重，发热，胸痛，当地诊为肺炎，仅用2天青霉素，病情未见好转。于诊前2天突然恶寒、高热、头痛、胸痛、咳嗽重呈阵发性。今起咳痰似脓味臭，未见血色。汗出、乏力、食少、恶心。大便不整，小便短赤。经门诊收入院。

查体：神乏、形虚、面红、唇干。舌苔黄厚而腻、舌质红。心音纯，肺呼吸音粗糙。腹软，肝脾未触及。脉数无力。

检验：白细胞数$18.0×10^9$/L，中性粒细胞70%，淋巴细胞30%。X线胸片示右肺中野见一圆形阴影。

诊治：诊为肺脓肿。辨证：肺痈，痰火壅肺，气血化腐而成。治用清热化腐，托里排脓，佐用化瘀生肌之法。处方：静脉注射青霉素常规治疗。服用，鱼腥草20g，葶苈子15g，柴胡15g，黄芩10g，射干15g，白蔹5g，芦根15g，冬瓜子15g，桔梗15g，黄芪10g，蒲公英10g，赤芍10g。水煎服。经治7天热退，咳嗽减少，痰质稀淡。前方继服加贝母5g不用西药。服药14天，少咳、痰少，一般状态好。更方：天冬15g，沙参15g，莱菔子15g，桃仁5g，杏仁5g，桔梗15g，瓜蒌15g，地骨皮10g。水煎服。又治8天，患儿一般状态如常，不咳、无痰、平温，X线胸片复查肺阴影吸收获愈。

讨论：肺脓肿真正发病还是有的，不过症较轻的，用一般抗感染剂很少能控制。发现的大多是重症。本例患儿家居乡下，初患肺炎抗生素仅用2天失控而病又起。此时病理已经化脓，所以，临床见有寒而热及咳嗽重、咳脓痰等明显症象。X线胸片确定病灶。治疗本病素以千金苇茎汤为治肺痈之良剂，本例依此加减取效亦较满意。合用青霉素 5 天。但以中药用时最长。方中之鱼腥草为清热解毒之良剂,据实验证实其对各种微生物均有抑制作用,可称广谱抗毒之剂。与葶苈子、白蔹、射干等为伍,其解毒之力为专。黄芪、桔梗、冬瓜子等托里排脓痰,协同共治,而收疗效。

特发性肺含铁血黄素沉着症

本病临床罕见,实验证明这是一种肺泡毛细血管出血性疾病。由于肺内含有大量含铁血黄素引起的病变。怎样会出现此种病变,据说与过敏有关。究竟何种因素过敏,至今也难肯定。不过本病临床有咯血、贫血,X 线胸片可见肺浸润状改变多可拟定。若结合实验室及咳嗽、气喘等症象便可确诊。

病案:肺瘀血虚。

曲某,男,4 岁。1980 年 3 月 6 日诊。

病史:患儿 1 年来,面色日渐苍白,常咳嗽,有时气喘以哮喘,贫血治疗不效。诊前 4 个月发生咯血,且渐加重,继住院观察确诊为本病,仅用激素治疗 10 余天,别无良策而来中医门诊。

查体:神乏、面色苍黄、唇淡。舌苔少、舌质淡。心、肺、腹部未见异常。脉数无力。

检验:血红蛋白 70g/L。X 线胸片示肺去絮状阴影。查痰可见含铁血黄素巨噬细胞。

诊治:诊为特发性肺含铁血黄素沉着症。辨证:肺疳,血虚肺瘀。治用养血,化瘀,止咳,止血之法。处方:当归 10g,丹参 10g，地龙 10g，蜂房 10g，白及 6g，茜草 10g，黄芩 10g，白鲜皮 10g，鸡血藤 10g，阿胶 5g，甘草 3g，刘寄奴 10g。水煎服。治疗 21 天，咯血止，不咳喘，活动有力。前方继服 8 天。病情明显好转。更方：当归 10g，黄芪 10g，党参 10g，鸡血藤 10g，白鲜皮 10g，甘草 3g，黄芩 10g，生地黄 10g，熟地黄 10g，丹参 10g，赤芍 10g，川芎 10g，桃仁 3g，杏仁 3g。连服 1 个月，贫血有改善。血红蛋白增加到 105g/L。X 线胸片示肺部阴影缩小。病情显著好转而中断治疗。

讨论：本病不仅少见，而且难治，尤其日久治疗，不少病人急于求愈而各地辗转求医，因此，误其治疗。本例则属于此种情况，由于治疗本病缺乏经验，治疗除自行辨证施治外，就是借鉴于文献经验，可是文献介绍亦寥寥无几。本文之治参照文献与辨证结合病情实际，撰写方药，其原则以止肺血、去肺喘为标，化肺瘀、散肺结、补气血为本，时而治标，时而治本，标本兼治。治疗近 2 个月，疗效比较显著，但其彻底治愈尚得深入探讨。

浆液性胸膜炎

本病又称渗出性胸膜炎，多属结核性，常于儿童期发生，在结核发病多时，本病多见。本文所治三例，均有西药抗结核治疗史，其中一例以中药为主治疗获愈。

病案：水邪积胸。

任某，女，11 岁。1976 年 5 月 10 日诊。

病史：患儿小学 3 年，节日活动过劳，于诊前 9 天起病，发热、头痛、胸不适以感冒治3天无效。现症：发热、咳嗽、胸痛、夜间有汗。病后乏力、食少、大便干，小便黄。

查体：体温37.9℃，神乏、颊赤、唇干红。舌苔白厚、舌质红。心音纯。肺右侧呼吸音减弱，叩诊浊音。腹部未见异常。脉数无力。

检验：白细胞数$8.0 \times 10^9/L$，中性粒细胞45%，淋巴细胞55%。血沉中度快。X线胸片示肺右侧积液。结核菌素试验阳性。穿刺液为淡黄色，少混，比重高，细胞多以淋巴细胞为主。蛋白定性阳性。

诊治：诊为浆液性胸膜炎。辨证：胸痹，为水邪积胸，化热而致。治用清热利湿，开胸泻肺之法。处方：黄芩15g，柴胡15g，黄精10g，葶苈子15g，桑白皮10g，瓜蒌15g，半边莲15g，半枝莲15g，冬瓜子15g。水煎服。合用链霉素肌肉注射，已于诊前注射2天，故未停。经治14天，热降、胸痛减、少咳。前方继用14天，一般状态好，X线胸片示肺部积液明显吸收，停用链霉素。更方：柴胡10g，黄芩10g，地骨皮10g，知母10g，黄精10g，百部10g，郁金10g，瓜蒌10g，木香3g，丹参10g，赤芍10g。水煎服。连服21天，患儿精神好、能食。胸透积液吸收。临床治愈复学。

讨论：1976年教学到基层中医院，参与儿科病房和门诊医疗，地居城乡病人较多，病种齐全，其中结核病发病率高于其他地区。有关结核病例大多出于此时，广大病家对中医药治儿科病密切配合。本例之治始终坚持服中药，链霉素仅用7天，患儿耳鸣而停。胸水为轻度，及时治疗吸收的较快，后来经透视复查未见反复。本例所用方药前后仅两组处方，从疗效来看，葶苈子、半边莲、桑白皮、瓜蒌等清热、利水、畅通胸气均有良好作用。为促进胸水的吸收又以活血之剂，如丹参、赤芍等畅通循环，加速恢复。

脓胸（术后热不降）

脓胸，指胸膜腔化脓而言，即化脓性胸膜炎。多继发于肺部感染，固症以胸痛为特点，故与中医的胸痛、胸痹，悬饮、支饮等有关。

本病属于急症，如影响呼吸时应及时救治。本例系脓胸发热，经术后及多种抗生素治疗热不降之例。

病案：胸痹发热。

郑某，女，11 岁。2007 年 11 月 10 日就诊。

病史：患儿起病 12 天，初为感，继而咳，甚之气短，经当地医院 X 线胸片确诊肺炎。经抗生素治疗 6 天，热不降而喘重，右侧胸痛。进城于某院住院检查诊为肺炎并发脓胸，继用抗生素治疗 4 天，热不降，胸痛甚，呼吸急。外科手术排脓，胸痛及呼吸改善，但热不降（体温 38.5 ℃），病后食减，夜不安，无汗出，大便干，小便黄。因抗生素治疗 12 天，而且用多种，症状改善，唯热不降，求诊中医。

查体：体温 38.6 ℃，神乏，面色㿠白，表情淡漠。口唇干红，舌苔黄厚，舌质红绛。心音纯，右侧肺呼吸言减弱，伤口包扎。腹软，肝脾未触及。脉数无力。

检验：住院有关化验资料齐全，其中白细胞数及中性粒细胞高，胸腔液为脓性、稀薄，检出链球菌。

诊治：诊为脓胸。辨证：胸痹发热。治用清热利胸，除痹排脓之法。处方：柴胡 15g，黄芩 15g，葶苈子 10g，青蒿 15g，地骨皮 10g，知母 10g，瓜蒌 15g，鱼胆草 15g，寒水石 10g，金莲花 15g，桔梗 15g。水煎服。合用小儿抗炎灵（院内制剂，主要药物有柴胡、黄芩、黄连、紫草、寒水石、射干、牛黄等），每次服 5 粒，1 日 3 次。服药 5 天退热，复诊时热 3 天未起。前方减寒水石、金莲花，加牡丹皮 10g，生地黄 15g。停服抗炎灵。8 天后复查，患儿一般状态好，体温 36.6℃，不咳，无痰，胸不痛，脉缓。以养阴除热，化痰利胸善其后。更方：生地黄 15g，麦冬 15g，枳壳 15g，桔梗 15g，佛手 10g，沙参 15g，瓜蒌 10g，射干 10g，甘草 3g，水煎服。

讨论：本例求诊中医，降温为其要。中医治热，以解毒为先，毒犯肺胸，化热为腐，内积而病。究其既往诊治，本病初起即用抗生素，而且从未停止。基本上形成包围，仅一链球菌为何不得挖。此毒邪已成，无毒不热，此热之除，必当解毒为先。因此，本例之治，毒热异常。方中用鱼腥草、金莲花、黄芩解肺经毒，寒水石、青蒿、地骨皮、知母、柴胡清内外之热，葶苈子、紫苏子、桔梗排新老之痰，汤散合用，功效专一。治疗 5 天生效。终以养阴除热，根解余毒而病告愈。

儿童胸闷

胸闷，近些年在儿童中常有发生，病虽不大，但其检查颇费时期。对心肺疾病除外的胸闷疾病，经中医药治疗效果为佳。

病案：邪阻胸气。

林某，女，14 岁。1988 年 8 月 20 日就诊。

病史：患儿平时体健，现上初中，学习紧张，成绩优秀。此次期末出现胸闷，白天重，休息之后稍缓。胸闷为时 30 天，近日闷而烦遂诊。除胸闷不解外，饮食、睡眠及大便、小便均为正常。未系统治疗。

查体：精神疲倦，营养一般。气息平和，面色㿠白，口唇干红。舌苔白厚，舌质淡红，咽不红肿。心、肺听诊未见异常，胸及腹部未见异变。脉沉数有力。

检验：X 线胸片及心电图结果，心、肺均未见异常。

诊治：诊为胸闷。辨证：营卫失调，气结胸气。治用调和营卫，理气舒胸之法。处方：降香 3g，柴胡 10g，枳壳 10g，瓜蒌 12g，青皮 6g，菖蒲 12g，薤白 10g，白芍 10g，郁金 10g。水煎服，1 日 3 次。服药 2 日症大减。继服 6 日胸闷解除。服完 8 日停药而愈。

讨论：胸闷在相关检验之余，除外要证。但不药而闷不解，历时月余，患儿神情不安，胸闷不解气息失畅，故求中医施治。胸闷，又称胸痞，胸中痞满。胸闷在除外心、肺之疾。治之放胆，药到不及 8 天而解，此气机失调，胸气不畅必当调和营卫，舒缓气机，促进胸气通利而病方愈。方中诸药皆开胸、理气之品，其首药降香为主剂。本病在胸，乃心肺居所，但其病起于肝，肝主条达，胸气不畅，肝之条达不至。君用降香，其药入肝，降气行气兼辟邪秽，所治胸胁满闷，或痛，或胀均可一步到位。余药诸品，以肝胸为靶，协同降香，奏调和营卫，理气舒胸之效。

脾胃、消化系

鹅口疮

隋代《诸病源候论》载有"世谓之鹅口",即今之鹅口疮。为小儿,尤其幼小婴儿易患的一种口腔疾病。鹅口疮本属口腔科病,但首诊多于儿科,还有儿科疾病过程继发鹅口疮。因此,对鹅口疮的治疗,变是儿科之责。鹅口疮轻者易治,重者尚可引起客祸端。

病案:心脾积液。

金某,男,6个月。1990年4月6日诊。

病史:患儿于诊前6天起病。症见:发热、少咳,流涕。用抗生素治疗4天热降,但患儿进乳不宁,舌口出现白色乳块样物。大便不消化,小便黄少。

查体:神烦,面赤,唇干,涎多,口腔内膜,舌边布满白屑。舌苔白厚,舌质红。心、肺、腹部未见异常。脉数,纹红。

检验:白细胞数$10.0×10^9$/L,中性粒细胞56%,淋巴细胞44%。

诊治:诊为鹅口疮。辨证:心脾积热,邪秽化热,上薰口舌化腐生屑。治用清心泻脾之法。处方:黄芩4g,黄连1g,生地黄5g,淡竹叶5g,灯心草3g,白芍4g,蝉蜕4g。水煎服。合用1%龙胆紫药水涂患处,1日1～2次。经治3天白屑消退。

讨论：鹅口疮，一般治疗均可痊愈，但营养状态不佳者，易迁延日久，恢复较慢。经本组处方治疗者一般均愈。方中黄连清心；黄芩清脾；生地黄去内积热；淡竹叶、灯心草导赤去热；白芍、蝉蜕宁神。加 1% 龙胆紫局部泻火。多数 3 天～5 天而愈。

口　疮

口疮是口腔内膜、舌边及咽峡周围发生的疱疹，并化为疮疡。其色红、黄、灰白及大小不等，多伴有火热症象。

病案：毒热上攻。

苗某，女，1.5 岁。1978 年 4 月 24 日诊。

病史：患儿于诊前 3 天发热，今起拒食，流涎，呕吐 1 次。烦躁不安，大便干，小便黄。

查体：神烦身热、面红、唇干红。舌边、上腭、颊侧见有 10 余个疱疹，周围红，有的破溃。舌苔黄薄，舌质红。心、肺、腹部未见异常。脉数。

检验：白细胞数 $12.0 \times 10^9/L$，中性粒细胞 60%，淋巴细胞 40%。

诊治：诊为口疮。辨证：心脾积热上攻口舌。治用清热解毒，凉血导赤之法。处方：柴胡 5g，黄芩 5g，生地黄 5g，紫草 3g，木通 3g，淡竹叶 5g，黄连 2g，枳实 5g，竹茹 5g。水煎服。合用泻心散（黄连、生地黄、木通、淡竹叶、莲子心），每次 0.5g，1 日 3 次。外敷吴茱萸散 5g，醋调为糊，分 2 份，敷双侧涌泉穴 24 小时换 1 次。经治 2 天，不热，能食，3 天基本恢复，治疗 5 天而愈。

讨论：小儿口疮为内热化火攻于口舌。治疗用导赤汤加减和外敷吴茱萸散，退热较快，口疮不及 3 天均消。本例之治乃传统之法，导赤散一方始于宋代《小儿药证直诀》，为治小儿心热而立。吴茱萸为苦辛之剂，《本草纲目》用其末，外敷两足心，引火下行，火出而痊愈。本例内外合治所治之例均效。泻心散为协定方剂，由导赤散加味而成，具有导赤清热、解毒之功。

口腔溃疡

口腔溃疡，是口疮破溃形成，或者起病则溃破为疡。现代称之溃疡性口腔炎，是小儿常见的一种口腔感染性疾病。单发和继发多首治于儿科。口腔溃疡，虽然重，但中医治疗，其效亦佳。

病案：毒火化腐。

刘某，女，14 岁。1969 年 3 月 21 日诊。

病史：患儿于诊前 21 天起病。初为外感，发热 3 天经抗生素治疗，但口腔发炎，疼痛，发疹起疱，破溃，腐烂，满口皆是，痛苦异常。影响舌口活动，不能咽下，仅可以适温之流质充饥。无食欲，有低热，大便干，小便黄。经用多种抗生素及维生素，外用多种搽剂、含漱等均未收效。

查体：合作，痛苦状，张口，面红，口唇干裂，舌边及口内四周、满口均可见片状、灰白色溃疡，有的渗血。舌苔白腻、舌质赤。心、肺、腹部未见异常。脉数无力。

检验： 白细胞数 $10.0 \times 10^9/L$，中性粒细胞 65%，淋巴细胞 35%。X线胸片示心、肺未见异常。口腔分泌物培养出白色念珠菌。

诊治： 诊为口腔溃疡，泛发性。辨证：心脾积火，邪毒污染化为毒火，上攻口舌化腐而致。治用清热解毒，滋阴凉血之法。处方：大青叶 15g，黄连 5g，生地黄 15g，枳实 15g，当归 15g，木通 10g，柴胡 15g，白薇 15g，重楼 15g，知母 15g。水煎服。治疗 4 天，明显好转，不发热、口不痛、溃疡渐消过半、精神爽、可进粥、大便稀。更方：生地黄 20g，当归 15g，牡丹皮 15g，石斛 15g，木通 10g，山慈菇 10g，紫荆皮 15g，麦冬 15g，龙胆 10g，山楂 15g，麦芽 15g。水煎服。连服 6 天，诸症悉除，口腔溃疡全消如常。

讨论： 本例口腔溃疡十分严重，满口皆疡，在无奈中，单纯服中药治疗，而收效亦出医患之意料。口腔溃疡为常见的口腔病，但如此重的尚属罕见。本例系心脾之积火与邪毒化为毒火致病。方中用大青叶、黄连、重楼解毒败火；枳实导滞驱火下行；木通引火从小便而出；当归、白薇、生地黄养阴凉血保津；柴胡退热。综合治疗不及 4 日则病去过半，再用清消之剂，除余毒，复脾胃生机，仅 6 日而愈。

地图舌

地图舌，又称剥脱性舌炎，是虚证，在形体不足的婴儿中易见。病虽不大，但家人急于治好。而医者治疗效果又差。本文曾用多种方法治疗，而取效者不捷，此与病因难明有关。

病案：心脾不足。

宋某，男，9 个月。1990 年 6 月 6 日诊。

病史：患儿牛奶喂养，卫生善好。平素脾胃差，常有消化不良。诊前 3 个月起，舌苔渐厚，苔下而舌面剥光 1 ～ 2 处，逐渐扩大，涂过抗感染药无效。现症：乳少，不宁，大便不整，小便清。未服任何药物而诊。

查体：神乏，面㿠，营养欠佳。口唇干淡，舌面多处剥脱，凸起部色灰白，凹陷部色红赤。舌苔少、舌质红。心、肺、腹部未见异常。脉沉缓。纹淡。

检验：大便镜检未见异常。血红蛋白 105g/L。

诊治：诊为地图舌。辨证：心脾气虚上不滋口舌，舌不得养而气血失调，久而为瘀，剥脱。治用养心益脾、化瘀理气之法。处方：桂枝 4g，白芍 4g，当归 3g，丹参 4g，白术 4g，黄芪 4g，太子参 2g。水煎服。经治 3 周，舌苔白薄、剥脱平复。患儿一般状态好。继服婴儿壮，每次 0.5g，1 日 3 次，疗效巩固。

讨论：地图舌，确是无关紧要的一种病，病人多有口服维生素 B_1、维生素 B_2 的历史，疗效不好。病家还讲，有时重，有时还轻。可见本病还缺乏对其规律的认识。本文根据舌与心的关系、舌苔又与脾有联系，因此，舌的气血失调和心脾气虚，影响舌苔的正常平衡有关。故治则从心脾。方用桂枝之温经，与白芍共调营卫；当归养心；白术健脾；丹参活血化瘀，去瘀生新，改善局部气血状态，修补舌体；黄芪、太子参益气增强小儿正气功能，促进舌的功能活动。由于本例疗效好，复用此法治疗 3 例，仅 1 例有效，但效不及本例明显。可见其因、其证尚待进一步探讨。为了观察本病疗效，曾用血府逐瘀汤治疗 1 例，亦收其效。

涎　证

涎证，又称滞颐，口水常流之证。小儿流口水本属生理范围，但年龄过 2 岁继续流，而且渐重者匀属病理改变。涎为脾所主，所以，涎多乃脾失其制。因此，涎证与脾不和有关，脾不和有寒热之别，临证所见以偏寒、阳虚为多。

病案：脾虚失制。

任某，男，18 个月。1974 年 7 月 4 日诊。

病史：患儿生后 9 个月时流口水较常儿为多，经 3 个月不治而愈。近来原因不明，口水又流，历时又有 1 个月之久。此次流口水，原因是外感之后，而且流的较前次为多。饮食、睡眠和大便、小便均无异常。

查体：神乏，面㿠，唇淡，流涎，滞于颐而湿红。舌苔薄白、舌质淡。心、肺、腹部未见异常。脉沉缓。

检验：查锌和血钙均属正常范围。

诊治：诊为涎证。辨证：脾虚涎液失其制约而自流出。治用健脾固涎之法。处方：白术 6g，苍术 3g，山药 6g，莲子 6g，芡实 6g，诃子 6g，茯苓 6g。水煎服。经治 8 天，效不明显。前方加金樱子 6g。合用五倍子末 5g，醋调敷脐，1 日 1 次。治疗 8 天，患儿流口水大减，服药第 12 天不流而愈。

讨论：涎证也是令家人忧急之证，一般疗效又差。本例以脾虚论治，方中之白术、苍术、茯苓、山药、莲子等皆健脾之剂，而对涎液的固摄则当推诃子、芡实、金樱子。凡患此证者，一般病程较长，而且脾虚亦较重，部分病例累及肾。故方中之芡实、莲子、金樱子之类不仅健脾，同时对肾亦有固涩作用。对本病之治，疗程用药以 20 天左右为度。五倍子固涩与健脾协同应用标本兼治。另有用白术 5g，蒸服其汁，加糖服，1 日 1 次，连用 10 天亦效。

舌下囊肿

舌下囊肿是口腔外科治疗范围的疾病。本例患儿，其舌下囊肿已经行口腔外科手术切除。但后来又于舌下长出肿物，经检查仍是囊肿，而且渐大。不愿再次切除，试求中医一治

病案：毒结气血。

姜某，女，1 岁。1974 年 2 月 19 日诊。

病史：患儿为第一胎，足月顺产。生后体健，满月后发现吮乳无力。于 6 个月时见舌下肿胀，并影响吸吮动作。遂于某院口腔科以舌下囊肿病，行手术切除。术后经过良好。但于半年后又见复发，舌下肿物日渐增大，状如拇指甲大。其他均无不良症象。

查体：神清，活泼，营养一般，面色红润。舌苔白薄、舌质淡红。舌下视有肿物，触之如拇指甲大小，质硬、移动、边缘光滑、无波动。压之不痛、色如常肤。背部可见软疣数个。心、肺、腹部未见异常。脉数无力。

检验：切除囊肿检查为良性肿物。

诊治：诊为舌下囊肿。辨证：毒结气血，壅塞舌下所致。治

用解毒、化瘀、软坚、破积、活血、养血、益气之法。处方：白花蛇舌草 8g，丹参 8g，莪术 5g，薏苡仁 10g，当归 5g，甘草 3g。水煎服。连治 20 天，舌下囊肿消失，触之肿物不见，局部柔软，未触及肿物。背部软疣亦全部消失。

讨论： 本例病人是在特殊情况下试治的，曾见过舌下囊肿的患儿，不经内治均转到专科手术治疗为常。本例则是患儿不惜二次手术，力求中医试治。本文根据舌下肿物的特点，将其辨证为心之郁火化毒，循经上攻结于舌下，郁结为囊肿。故治法以解毒、软坚、化瘀、破积等治疗。连服 20 天不仅舌下囊肿消失，连背部的几处软疣亦消去。患儿 7 年后来诊，得知，病未复发。25 年后，患儿成人，携其子来诊，重提当年病情，多年来一直安然无恙。本着中医理论分析本病情，仅用六味普通天然药物治愈舌下囊肿和软疣。当然方中之薏苡仁治疗软疣已有文献介绍，用其目的不在治囊肿，而是针对软疣的。结果囊肿及疣全然消退。因对其理一时茫然，故治疗经验从未向世人报告。今于病案中端出，有机会者不妨一试，以积累经验，找出治疗规律，造福病人为幸。为此一偶然所得，本文岂敢造次，但有是例时一用为心。

剥脱性唇炎

本病在皮肤科亦属罕见，病因难查。见于年长儿童，疾病经过较长，病虽不大，但治疗颇难。

病案：心脾阴亏。

张某，女，10 岁。1980 年 3 月 11 日诊。

病史： 患儿性情孤独，内向。8 岁入小学，出于对事物的思虑而养成咬唇，渐成习惯。初起咬下唇，后加咬上唇。近 1 年来，不仅咬上下唇，而且还加舔上下唇。由于长年舔咬动作，致使口唇肥厚、淡红。曾用维生素、安神剂、外涂等治疗，均未收效。

查体： 神乏，面㿠，口唇上下均受累，呈浸润性肥厚，色淡红，干者有痂、湿者渗出。舌苔白薄、舌质淡红。心、肺、腹部未见异常。脉沉无力。

检验： 血常规未见异常。

诊治： 诊为剥脱性唇炎。辨证：心脾阴亏。治以养心滋脾，佐用化瘀之法。处方：当归 10g，丹参 10g，石斛 10g，生地黄 10g，麦冬 10g，徐长卿 10g，白芍 10g，桂枝 5g，百合 5g。水煎服。治疗 16 天，基本不咬，但有时舔。前方加玉竹 10g，黄精 10g。服 8 天咬、舔均可自噤。局部未见改善。继服 8 天，虽然不咬，不舔，但口唇胀痛，干涩不适。前方加五灵脂 5g，延胡索 10g。治疗 12 天，除局部肥厚外，未见其他痛苦。前方去五灵脂、延胡索、桂枝，服 8 天而止。4 个月后咬、舔动作控制，口唇厚及色均有好转。

讨论： 本例病变在唇，因咬、舔而致。日久营卫失和，郁结肥厚。咬舔动作难耐病在心，故当治心求制，脾阴得滋唇不吸舔，绝此外扰。化瘀之法旨在调和营卫、畅通局部气血，改善唇厚。据传闻患儿于 3 年后始恢复常唇。本例之唇剥脱肥厚，乃由长期咬、舔致局部营卫失调，气血不畅所致。口唇为脾所主，咬、舔不能自控为心不足，局部之厚为瘀象，依此所治始收效。

厌　食

　　厌食是对食物的一种厌恶现象。厌食包括食欲不振和纳食减少，其可以为许多疾病的一个症状，亦可成为一个独立的病证。做为症状，主要治疗原病，对症状用随证加减法可治。以厌食为主的病证，必独行证治。厌食的发生，原因繁多，但其病在胃，胃主纳食，胃为水谷之海，胃不失调则食不厌。所以说，胃和则食进，胃失和则厌食。因此，厌食的证治立足于胃，此乃调治厌食的主要方面，除胃本病外，尚有其他脏腑的失调而累及胃的，此种厌食除治胃外，还必须治疗原脏腑。如脾失调致胃病而厌食，治之亦胃亦脾。因致厌食的病因多，疾病发生机转复杂、这就为治疗厌食增加了难度。本文对厌食之治，从胃，分寒、热、虚、实治之。

　　病案一：寒邪伤胃。
　　邓某，男，5 岁。1978 年 3 月 21 日诊。
　　病史：患儿素体不足，平素饮食不节，喜食冷品。此次起病于诊前 20 天，厌食，腹不适，日渐加重。诊前 1 天不食，但冷饮不减。服 3 天进食成药无效。病后大便整，小便清长。
　　查体：神乏、体瘦、面㿠、唇干淡。舌苔少、舌质淡。心肺未见异常。腹软喜按。脉沉缓。
　　检验：检大便虫卵阴性。
　　诊治：诊为厌食。辨证：寒伤胃气，胃气不振而致厌食。治用温胃进食之法。处方：山柰 5g，木香 3g，乌药 5g，炮姜 3g，高良姜 2g，苍术 3g，九香虫 5g，佛手 5g，甘草 2g。水煎服。节制冷饮。治疗 10 日胃安而食。

讨论：喜冷饮乃小儿之一好。但素体阴虚，冷气太过者，尤其久用伤胃之气，胃气为冷所凝而不振引起厌食。其治宜温，温者去寒。方中之山柰、木香、乌药、炮姜、高良姜、九香虫等皆有温胃去寒之功；冷者皆湿，故加苍术以燥之；冷可滞气，以佛手调理；甘草和之而收显效。

病案二：热邪伤胃。

丛某，男，3 岁。1978 年 6 月 6 日诊。

病史：患儿喂养失调，乳食从不知节，平日五心烦热。于诊前 1 个月起病。症见：食欲低下，近日食纳大减，夜卧不安，大便干，小便黄。服过消化药不效而诊。

查体：神乏、面红、唇干。舌苔白厚、舌质红。心、肺、腹部未见异常。脉沉数。

检验：检查肝功未见异常。

诊治：诊为厌食。辨证：乳食不节久滞化热，热伤胃气而致。治用清胃进食之法。处方：龙胆 5g，白芍 5g，枳实 5g，石斛 5g，莱菔子 5g，鸡内金 3g，山楂 5g，麦芽 5g。水煎服。治疗 8 天，五心不热，饮食恢复。

讨论：本型厌食多见，与食积所伤有关，尤其甜食不节化热易致本病。用药时必须节甘，避免再伤。方中龙胆、枳实、莱菔子、石斛、白芍清胃之积热而护其阴，山楂、麦芽、鸡内金助化进食，治疗得当则热去而食。

病案三：食滞伤胃。

赵某，女，7 岁。1979 年 10 月 11 日诊。

病史：患儿常有食积，时作时缓。此次又因包含不当而病。于诊前 6 天因过食煎炸而厌食，现每次进食仅半两稀粥，多食而腻，渐瘦。大便不整，小便黄。

查体：神乏、面红、唇干。舌苔白厚、舌质红。心、肺未见异常。腹满，叩之鼓音，无压痛。脉沉数。

检验：胃 B 超未见异常。

诊治：诊为厌食。辨证：积食滞胃，化腐生热，滞伤胃气而致。治用消积进食之法。处方：枳实 10g，莱菔子 10g，神曲 10g，佛手 10g，槟榔 10g，大黄 2g，白术 5g，苍术 5g。水煎服。合用消积散（鸡内金、橘皮、莱菔子、神曲），每次 5g，1 日 3 次。连服 8 天而愈。

讨论：小儿饮食素不知节，好食者多贪，日久成积，积而化热，则五心烦热，此内伤于食。遇有过量难化之食物，易内外合而致胃大伤。此型厌食早治多安，延误则虚难疗。本例用大黄、枳实、莱菔子、槟榔去积化滞；白术、苍术、神曲、佛手理胃助化，合用消积散增加其功。

病案四：病久胃虚。

李某，男，2 岁。1979 年 12 月 4 日诊。

病史：患儿 1 年来厌食，久治不愈。诊前 8 天因感而厌食加重，每日以牛奶维持。大便不整，小便清。

查体：神乏、倦怠、体瘦、面㿠、唇淡。舌苔少、舌质淡。心、肺、腹部未见异常。脉沉缓。

检验：锌低于正常。

诊治：诊为厌食。辨证：脾胃不足，气虚不纳失运所致。治用养胃健脾，佐用进食之法。处方：白术 5g，苍术 3g，石菖蒲 5g，佛手 5g，白芍 5g，山楂 5g，麦芽 5g，石斛 5g，党参 5g。水煎服。服药 6 天，精神状态好，食量增加，治疗 12 天渐胖，能食。巩固 6 天而愈。

讨论：本例厌食乃日久之慢性经过，虽经治疗，但致伤之因不除，则治而复伤，岂能获愈。本例服药同时，节制零食及甘甜之品，饮料改饮白开水不加糖料。不食者不强食，如此调护，坚持药治 10 余天而效。方中用白术、苍术补脾燥湿，白术健脾力强，以补为多；苍术燥湿力大，偏于平胃。脾胃相调，胃和脾运促进食欲而增强进食。余品开胃助化、调中进食。

病案五：寒热滞胃。

蒋某，男，8 岁。1980 年 1 月 10 日诊。

病史：患儿幼时多积滞，常有胃腹不适。上学后食欲减退。于诊前 1 个月厌食加重，每次进食不及 1 两。但饮料未减，日饮 4 杯，糖果有增。喜卧、乏力、大便不整，小便清长。

查体：神乏、面红、唇干。舌苔白厚、舌质淡红。心、肺未见异常。腹满，肝脾未触及。脉数无力。

检验：大便蛔虫卵阳性，肝功正常。

诊治：诊为厌食。辨证：胃虚及脾，寒热夹杂，虚实并在。治用理脾之法。处方：服小儿进食汤（龙胆、白芍、佛手、枳壳、九香虫、石斛、麦芽）。连用 8 天好转，食欲恢复，食量增加，经治 16 天而愈。

讨论：进食汤，是在辨证论治的基础上，根据证型多有夹杂而见的特点，将各型之方药精选而组合的方剂。应用本方，一般不加减，若证型之偏十分明显者，亦可随证用药。在应用本方治疗以厌食为主的各型，均可收效。

食 积

小儿食积，是小儿常见的脾胃病证，本病之初病在胃，因食滞而积所致。此证小儿发病多，临床表现轻重悬殊，轻者无碍，重者影响发育，招惹疾病。因此，食积之证不可久留，宜早防治。

病案一：食滞于胃。

夏某，男，3 岁。1978 年 5 月 4 日诊。

病史：患儿饮食失节，喜食者无度。于诊前 5 天因饮食过量而病。症见：恶食，嗳腐，腹不适，时吐酸，大便不消化，小便黄。

查体：神乏、面红、唇干。舌苔白厚、舌质红。心、肺未见异常。腹满，脉沉数。

检验：肝功未见异常。

诊治：诊为食积。辨证：乳食伤胃，胃伤纳谷化食失常，积而为滞。治用消积化食，佐用清热之法。处方：保和丸加减。山楂 7.5g，麦芽 7.5g，枳壳 7.5g，橘皮 7.5g，莱菔子 7.5g，半夏 7.5g，佛手 7.5g，苍术 3g，黄芩 5g。水煎服。治疗 6 日而愈。继用消积散 8 日巩固其效。

讨论：食积之新者多实，用保和丸之类有效。本证之发生较为普遍，其因有二，一是小儿脾胃功能有限，二是饮食用量难知饱足，所以，易为食伤。病者早治大多可得复。若迁延日久，或反复伤滞则易转慢，而治之亦颇费时。食积一证与感冒一样，虽为小恙，如留其积反可酿成他疾，临证不得不慎。

病案二：气阴两虚。

吴某，女，3 岁。1979 年 4 月 26 日诊。

病史：生后人工喂养，乳食无度。诊前 3 个月，食伤吐泻 10 天治愈。其后食少，腹满、恶心、大便不消化，小便黄。

查体：神乏、体瘦、五心热、面红、唇干淡。舌苔薄白、舌质红。心、肺未见异常。腹满，肝脾未触及。脉数无力。

检验：查锌略低。

诊治：诊为食积。辨证：食积日久，积化热，热伤胃气，进而及阴。所以，食积之虚多为气阴两虚。本文所治之例，偏于气虚，阴虚者均不如气阴两虚者多。治用养阴益气，化积助化之法。处方：石斛 7.5g，党参 7.5g，苍术 3g，莱菔子 7.5g，麦芽 7.5g，佛手 7.5g，黄芪 7.5g，地骨皮 7.5g，生地黄 7.5g，枳壳 7.5g。水煎服。合用消积散，每次 0.5g，1 日 3 次。治疗 6 天，症状改善，想食，服药 12 天食量增加如常。五心不热，精神状态好。经治 2 周饮食恢复，一般状态均常。

病案三：虚实夹杂。

王某，男，8 岁。1979 年 9 月 1 日诊。

病史：患儿平素喜食甘甜之品，近 4 年来，对饮食由思少到纳少，现每次进食最多 1 两。食后伴有腹不适，不消化，且日渐加重。虽经多方检查与治疗均未见好转。

查体：形体瘦弱、面色黄褐、口唇干红。舌苔白厚、舌质红淡。心肺未见异常。腹满，肝脾未触及、脉沉缓。

检验：大便检出蛔虫卵，肝功能正常。

诊治：诊为食积。辨证：食积虚实夹杂。处方：香茶菜水剂（科研新剂），每次 10mL，1 日 3 次，饭前服。7 天为 1 个疗程，一般以 2 个疗程为度。患儿服药 7 天，食量增加过半，经治 2 个疗程，食欲及食量均恢复正常。

讨论：小儿厌食经过辨证归类治疗及消积散、进食汤综合治疗各有其效。为了探讨一药治多型之剂，本文研制的 100% 香茶菜水剂，对小儿食积虚实并存者进行治疗，效果较佳。香茶菜，又名野苏子，各地均有分布，产量较高，目前尚未有开发。此剂具有进食、理气、消积、助化等作用，仅此一剂胜治食积的各类方药。应用中未见不良反应，是治小儿食积的有效新药。

胃气不和

胃气不和，从宋代，钱乙的《小儿药证直诀》记载以来，历代儿科医家对胃气不和一称，存在着是病、是证、是因、是理一时说不清的实际。但《中医大辞典》则将胃气不和立项，并称其为病证名。而在儿科诸多病证中很难见到胃气不和证。其实在临证中胃气不和的病例并非罕见。

病案：乳食伤胃。

秦某，男，3 岁。1988 年 4 月 2 日就诊。

病史：患儿生后生长发育、饮食睡眠等均有规律，很少患病。近时发现孩子胃不和，主要表现在饮食变换和食量稍多，以及零食乱用之后，每于夜晚见有不安，并喜俯卧。其他改变不明显。据此改变疑为病至，故而求诊，早期干预。

查体：患儿一般状态好。口唇稍干不红，舌苔薄白，舌质淡红，咽不红肿。心、肺及腹部均未见异常。脉象平缓。

检验：诊前幼儿园验便未见虫卵。

诊治：诊为胃气不和。辨证：饮食失调，干扰胃气。治用和胃理气之法。处方：和胃饮加味。厚朴 5g，陈皮 5g，炮姜 1g，炙甘草 1g，佛手 5g，白芍 4g。水煎服。1 日 3 次。嘱其有效连服 2 周，无效更方。患儿服药 1 周生效，自行减去炮姜，治疗 2 周，患儿安然。建议饮食管理有序，1 年服药 2 次以调为主。病家言善。

讨论：本案例在本书中是最不起眼，甚之不值得一提的小恙。作者本意并非如此，且看下文。

1. 本例系小恙，但其防治意义，则重如千斤 患儿不适由外祖母陈述，就诊目的治疗"胃不和"，即胃气不和，此中医术语，出自病家必有来历，果然是一位中医儿科同行，如此观察，及早发现异象，早期干预对孩子的健康甚有意义。

（1）"胃不和"：是中医学中经常用的一个词。早在《素问·厥论》一篇即有"胃不和则精气竭"和《素问·逆调论》有"胃不和则卧不安"的论述。在儿科常讲的胃气不和，多与积、积滞之类相掺。一般而言，胃不和一般不治。成积，为滞则引起重视。其就医者也不是全部。本例患儿，是内行的外祖母和外行的病家，在重视性方面显然有别。如此为之，早治早安；如此不为，则胃不安，不安则病，胃气一动，全身皆摇，此古之常论。

（2）辨证：其病，胃为水谷之海，受纳水和谷之器官。小儿之胃，其阴其阳均较稚弱。所以，保护勿伤，至关重要。其实，小儿者，十胃九伤。缘于水谷受纳失调，进而胃阴胃阳失调，先阴先阳，阴阳共伤，视其受纳多少。一般初见者以胃气为多，气者为阳，阳者功能活动。病家讲孩子"胃气失和"便是早期所见的症象。长此发展，必然是胃的受纳及腐熟功能受挫，卧不安，胃府不舒是疾病的早期信号。对此信息重视与否，必关疾病发展之大局。案中主人高见及早发现，应急求治，数剂而解。细想如此案例临证能有几人。叹哉，胃不和失治，其遗祸多多。本案例成为书中一个新亮点，其意义是不言而喻的。

2. 治方　本例所用之方系"和胃饮"。此方为明代张景岳的《景岳全书》所载。方中药物有厚朴、陈皮、炮姜、炙甘草4味。本例治疗此方加佛手、白芍。对本方的应用要点有三。

（1）炮姜：原剂为生姜，其干者为干姜。始载《本草经》列为中品。炮姜为干姜加热炒后制剂，有载用煨姜，与炮姜大同小异，煨者用烤制。临证用之多种，如有生姜、干姜、姜汁、姜皮、炮姜、煨姜之不同，但其药之本辣也。辣之多温。所以，姜性虽改，其温不变。小儿者用炮姜、煨姜温而不猛，最宜。用量勿须过大，一般从少量起用。对胃不和之例，放胆用之。本案例用之1周生效自行而止，不合医者本意。

（2）佛手：作者治胃疾常选之剂。其性辛温，理气调食作用兼备。

（3）白芍：肝经药，其功在柔。胃失和累及肝，所以，肝胃失和多并作。故用之宜早，与佛手为伍，对胃不和则卧不安疏解有利。

3. 思考　大医治大病，小医治小病，言之有理与无理。从医之资历讲好似有理，但昔贤有言，如《金匮要略》开篇即问"上工治未病"，可见未病比小病还难。所以，医者大病要治，而小病也不可忽略，此医者之本。小者不慎则酿大，渴而筑井为时已晚。故对本例之治幸有知证及早发现，早期调治，有利于身安。惜哉，幼小婴幼，胃气未壮，稍有差异，则易损伤。所以古有"有胃气生，无胃气死""保一分胃气，有一分生机""胃气调和，全身皆安""胃气动，全身摇""胃缓而恶壅""胃气疲惫，精气立竭"诚语，对保胃、养胃是务实之良剂。

五心烦热

五心烦热，本文认为两手、两足之心及头之心触之热感而体温为常归为五心烦热。但在古代则将手足及心胸之位以五心论之。从临床实际出发，病家每述孩子头部前额或后枕触之热感，以及孩子手足心热等的陈述，时而多处，时而少数，时而全部，其中任何部位触之有热均可以五心烦热论治。此前，传统的书文诸刊谈五心烦热者有之，但列为专证系统者不多。本文鉴于五心烦热之至，乃形体阴阳失调之信号，至少是体内之热外达，形成生理与病理交炽状态。据病家所述，"孩子有火了"。望早医除烦去热以求平和。

病案：乳食积滞伤阴。

李某，女，14个月。1990年3月20日就诊。

病史：患儿足月顺生，生后形体不足，常有外感。平时乳食无度。但有规律，其手足心，尤其头部触之热感，病将临近，如感冒、咳嗽、消化不良等病将要发生，多数准成。此次就诊想去内火，以杜起病之源。现症：患儿五心又热2日。除情绪少烦而外未见其他异常。不过诊前 1 日夜间汗比常时多。睡觉不稳。大便好，小便赤少。家有太极丸未用而诊，顺求用法。

查体：神乏，面㿠、头项触之有热感，耳赤，唇干红。舌苔白厚，舌质红赤，咽不红肿，心、肺及腹部均未见异常。手足心较温，脉数无力。

诊治：诊为五心烦热。辨证：乳食积滞伤阴。治用养阴除烦之法。处方：银柴胡 4g，灯心草 3g，枳椇子 3g，白芍 5g，天冬 5g，麦冬 5g，麦芽 5g，淡豆豉 2g。水煎服，1 日 3 次。治疗 4 日烦热解，继服 4 日一般状态好。病家意见上方备用 4 日。于月初预防性服药。医者：善。但太极丸服之不宜，如用取极小量，视大便干稀而定。

讨论：本例患儿证治意义殊大。病家观察周密，知其儿、知其烦、知其病，不如先知其此治如愿。家长备药见五心烦热服之，防感他病于未然。此治病防疾之及早措施，在疾病前驱阶段以药干预较比病时治疗为宜。中医历来倡导儿疾大病速治，小病早治。对烦热之治在唐代的《备急千金要方》用鳖甲丸（鳖甲、白芍、大黄、茯苓、柴胡、干姜、桂心、䗪虫、蛴螬）治小儿五心烦热。此方与太极丸相类，大便稀者不宜。《普济方》告诫"烦热多病"。清代儿科医者，每言烦热，脏腑多气实。还有饱食生内热，外达而心烦，以及烦热生于内，病变在阴分。本文认为，小儿五心烦热，伤在胃脾，乳食不当居其首，故脾胃康宁，奠安一身。凡我育儿者当思五心烦热，乃雨前成阴。早发现早干预，免酿疫疾。

异食症

异食症是小儿时期，尤其幼小儿较为少见的一种因脾胃失调和进食异常的病证。由于异食之物干扰脾胃之气，久之气血两伤，导致形体虚弱影响生长发育和健康。

病案： 脾胃气虚。

于某，女，6 岁。1977 年 4 月 13 日诊。

病史： 患儿平时体健，便过蛔虫。近半年来，突然嗜食异物，多为黄土、砖瓦之类，异食同时必伴吸烟。每日进 3 两左右泥土，如不加以限制则可超过半斤之多。患儿饮食大减，体倦无力，大便不消化，常混有泥土等进之物，小便正常。

查体： 神乏、面色苍黄、形体瘦弱、唇色干淡。舌苔少、舌质淡。心尖部可闻二级收缩期杂音，其调柔和。肺部未见异常。腹软，无压痛及肿块，肝脾未触及。脉沉无力。

检验： 大便检出蛔虫卵。红细胞数 2.35×10^{12}/L，血红蛋白 45g/L。X 线胸片示心、肺未见异常。

诊治： 诊为异食症。辨证：脾胃气虚，气血两亏。治用补脾健胃，养血益气。处方：白术 10g，茯苓 15g，当归 10g，木香 5g，何首乌 10g，党参 15g，枳实 10g。水煎服。服药 4 日之后，症状好转，于治疗 3 日时，未进泥土、砖瓦之类，并停止吸烟。继服上方并加鸡血藤 10g，佛手 15g。经过 8 日治疗，患儿精神状态逐渐活泼，有愉快表情，饮食稍增。再用上方 4 剂后，病情较为稳定，给予泥土、砖瓦等物，则患儿拒食。因居农村，带药

1 周，就地服用观察。2 周后据家人述，当地复查一般疗效巩固，血红蛋白 105g/L。

讨论： 异食症为小儿时期偶可见到的一种饮食异常现象。本例所食之泥土、砖瓦之类及吸烟等，如不满足，则十分难忍，故日日皆食，家人忧之。日久失养，脾为后天之本，气血生化之源，所以脾胃失调、营养障碍、气血亏乏等候明显。本证属于"嗜异癖"，此种异常状态与小儿贫血，尤其缺铁性贫血，或者神经质有关，寄生虫病时亦可见有异食现象。本例在未用驱虫、补血之西药治疗情况下，以治脾之虚、补血之亏，经 1 个月间的治疗，基本恢复。方中所用白术、茯苓为强力健脾之品；党参、当归、何首乌善补其血，佐益其气，余品去症；鸡血藤、佛手为补血进食之剂。治脾为本，脾健胃和，则饮食调宜。血虚为标，补血益气，改善整体状态，故本方所治标本兼顾。

营养性锌缺乏病

营养性锌缺乏病，又称缺锌综合征，是近年来多见的一种疾病。临床以厌食、拒食、生长障碍、易感为特点。除用锌剂治疗外，求治中医用中药治疗者亦不在少数。从脾胃论治亦获佳效。

病案： 脾肾亏虚。

宋某，男，5 岁。1986 年 4 月 2 日就诊。

病史： 患儿第一胎，不足月生产。出生体重 2.4kg，身长 46cm。母乳不足，加喂牛乳。1 岁后换食，常有消化不良。3 岁起食量比同龄儿大为减少。诊前 1 年起，患儿明显厌食，甚至拒食，其中蔬菜一点不进，平时易感，生长发育与同龄相差1年。近时检查发锌低于正常，确定营养性锌缺乏病。服葡萄糖酸锌20天不见起色。听医生云"锌过量比锌不足还难治"，故停锌用中药治疗。现症：食少不纳，易感多汗，发育滞后，大便少干，小便清。

查体： 身高90 cm，体重14.5 kg。神乏，面㿠，营养不良，语言智力正常。口唇干红，舌苔薄白，舌质干淡。心、肺及腹部未见异常，肝脾未触及。四肢活动无异常，脉缓无力。

检验： 外院于月前查锌为65ppm。

诊治： 诊为营养性锌缺乏症。辨证：干疳，脾肾亏虚。治用补脾滋肾，益气养血之法。处方：党参10g，白术10g，茯苓10g，苍术6g，生地黄10g，熟地黄10g，佛手10g，石斛10g，肉苁蓉8g，桂枝5g，甘草3g。水煎服。合用婴儿壮胶囊，每次3粒（0.75g），1日3次。经治8天，患儿有食欲，食量少增，大便不干。前方继服16天。患儿精神状态明显好转，食量大增，活动有力，大便整。汤剂去当归、肉苁蓉，加鸡内金5g，麦芽10g。停服婴儿壮。前后治疗45天，患儿饮食恢复，体力增强，一般状态好。更方：山楂10g，神曲10g，厚朴5g，太子参4g，黄精10g，玉竹10g，龙骨10g，牡蛎10g，白芍10g，枳壳10g，甘松3g。用以巩固疗效。服16天，患儿饮食活动基本正常，体重增加1.3kg。查锌为95ppm。因天热病家要求停药，临床基本治愈。

讨论： 本例为锌不足，但其病是锌少而病，还是病而锌少？病久营养不足，当然锌在其内，锌少营养必然不足。治疗实践提示，病初用锌剂治疗不见好转，当然服药20天尚有不足，但不见起色说明，单补锌而锌不到位，其缘不在锌而在脾。脾主运化，关键是脾的运化影响饮食营养，包括锌不得为用，所以造成白补，不见起色。本例所用治肾治脾之剂，所含锌剂极微，但其改善用锌的机制，肾脾功能复元则能食，食可而养足，锌亦得救。治疗实践还说明，本例为先天之肾亏，后天之脾虚，精养不足正气虚，生长发育迟和易感在所难免。此种不足是多方面的，不是锌的一个方面，如查锌而少，查钙又能多乎。所以，本例之治以肾从脾而收改善机体状态之功。所用方剂从四君子汤和六味丸之中化裁。婴儿壮与汤药同功，药物中含有微量元素，但锌量极少。因此说，取效在调理，不在补锌。治疗时间虽然长些，但无单纯朴锌过量之弊。

佝偻病

佝偻病，俗称软骨病，为婴幼儿常见的一种慢性营养缺乏病。现代指出本病是维生素 D 缺乏而引起的钙磷代谢失调致病。本病为我国防治小儿四病之一。《中医儿科学》三版教材，将本病收入。研究"婴儿壮"治疗佝偻病。兹选一案。

病案：五脏不足。

申某，男，10 个月。1987 年 3 月 30 日就诊。

病史：患儿第一胎，不足月顺产。生后母乳和牛乳喂养。生后 3 个月出现多汗。尤其活动和乳后头汗多，夜卧不宁。自服 7 天钙片，未见好转。8 个月独坐，9 个月出牙，现扶之可立。乳食比常儿少，大便多有不化。服过 3 周含维生素 D 钙剂。患儿 6 个月后，月月有感冒。今求中医调理而诊。

查体：神乏虚胖，表情一般，面色㿠白，头发稀疏而淡，枕后秃光。前囟 2 cm×2 cm，平坦。口唇干淡。舌苔薄白，舌质淡。心肺未见异常。腹大如蛙，肝脾未触及。腕部手镯状，下肢未见弯曲。脉沉有力，纹淡。

检验： 血清 1, 25- 二羟基维生素 D_3 和血清钙、磷均低于正常。

诊治： 诊为佝偻病。辨证：先天不足，后天失养，五脏不足，气血弱。治用补肾，健脾，益气血之法。处方：婴儿壮，每次 2 粒，1 日 3 次，口服。疗程为 1 个月。疗程结束，患儿一般状态有明显改善。乳食增加，夜卧安宁。汗大减。活动有力，出牙增加 2 颗。休药 10 天，又服 1 个月，患儿不出汗，不惊。一般活动如常。停药。

讨论： 佝偻病在我国各地发病率均很高，在北方尤其严重。目前，防治要求很严。但有些患儿用维生素 D 剂和钙类治疗，效果不明显。因此，中医的治疗方药，不少专家进行临床研究。文献报道不在少数。本文所用婴儿壮，是在 1972 年，院内制剂，"壮骨散"（龙骨 15g，牡蛎 15g，太子参 5g，淫羊藿 15g）应用 15 年后，进一步更方而成。婴儿壮，顾名思议，为婴儿而立的一种壮剂。方中除龙骨、牡蛎、太子参外，加入龟甲、黄芪、珍珠母、山楂、大枣、鸡内金、白术、苍术、五味子、党参、茯苓、麦冬、石菖蒲、佛手、山药、甘草。这是儿科的一组合成方。共 19 味药，综合功能，壮骨健脾，补五脏不足，益气血。本方乃标本兼顾之剂。佝偻病虽属五脏不足，但其所主在肾，所以，古谓：肾主五脏。佝偻病病在骨软，骨为肾所主。因此，婴儿壮主体是壮骨、补肾，而调心、肝、肺、脾诸脏之功能。临床观察 40 例，中轻度佝偻病患儿，全部有效。主要改善食欲，多汗不宁，易感及活动乏力等不适。当然，患儿自身的生长发育和饮食营养的加强，尤其经常晒太阳等因素也在不断起作用。药物之治有利于提高脏腑功能，促进疾病恢复。

呕　吐

呕吐为小儿常见病症，其可为症，亦可为病。呕者有声，吐者有物均属于胃，故有胃伤吐、吐伤胃之说。年幼儿胃脘俱，但气未壮。所以，易为邪伤而病。

病案一：寒凝胃气。

耿某，男，6 岁。1979 年 10 月 12 日诊。

病史：诊前 24 天起病，缘于饮食生冷而后致吐，历时 20 余天。日吐 2 ～ 3 次，吐物较多，味酸、大便不消化，小便清长。

查体：神乏、肢冷、面㿠、唇淡。舌苔薄少、舌质淡。心肺未见异常。腹部喜按，无压痛，肝脾未触及。脉沉有力。

检验：血、便常规未见异常。

诊治：诊为呕吐。辨证：胃素寒，复受寒凉，凝集胃机，致胃失降而吐。治用温胃止吐之法。处方：人参 3g，白术 10g，干姜 3g，半夏 10g，厚朴 5g，赭石 10g。水煎服。经治 5 天而愈。

讨论：胃冷无缘纳水浆，此例乃胃不足，饮冷致胃机失调。此寒吐，治用干姜、半夏之类温胃；赭石降逆止吐；人参、白术、厚朴恢复胃机治其本。胃寒呕吐，较大儿童多见，胃素内寒者易为冷饮、寒凉所伤。其治均当温胃为先，佐用止吐方安。

病案二：热邪伤胃。

武某，女，3 岁。1978 年 8 月 6 日诊。

病史：患儿食入瓜果之后起病。症见：呕吐，胃脘不适，为时 2 天。现症：呕吐，次数频，吐物少，为胃内容物，气味酸臭。身热、口渴，大便不消化，小便黄。

查体：体温 37.2℃，神烦，面㿠、唇干红。舌苔薄黄、舌质红。心、肺、腹部未见异常。脉数有力。

检验：白细胞，8.0×10^9/L，中性粒细胞 55%，淋巴细胞 45%。

诊治：诊为呕吐。辨证：胃素有热，食冷不洁，化热伤胃而吐。治用清胃止吐之法。处方：黄芩 10g，竹茹 10g，葛根 5g，石膏 15g，天花粉 10g，芦根 10g，白芍 10g。水煎服。服药 4 天吐止不热、临床治愈。

讨论：胃家有热难留食，本例平素胃有蕴热，有此热者喜食冷物，若冷食不洁则化热，热伤胃逆则吐频多。应用清胃之剂，如黄芩、葛根、石膏清胃除热；竹茹、芦根止呕吐；天花粉、白芍护阴保胃而愈。

病案三：久伤胃虚。

刘某，女，10 岁。1977 年 7 月 20 日诊。

病史：患儿于痢疾之后作吐，历时 10 天。诊前 10 天起病。症见：呕吐，每于进食后则先呕继而作吐，吐物少许黏物，1 日 2 次。饮食尚可，大、小便均好。

查体：体虚、神乏、面㿠、唇淡。舌苔薄少、舌质淡红。心、肺、腹部未见异常。脉沉无力。

检验：大便镜检正常。

诊治：诊为呕吐。辨证：痢后胃虚，失降而吐，吐物少证属虚。治用益胃止吐之法。处方：人参 5g，白术 15g，肉豆蔻 5g，半夏 10g，橘红 10g，佛手 10g，厚朴 5g，苍术 5g。水煎服。服药 4 天而愈。

讨论： 胃虚无力降失能。本例先患痢疾，经用苦寒之剂，痢虽愈，胃已伤。呕吐不重，但胃气虚弱。所以，用人参、白术之类养胃为主；半夏、橘红止吐；胃气平复则吐止。本例仅治 4 天而愈。

病案四：邪伤胃实。

曹某，男，7 岁。1978 年 6 月 10 日诊。

病史： 患儿诊前 2 天于活动后饮冷，感寒而病。症见：身热，头痛，呕吐，次数频、吐物多，初吐食物、后吐水，胃脘不适。大便稀、小便黄。服治感冒药身热、头痛好转，但吐不减。

查体： 神烦、不安、面红、目不黄、唇干。舌苔干厚而黄、舌质红。心肺未见异常。腹软，轻度压痛，肝脾未触及。脉数无力。

检验： 大便镜检未见异常，血常规及肝功正常。

诊治： 诊为呕吐。辨证：外感邪伤胃，失降而吐。治用清热泻胃，佐止吐之法。处方：黄芩 10g，黄连 3g，葛根 5g，枳实 10g，寒水石 10g，竹茹 10g，芦根 10g，砂仁 5g，知母 10g，柴胡 10g。水煎服。用药 2 日吐止不热。巩固 2 日而愈。

讨论： 此型乃邪盛伤胃气，故见实证。邪致胃伤，呕吐多重。治疗以泻胃之邪热为主，佐用止吐之剂。方用黄芩、黄连、葛根等剂泻胃火；柴胡去热；竹茹、芦根、砂仁止吐。仅 2 剂而效。临证治呕吐当辨寒、热、虚、实。各证又当辨呕吐之时、之次、之势、之色、之物、之味、之声。结合呕吐之伴症则证性易明。在辨证不明时亦可用胃苓汤（白术、桂枝、猪苓、泽泻、茯苓、苍术、厚朴、橘皮、甘草、草果）。此方善治诸吐，以平胃调和为主。

再发性呕吐

再发性呕吐，又称周期性呕吐、神经性呕吐，为呕吐之中较顽固证例。一般治疗不易获愈。

病案：胃虚寒凝。

李某，女，9 岁。1974 年 7 月 7 日诊。

病史：患儿平素多寒，易惊。诊前 3 年原因不明而病。症见：呕吐，持续 5 天自愈。其后经常发作，大约每月 1 次，每次 5 天左右而止，治与不治均可自解。历次发作，吐势较凶，吐物少，每于食后则吐，为胃内容物和黏物，味酸淡，有声。每次呕吐均不发热，亦无其他痛苦，此次呕吐 2 天而诊。

查体：神乏、面㿠、形虚、无力。舌苔白薄、舌质淡白。心、肺、腹部未见异常。脉沉无力。

检验：血沉及血红蛋白均正常。

诊治：诊为再发性呕吐。辨证：呕吐日久，胃虚而寒。治用温胃去寒，止吐和中之法。处方：降香 4g，人参叶 10g，山柰 10g，乌药 10g，佛手 10g，甘草 3g。水煎服。服药 2 日吐止，连服 14 天，一般状态好。继用益胃化瘀之法。更方：人参叶 10g，当归 10g，桃仁 3g，赤芍 10g，郁金 10g，赭石 10g，丹参 10g，川芎 10g，甘草 3g。水煎服。连服 21 天，呕吐未作，观察 3 个月疗效巩固。

讨论：本例之吐，为呕吐之特殊型，其吐之势似实，日久常作为虚，吐物之黏属热，吐之伴像类寒，所以，本例呕吐变化多端，施治颇难。初以补虚去寒治之有效。再以久病多瘀之理，用桃仁、赤芍、当归、川芎、郁金等活血化瘀类药，改善久病而瘀之胃，以除呕吐再发之源。治疗实践，理法方药一致而收久效。

慢性胃窦炎

本病多以腹痛为主证，中医将其归为胃脘痛，或腹痛。现代查明病变在胃窦部分。近年来发病较多，一般诊断与饮食关系最大，如饮食不节、食物分布不匀、不卫生等，均易致病。

病案：血瘀气滞。

张某，女，9 岁。1998 年 3 月 9 日诊。

病史：患儿为独生女，任性、饮食无度、挑食、零食、偏食，尤其不吃蔬菜等为常。于诊前 6 个月起，因过饮液料而后腹痛、呕吐、饮食减少，经治好转。其后常有腹痛，每于进食后则痛，其痛轻重不一，轻时可忍、重得难耐。夜间不痛，但有胀满。经某院 X 线钡餐和胃镜检查确为胃窦部发炎。用过中西成药，止痛一时，建议中药治疗。

查体：神乏、体瘦、面㿠、唇干红。舌苔白厚、舌质红暗。心肺未见异常。腹满，上腹部压重而痛，肝脾未触及。脉沉数无力。

检验： X 线检查胃窦部黏膜皱壁增粗。胃镜所见为炎症。血红蛋白 105g/L。尿、便无异常。

诊治： 诊为慢性胃窦炎。辨证：胃脘痛，饮食失节，日久伤胃，气血不调致之血瘀气滞而痛发作。治用活血化瘀、理气止痛，佐用清热之法。处方：延胡索 10g，郁金 10g，白芍 10g，莪术 10g，黄芩 10g，蒲公英 10g，佛手 10g，苍术 5g，白术 5g，白屈菜 10g。水煎服。服药 2 日痛减，经治 4 天胃脘不痛。连服 8 天胃痛止，但夜间有时胃脘不适。更方：白屈菜 10g，佛手 10g，苍术 5g，白术 10g，白芍 10g，九香虫 10g，木香 3g，当归 10g，鸡内金 5g，石菖蒲 10g，厚朴 5g。水煎服。服 3 周，患儿一般状态好，胃腹平和、饮食适中、大便调整。终用香砂六君子汤和平胃散加减：人参 3g，白术 10g，茯苓 10g，甘草 3g，陈皮 10g，厚朴 5g，苍术 5g，鸡内金 5g，甘松 5g。水煎服。用以善其后，加强护胃。因患儿难于再次受复查之苦，故 X 线、胃镜均未复检。

讨论： 胃窦炎，是一种慢性病，多以胃脘痛证治。其实此类患儿至少包括部分胃窦炎在内，仅是缺乏检验证据而已。临床若能对儿童胃脘痛之起病即加注意，则难以漏诊而误治。

本文病例诊断明确，病史和症状均为典型。主要痛苦是胃脘痛，故以延胡索、郁金、白屈菜、莪术、佛手、白芍诸品协同化瘀行血，理气止痛；仅以蒲公英、黄芩清其热；苍术、白术调胃。患儿止痛见效增加其治愈信心。痛止气通而瘀化，故适度而更法治，二诊后以理气化瘀之治法维持，如白屈菜、当归、佛手、白芍、木香、九香虫、莪术、厚朴等协同巩固疗效；鸡内金助化复胃之气。

胃溃疡

小儿时期的胃溃疡以脘腹痛为主症。临床诊断，胃溃疡较少，但脘腹痛多，实际上脘腹痛的病例中包括有胃溃疡。特别是小儿胃溃疡缺乏典型表现，临证最易漏诊，多以脘腹痛证治而获愈。

病案：食积气滞。

徐某，男，13 岁。1994 年 10 月 19 日诊。

病史：患儿学习紧张，饮食不定时，平时胃脘不适。此次发病已有 10 天。于食后出现胃脘疼痛、难忍，服止痛剂而缓，其后每于饭后皆痛。痛时恶心未吐。病后食少、嗳气，大便干，小便黄。经某院 X 线和胃镜确诊胃小弯处单发溃疡性病变。

查体：神乏、面色不华、唇干红。舌苔白厚、舌质红。心肺未见异常。腹软胀满，上腹压痛，肝脾未触及。脉沉数有力。

检验：X 线及胃镜提示胃小弯单发溃疡性变化。血红蛋白 110g/L。白细胞数 9.0×10^9/L，中性粒细胞 50%，淋巴细胞 50%。大便潜血阴性。

诊治：诊为胃溃疡。辨证：食积气滞，治用消积化食，理气止痛之法。处方：白术 10g，茯苓 10g，枳壳 10g，乌贼骨 10g，白芍 10g，水红子 7.5g，莱菔子 10g，桂枝 5g，高良姜 3g，佛手 10g，山柰 7.5g，甘草 3g。水煎服。服药 8 天，患儿症状大为减少，痛性作隐，自觉闷胀。前方去茯苓，加延胡索 10g，乌药 10g。治疗 8 天，胃脘不痛，饮食稍稠。继服 8 天，一般状态好，前方去延胡索、乌药、白芍，加丹参 10g，当归 5g。连服 16 天，基本恢复。

　　讨论：本例胃部溃疡改变较轻，病程较短，治疗及时，饮食调护细密。因而，治疗 40 天病情稳定。患儿起病与食积有关，积久化热、热灼胃肌、气血失和而病。故治从化食消积、理气散滞入手，药物用水红子、枳壳、莱菔子、高良姜、佛手、山柰等调理气机、缓解其痛。痛缓则治愈之心倍增。白术、茯苓、白芍、甘草、桂枝，调理胃的气血，改善胃功，促进平复。乌贼骨与水红子为伍保护胃并除溃疡，利于早愈。方中所用丹参、当归旨在病减以去瘀生新，加强局部循环。治疗实践提示，对胃脘痛的小儿以积滞之治，数日不效而痛不减者，当疑本病。且宜早医，证与药合而愈从速。

胃弛缓

　　小儿胃弛缓，除先天不足、后天失养所致外，最多的因素是喂养不当。小儿之胃稚嫩，容纳水谷有限。若食养过度则胃满而胀，日久胃气受损，轻者成积，久者胃力弛缓。本证以食思不振、纳食减少、胃脘膨满、体疲、大便不整为主要症象。

　　病案：胃虚无力。
　　尚某，男，4 岁。1970 年 3 月 14 日诊。
　　病史：患儿平时喂养无规律，乳食倍增，每食后脘腹膨满，日渐有增无减。此次因厌食而诊。诊前 1 个月起，患儿食量逐渐减少。现症：恶食，强食胃满不适、形体瘦弱，服过消化进食之剂无效。

查体：神乏、倦怠、营养不良、面色苍黄、唇干淡。舌苔白厚、舌质淡红。心、肺未见异常。腹满，胃脘压之不适，叩之鼓音，有振水音。脉沉无力。

检验：X线透视胃腹积气。

诊治：诊为胃弛缓。辨证：胃虚无力而弛。治用强胃化积之法。处方：石斛10g，厚朴5g，橘皮10g，党参10g，枳壳10g，神曲10g。水煎服。合用益胃散（苍术、厚朴、红参、石菖蒲、炙甘草），每次0.75g，1日3次。经治24天，症见好转；服药1个月，能食，恢复平量，无不适，大便调，营养好转，胃脘平软。终以益胃散巩固治疗又半月而止。

讨论：凡小儿食量不节，过者易致胃气受挫，久而弛缓。本证与食积有关，但较食积为甚。食积必以化积进食为主。胃弛缓则不宜强食，多而反伤加重。宜用益胃、强胃之剂壮其胃力，复其功能，促使胃的阴阳、气血平衡。本固而食自进。所用汤剂和散剂均以厚朴为主剂。厚朴是脾胃疾病常用药，其味芳香，善行脾胃之气，倾三焦之湿，导肠胃之滞，除脘腹之痞满，能下有形之满，又可散无形之胀。所以，有行气化湿，导滞除满，温中止痛，降逆平胃，增强胃力之功。对小儿食后胃满，弛缓无力均为适应。其与枳壳为伍，胀积共治。佐以石斛、橘皮、党参、神曲共振胃气，恢复其力。

胃结块症

本病，原本在枣、柿产区发生的多，但近几年，我地区市售的黑枣、柿子等渐增多。食用量比较广泛，因而于空腹摄入多量者致病屡见不鲜。本文所治多例，均以消积散结之法获愈。

病案： 异食结聚。

丁某，男，6 岁。1985 年 3 月 18 日诊。

病史： 家人于诊前 2 天从市上购入黑枣 0.5kg。诊前 1 天午饭前，吃下黑枣约 3 两多。夜间胃不适，逐渐胃脘作痛。午夜开始恶心、呕吐、恶食，未解大便、小便黄短。于某院急诊检查收住院，经 B 超及胃镜检查，确定胃中异物，急诊意见手术取物。为避手术而来院治疗。

查体： 神乏、面红、唇干。舌苔白腻、舌质红。心、肺未见异常。腹满、上腹压痛、触之满硬。脉数无力。

检验： 白细胞数 9.0×10^9/L，中性粒细胞 55%，淋巴细胞 45%。B 超示直径 5cm 之异物；胃镜所见 5cm×4cm×3cm 之肿块，质硬、色红白。

诊治： 胃结块症。辨证：异食结聚。治用消积散结之法。处方：三棱 10g，莪术 10g，枳实 10g，枳壳 10g，鸡内金 7.5g，山楂 7.5g，神曲 7.5g，麦芽 10g，木香 3g，番泻叶 2g，莱菔子 10g。水煎服。服药 2 日症状大减，胃脘肿块触不到。经治 4 天，大便稀量多，胃腹症状消失。临证缓解，触之腹软。再以白术 10g，苍术 5g，神曲 10g，佛手 10g，白芍 10g，枳壳 10g，橘红 10g 等善后巩固。

讨论： 胃结块症，文献屡有报道。病人在空腹时，吞食大量含有果胶和鞣酸之类的水果，与胃酸结而凝固成为结块，块硬者如石，所以，有称柿石、枣石等。结块硬而大者不仅阻塞胃，而且，容易胀破胃体而发生危险。因此，外科主张及早手术取出肿块。本文认为，手术或者碎石是必要的，在肿块不是巨大的，一般中小块宜先服药化结排除，经过内治失败者，手术为之必然。据内治经验，通过消食、化积、软坚、破块、导滞、散结等治法，均有治愈的报告。本例之结块直径 5cm，用消积散结之法，不及 4 日取效良好。所用药物不多，其中三棱、莪术二味均有消结化块作用，三棱为血中气药，莪术为气中血药。结块之形成离不开气血，故三棱祛瘀、莪术行滞，二者相伍善除积聚之类病变。如果合用枳实、枳壳二品，其有破气消积作用与理气消胀之功，与三棱、莪术协同增强攻坚效果。相伍鸡内金、山楂、神曲、麦芽、莱菔子、木香诸剂助主剂化食消积。番泻叶为泻下剂，对所化之物驱除肠外，免留体内为患。为避免结块对胃的伤损，结块排除，再以白术、苍术等复胃之剂以善之。

腹　泻

腹泻，随着社会的发展，其发病与危害较旧时大有减缓。本文病例大多出于 20 世纪 70 年代，当年所用之方至今疗效不减。对腹泻的观察，除特殊证型外，一般仍以寒、热、实、虚四型分类。对多型相兼者，于治疗用方中互为交叉选用。

病案：寒邪伤脾。

叶某，女，7 岁。1975 年 6 月 19 日诊。

病史： 患儿平素体虚，常因食冷而泻。此次于诊前 4 天因冷食后起病。症见：便溏，不消化，1 日 3 ～ 5 次。初起便量多，味不臭，色黄。便时腹痛隐隐，食少，干哕。小便清长。

查体：神乏、无力、面㿠、唇干淡。舌苔白薄、舌质淡。心肺未见异常。腹软喜按，无压痛，脉沉无力。

检验：大便镜检未见异常。

诊治：诊为腹泻。辨证：寒邪犯中伤脾，脾失健运而致。治用温脾止泻之法。处方：白术 10g，乌药 10g，山奈 10g，炮姜 3g，诃子 10g，神曲 10g。水煎服。治疗 3 天，大便整，1 天 1 次，临证获愈。

讨论：本型泻证在年长儿中较为典型，一般幼小者虽然发生的多，但就诊时多热。寒型泻的病因比较明确，但从大便的次数、颜色、气味、便量等仍可找到寒象。本例用药以温脾之剂为主，如乌药、山奈、炮姜；止泻之剂是诃子；白术、神曲健脾助化。依此所治的寒泻疗效较为满意。

病案二：热邪伤脾。

江某，男，2 岁。1973 年 7 月 8 日诊。

病史：患儿于暑季发病，于诊前 2 天，原因不清，突然腹泻。大便水性，混黏物，无脓血，1 日 10 余次，味臭、色黄绿相间。身不热，腹不适，呕吐 1 次。小便短小。

查体：神烦、面红、无脱水征，唇干红。舌苔白厚、舌质红。心、肺、腹部未见异常。脉数。

检验：大便镜检少许白细胞。

诊治：诊为腹泻。辨证：热型，暑邪犯中，脾失运化而泻。治用清热泻脾，佐用利湿敛阴之法。处方：黄芩 5g，白芍 5g，车前子 5g，薏苡仁 5g，神曲 5g，甘草 3g。水煎服。合服正肠散（黄芩、白芍、甘草），每次 0.5g，1 日 3 次。经治 2 天大便成形，1 日 3 次。服药 3 天，大便整，1 日 1 次，临床获愈。

讨论：热泻是泻证中发病较多的一型。年幼小儿居多。对热型之治方药特别多，一般疗程均短。在许多热泻中应用正肠散一剂，不及 4 天亦多可取效。本文病例是汤剂与散剂合用疗效可靠。本方对热泻脱水不重者，尚有防止伤津失液作用。方中主剂是黄芩、白芍二味，前者清脾湿热，白芍和营敛阴，二者相伍对湿热泻具有显著疗效；佐用车前子、薏苡仁则加强利湿功效；神曲、甘草调和助化，促进泻止速愈。正肠散为撰写的治泻散剂，对一般热型腹泻亦有较好效果。

病案三：邪盛脾实。

许某，男，3 岁。1972 年 5 月 21 日诊。

病史：患儿平素体壮，能食而胖。此次于诊前 2 天，因过食炸物致病。症见：大便稀，混黏及不消化物，味腐臭，1 日 5 次，色黄，便时腹痛，身热但体温不高，小便黄。服 1 天抗感染药泻次未减。

查体：神烦、面红、唇干。舌苔白厚、舌质红。心肺未见异常。腹满，轻微压痛，腹鸣。脉数有力。

检验：大便镜检未见异常。

诊治：诊为腹泻。辨证：食积伤脾，脾失健运而致。治用泻脾导滞，佐以止泻助化之法。处方：黄芩 7.5g，白芍 7.5g，枳实 7.5g，大黄 3g，橘皮 7.5g，佛手 7.5g，神曲 7.5g。水煎服。经治 2 日，大便好，1 日 1 次，临床获愈。

讨论：本例为实证，实者多热，所以，实证伴有热象。实型泻证是泻证中较急而重的病型。本例之泻有泻时痛、泻后减的症象，此为邪实而滞的变化。所以，治疗用大黄、枳实等导滞去积；再以黄芩、白芍泻其热；佐用神曲、佛手、橘皮理气、助化。

病案四：久病脾虚。

李某，男，9个月。1973年10月6日诊。

病史：患儿平时脾虚，常有消化不良。此次腹泻为时1个月。症见：大便稀混不消化物，1日3～5次，色黄、味淡。病后乳减，不安，小便清短。经治多次不效。

查体：神乏、面㿠、唇淡。舌苔薄白、舌质淡。心、肺、腹部均未见异常。脉沉无力。

检验：大便镜检未见异常。

诊治：诊为腹泻。辨证：脾虚而泻，泻而伤脾之虚泻。治用健脾止泻之法。处方：白术5g，茯苓5g，诃子5g，薏苡仁7.5g，神曲7.5g，罂粟壳3g。水煎服。经治2日，乳增，夜安，大便成形，1日1次。临床获愈。

讨论：虚型泻之泻程较长，其治用健脾治本，止泻为标。本例用6味药，其中白术、茯苓为脾经要药。白术甘温补中，补脾燥湿，益气生血，固表止汗；茯苓甘淡渗利，健脾补中，利水渗湿，宁心安神。白术重在健脾燥湿；茯苓以利水渗湿为主。二药健渗结合是治疗脾虚而久泻的有效主剂。诃子、罂粟壳为协力的止泻药物，诃子涩肠，罂粟壳固脾合伍止泻；薏苡仁、神曲佐益脾气助化。诸药共奏健脾止泻之功，临证用之无不灵验。

病案五：伤津失液。

张某，女，11个月。1970年6月14日诊。

病史：患儿于诊前1天夜间起病。症见：呕吐，大便水性，混不消化物，1天10余次，食少、口渴、不安、小便少。

查体：神乏、无力、目陷、唇干。舌苔少、舌质红干。心、肺未见异常。腹凹陷，无压痛。脉沉无力。

检验：大便镜检未见异常。

诊治：诊为腹泻脱水。辨证：泄泻伴伤津失液、脾气阴两伤。治用清利健脾，止泻增液之法。处方：黄芩 5g，白芍 5g，神曲 5g，茯苓 5g，乌梅 3g，天花粉 5g，生地黄 5g。水煎服。合用糖盐水输液疗法。经治 3 日，症状好转，不吐，大便 1 日 2 次。更方：白术 5g，茯苓 5g，苍术 3g，橘红 5g，山药 5g，神曲 5g，石斛 5g。服 8 日而愈。

讨论：本例泻重而液走，此有失液之证。俗有腹泻易治、脱水难疗之说，所以还有医家怕泻、病家怕惊的经验。如今，则是脱水易治，腹泻难疗。泻者脱水，依缺水程度补液则安。本例用服药和液体治疗获效。但对泻证之脱水不重之例，用养阴增液之法仍可治愈。其机制不在补液，而在内调，使液不脱，阴阳平和而求体液平衡，达到止泻保液的治疗目的。

轮状病毒性腹泻

婴幼儿轮状病毒性腹泻是由轮状病毒引起的一种急性肠道感染，有较高发病率和死亡率。临床上仍以对症处理和支持疗法为主，中医药治疗婴幼儿轮状病毒腹泻因其具有方法独特、疗效确实且安全简便的特点而显示出较大的临床优势。

病案：毒蕴大肠，伤脾。

许某，男，7 个月。2009 年，12 月 1 日就诊。

病史：无明显诱因出现发热，体温最高 37.5℃，大便次数增多，1 日 7～10 次，便质稀薄，无脓血，伴呕吐 2 次。在家自用退热药物（尼美舒利）1次，发热好转，腹泻无明显改善。就诊时患儿精神差，已无发热、呕吐，大便30～50分钟1次，便质稀薄如蛋花汤样，直泻而下，无脓血。小便量少，多眠睡，胃纳欠佳，口渴多饮。

查体：神乏，体虚，面红，唇干。咽不红肿。舌苔白薄，舌质干红。心、肺及腹部未见异常。脉沉数无力。

检验：血常规示白细胞数 $8.9×10^9$/L，淋巴细胞56%，中性粒细胞39%，红细胞数 $4.72×10^{12}$/L，血红蛋白129g/L，血小板 $335×10^9$/L。便常规示黄色稀水便，红细胞阴性，白细胞0～2个/HP。便轮状病毒抗原检测阳性，阿米巴滋养体阴性。

诊治：诊为轮状病毒性肠炎，中度脱水。辨证：脾虚湿盛作泻，伤及气阴。治用扶脾利湿，止泻保津之法。处方：予小儿止泻灵加味。白术、茯苓、薏苡仁各15g，米壳2.5g，鸡内金7.5g，诃子、金樱子、人参、麦冬各10g，五味子5g。2剂，水煎服，分6天服，1日3～4次服。经治2日，泄泻减轻，大便1日4～5次，略成形。继用小儿止泻灵加味善后，去人参、麦冬、五味子，加乌梅10g，3剂后痊愈。

讨论：脾喜燥而恶湿，脾虚不能运化水湿，则水湿停聚为害，故健脾燥湿，振奋脾气为治本之法。"土德无惭，水邪不滥，故泻皆成于土湿，湿皆本于脾虚，仓廪得职，水谷善分，虚而不培，湿淫转甚。《经》云：'虚者补之'是也。"非燥湿健脾，则湿邪缠绵难去，小儿止泻灵方中以补气健脾而不伤阴的白术补气燥脾，即燥能胜湿、健脾化湿之意。

《经》云："治湿不利小便，非其治也。"淡渗，即淡能渗泄，利水渗湿。方中以茯苓与薏苡仁淡渗利湿，利小便而实大便，使湿从小便而去，同时二者亦有健脾之功，辅助白术健脾益气。米壳一药，临床诸多医家视米壳为儿科禁剂，古来所述颇多，元·朱震亨曰："其治之功虽急，杀人如剑，宜深戒之。"本文认为运用米壳止泻之要在于米壳与茯苓之比不能低于 1：3，方能达到止泻而不留邪的效果；再配以鸡内金及诃子，则止泻功效更佳。方中金樱子温脾肾之阳，同时兼有收涩作用，一举两得。

综上所述，以"淡渗、燥脾、温肾、固涩"四法为纲，确立小儿轮状病毒感染性腹泻的治疗大法，制定小儿止泻灵，并视脱水轻重，加用生脉散，标本兼顾，使脾气得健，湿气得化，脾胃运化水湿的功能恢复，则泄泻自止，病趋康复。通过多年临床验证，小儿止泻灵对小儿轮状病毒感染性腹泻确有良效。

脂肪泻

本病是肠脾对脂肪的消化、吸收不良所致的腹泻。临床较为少见。由于病因难查，所以疗效亦有不同。由于病程长，致营养缺乏，从而引起其他病证，而影响预后。

病案：脾肾气虚。

孙某，女，2 岁。1996 年 4 月 20 日诊。

病史：患儿人工喂养，素有佝偻病，平时消化常有不良。此次发病于诊前 4 个月。初为肠炎经治好转，但大便始终不见成形。后则大便不整，时干时稀。终因大便长期不消化致儿瘦弱、贫血。几经住院，门诊治疗，大便稀而不消化状态仍然如旧。现症：大便稀不消化，1 日 3～5 次不等。便色灰白，味臭，便中带白色亮球，腹胀矢气，体瘦而诊。

查体： 神乏、营养不良、肢冷、面色苍白、唇淡。舌苔薄白、舌质淡。心肺未见异常。腹满叩之鼓音。脉沉缓。

检验： 大便镜检可见多数脂肪，脂肪试验（＋＋＋）。血红蛋白90g/L。

诊治： 诊为脂肪泻。辨证：脾肾阳虚。患儿久泻伤脾，营养欠佳、发育差乃肾受累的症象。治用补肾健脾，益气养血为主，佐消食化谷之剂。处方：芡实7.5g，茯苓7.5g，白术7.5g，诃子7.5g，薏苡仁7.5g，当归5g，党参5g，神曲7.5g。水煎服。经治1周，症状不减。更用能壮阳之剂。更方：人参3g，党参5g，黄芪7.5g，补骨脂7.5g，禹余粮5g，肉豆蔻3g，女贞子7.5g，益智仁5g，山楂10g，罂粟壳2g。水煎服。服药6天，症见好转，精神状态好，粪质次数减半。前方继服10天，大便1天1次，粪质成形。前方去罂粟壳、禹余粮、人参。加桂枝3g，菟丝子5g，赤石脂5g。服8天，一般状态好。再服首诊处方，加赤石脂5g。连用24天，症状稳定，血红蛋白110g/L。终用黄芪5g，党参5g，白术5g，芡实5g，女贞子5g，补骨脂5g，太子参3g，厚朴3g，山楂5g。水煎服。用2周巩固疗效。

讨论： 本病之治初次用方服之无效，二次更方重在治肾壮阳，取效良好，可见首次方仍以治脾为要故效不明显。治疗实践提示，本例之肾素有不足，病变在肾、在脾，肾阳壮脾阳充而泻止。方中益智仁、女贞子、补骨脂固肾；党参、黄芪益气；肉豆蔻温脾；禹余粮、罂粟壳止泻；山楂化肉食。用之症减，大便成形而去止泻之剂。再用桂枝、菟丝子、赤石脂提高补痛温经，补脾生血之效。症状稳定再以首诊之健脾方药巩固疗效。

顽　泻

本病为日久难治之腹泻，临床较为少见。本例系结肠术后之泻证。几经治疗均未收效，以固肾、健脾之法获愈。

病案：脾肾气虚。

陈某，男，3 岁。1977 年 6 月 18 日诊。

病史：因巨结肠手术之后，大便稀水性，便次无数，淋漓不止，如同失禁。病后不热，未吐，无腹痛，但饮食减少，体瘦无力，住某院治泻多日不效，始用中医治疗。

查体：神乏、形体虚弱、面色㿠白、唇淡。舌苔少、舌质淡。心肺未见异常。腹满，无压痛。脉沉无力。

检验：X 线腹部检查示少量积气，大便镜检未见异常。

诊治：诊为消化不良。辨证：顽固性泄泻，为脾肾气虚，失固而致。治用补肾健脾，涩肠止泻之法。处方：人参 5g，白术 10g，茯苓 10g，赤石脂 5g，禹余粮 5g，诃子 10g，补骨脂 5g，木香 5g，枳壳 10g。服药 2 日，大便次数明显减少，1 日 10 余次。继服前方。经治 6 日，大便 1 日 3 次，粪质转稠成形，腹软。前方加香茶菜 10g。进药 4 日，能食，精神好转，活动有力，大便 1 天 1 次，质干、色黄褐，味稍臭，形体见胖，仍服上方。先后治疗 20 日，临证告愈。

讨论：本例为巨结肠手术后，肠管功能失调，大便失控淋漓不止。中医认为肾主二便，脾主运化，肠主传导，术后气伤成虚、肾脾不足、肠气失固，所以顽泻不止。临证重用补肾固脾涩肠之剂治疗，效果甚属满意。

肠痉挛

本病以发作性剧烈腹痛为特征。小儿常见，其发与寒凉、精神紧张等有关。发作甚急，极为痛苦，但缓解后又如同常儿，日作几次，甚难预测。本病之治以温为主，多可获愈。

病案：寒凝肠机。

宋某，女，6 岁。1997 年 9 月 18 日诊。

病史：患儿平时有腹痛。此次腹痛发作 16 天。每天发作 5 次左右，发作时腹痛难忍，挛腰屈腹为舒。每次发作 10 余分钟可缓。痛作之因与便干、饮冷、空腹、过劳等有关。经中西医治疗多次，均未收效。病后饮食、睡眠好，大便干，小便清。

查体：神乏、面㿠、唇淡。舌苔薄白、舌质淡。心、肺未见异常。腹满而软，压之舒缓。脉沉缓。

检验：X 线腹部平片见积气。血、尿、便常规均正常。脑电图正常。

诊治：诊为肠痉挛。辨证：寒性腹痛。治用温中理气，佐用导滞止痛之法。处方：山柰 10g，木香 3g，乌药 10g，延胡索 10g，白芍 10g，枳壳 10g，当归 10g，番泻叶 3g，大黄 5g。水煎服。经治 4 天，大便通，腹痛止。治疗 6 天而愈。更方：木香 3g，枳壳 10g，白芍 10g，当归 10g，党参 10g，麦芽 10g，乌药 10g，佛手 10g。水煎服。以善其后。

讨论：本例以腹痛为主症，因寒致病。临证检查又缺乏腹部异常体征。有关化验亦无急腹症之表现，腹痛虽急而剧，但喜

按，得温而缓。此种疼痛常有发作，痛时苦恼，缓进如常。西
医诊断肠痉挛。中医以寒证论治，方中山柰、木香、乌药、延胡
索、白芍、枳壳等温中理气、止痛；佐用大黄、番泻叶导滞，缓
解肠中之滞。依此所治之例众多，疗效大多满意。本病之腹痛
止，提示肠腑已畅，终用调理肠脾之剂以巩固其效。

腹　胀

　　腹胀乃腹中气积之证，为邪滞肠机、气行不畅而积于肠，引
起的腹胀。气虽积于肠，但其与脾气不行有关。

　　病案： 脾虚气积。
　　王某，男，8岁。1971年9月2日诊。
　　病史： 患儿素有食积之证。每因饮食不当而见腹胀满，气出
则舒。此次于诊前20天起病，初为消化不良，食后嗳气，渐及
腹胀面满闷。饮食减少，甚者干哕，大便不消化。经用助消化治
疗无效。
　　查体： 神倦、乏力、形瘦、面㿠、唇淡。舌苔薄白、舌质
淡。心肺未见异常。腹胀满而软，叩之鼓音。脉沉无力。
　　检验： 肝功能正常。
　　诊治： 诊为腹胀。辨证：虚胀，乃脾气虚，气行不畅，滞积
肠中所致。治用健脾理气之法。处方：白术10g，茯苓10g，佛
手10g，枳壳10g，木香3g，乌药10g，厚朴5g。水煎服。合用
理气散（枳壳、佛手、厚朴、木香、降香），每次0.5g，1日3次。

服药 4 天症减，经治 8 天腹不胀而缓。再以香砂六君子汤加减，更方：人参 3g，白术 10g，茯苓 10g，甘草 3g，橘皮 10g，山药 10g，木香 3g，砂仁 3g，神曲 10g。水煎服。服 12 天巩固疗效。

讨论：腹胀乃胀证之一。古谓"胀不离气""胀成胸腹之内""胀别虚实"，临证所见，实胀易治，虚胀难疗。古代又有"脾气不行，其胀必成"之说，胀证之成，至少与食、气、积、血、寒、热等多种因素有关。但其病仍以脾为主，脾气不行则肠气内滞而胀成。本例乃虚胀，为常见难治之型。以健脾之白术、茯苓与理气之佛手、枳壳、木香、乌药、厚朴共伍而虚得补，胀得除。据本文治胀的其他病案中所用药物，如食滞而胀者宜神曲、莱菔子；气滞而胀者宜沉香、砂仁；积滞而胀者宜橘皮、三棱；血滞而胀者宜郁金、赤芍；寒滞而胀者宜木香、香附；热滞而胀者宜青皮、佛手等，随证之因而选。

便 秘

夫小儿大便 1 日 1 次者为常，3 日以上 1 次者为秘。便秘乃大便内蓄不排之意。小儿患此证日渐增多，其与生活、食物等多种因素有关。便秘虽系小恙，但便秘日久，必致火热内积而引起其他疾病。

病案：气虚内热。

陈某，女 6 岁。1993 年 8 月 4 日诊。

病史：患儿平时生活无规律，多食甘甜，少进蔬菜，大便无定时习惯。自 3 岁起常有便秘，经常 2 天 1 次，有时 3～4 天 1次。于诊前 1 个月起病，大便 4 天左右 1 次，便时难、粪质干硬。饮食减少，腹不适，小便清长。用过多种泻剂，有的好一时，不久又干硬不便。

查体：神乏、形瘦、面㿠、唇淡。舌苔白厚、舌质淡。心肺未见异常。腹满，触及粪块。脉沉数无力。

检验：X 线腹部透视可见积块和积气。

诊治：诊为便秘。辨证：气虚内热。治用益气除热，佐用导便之剂。处方：白术 10g，当归 10g，枳实 10g，白芍 10g，莱菔子 10g，番泻叶 3g，升麻 5g，肉苁蓉 5g，黑芝麻 10g。水煎服。经治 3 天大便稀，1 日 3 次，减量继服 3 天，大便稀 1 天 1 次。前方减番泻叶，加黄芪 10g。水煎连服 8 天，大便软 1 日 1 次。前方减枳实、肉苁蓉，加生地黄 10g，熟地黄 10g。巩固治疗 12天，大便整，1 天 1 次，排便通顺，停药 14 天复查，大便 1 天 1次，临证获愈。

讨论：小儿便秘之因可有多种，但其证不过虚实二类，实者见于各种疾病中，与火热之邪有关，便秘之候乃疾病中的一种症象，其治亦随证而行。虚者便秘限于肠脾，病程较久，便秘是主证。因此，治疗必标本兼顾，治本者治脾、治肠、治气、治血等；治标者导便外达。本例方中，番泻叶、枳实导便之实；肉苁蓉、黑芝麻、莱菔子润便之虚；白术、当归、白芍、升麻共调气血、阴阳之平衡。此亦标本兼顾之治。大便通下，标治而成；大便成形，本治为宗。故本例大便由干而稀，导滞已善，所以，再方以黄芪代番泻叶之举，即标去固本。本固大便之整方告久效。

特发性巨结肠

　　本病与先天性巨结肠不同，而是后天形成的一种慢性顽固性便秘为特征。发病年龄多在 2 岁之后，此病经过内多可治愈。

　　病案：气血两虚。

　　李某，女，3 岁。1996 年 11 月 16 日诊。

　　病史：患儿生后一般发育尚好，2 岁前大便正常 1 日 1 次，成形。诊前 1 年起病，大便干结，初起 1 日 1 次便后干，渐 2 日 1 次，3 日 1 次，其后 4～7 日 1 次，最长 8 日 1 次。服过中西药，经常用灌肠法排便。曾经某院 X 线腹部检查直肠扩张率高于正常。认为本病与直肠功能活动有关。特至中医门诊求治。

　　查体：精神好、营养中、面㿠、唇干。舌苔白薄、舌质淡。心、肺未见异常。腹满，侧腹触及便块。脉沉有力。

　　检验：X 线腹部检查示直肠扩张力强。

　　诊治：诊为特发性巨结肠。辨证：气血两虚。本例乃以便秘日久，一般治法无效为特点。根据久病多虚、气血不足的理论，选用益气养血，佐用润肠通便之法。处方：党参 7.5g，当归 7.5g，生地黄 7.5g，太子参 3g，白术 7.5g，番泻叶 2g，大黄 3g，芦荟（冲服）0.25g。月前服。经治 8 天，大便通下，1～2 日 1 次。继服 8 天，大便稀，1 天 1 次。前方减芦荟、大黄，加莱菔子 7.5g，枳实 7.5g。又服 8 天，大便 1 天 1 次。前方去番泻叶，加火麻仁 3g，郁李仁 3g。水煎服。连用 16 天，大便 1 天 1 次，病情稳定。

　　讨论：本例与一般便秘不同，主症均是便秘，但同一治法不取同效。本例患儿之便秘，因肠之气血虚亏，营卫不滋于肠，所以，病变虚于肠，而临证所见气血不亏。由于肠虚血弱而传导粪便失权，导致蓄便。故治以补气血为本，便积化热，外虽无热象，但内热已成。因此，方药中佐用番泻叶、大黄、芦荟泻热导滞。大便通其标解，肠机不复仍可贮便再积，故方中所用之气血药，如当归、生地黄、党参、太子参、白术等益气养血，恢复肠机功能。本例后期逐渐减去泻剂，而以补益气血为主，其便亦维持1天1次。

疳 证

疳证与今之营养不良症相类，疳证指乳食减少，形体虚瘦而言，其病在脾，但多及胃。所以，疳证是脾胃之气双虚证。疳证在旧时为常见病，如今，大为减少。临证每可见到本证，其治亦颇费时，原因在于饮食中的不良习好干扰过大。所以，治疳先惜食，尔后治疗方易。

病案：气血不足。

周某，男，6岁。1971年7月4日诊。

病史：患儿平素饮食不知节，习以零食、甜食为快，很少进蔬菜。近2年来厌食，从思少到纳少，如今每次仅半两左右饭，不加糖不吃。食后常有脘满、嗳气、有汗、活动乏力、大便不整，小便清长。经多方面检查无变化，普查的认为锌低，服过多种药，以消化、进食、助长、开胃等均未见好转。

查体：营养不良、形体瘦小、面色不华、口唇干淡。舌苔薄白、舌质淡。心、肺未见异常。腹软，脉沉无力。体重15kg，身长105cm，头围50cm。智力发育适中。

检验：尿、便常规正常。血红蛋白 110g/L。X 线胸片未见异常。肝功正常。

诊治：诊为疳证。辨证：脾胃不足、气血双虚。治用益气养血，补脾益胃之法。处方：太子参 3g，党参 10g，白术 10g，苍术 7.5g，山楂 10g，鸡内金 3g，神曲 10g，石斛 10g，当归 3g，香茶菜 10g。水煎服。合用治疳散（当归、麦芽、胡黄连、人参、槟榔、芜荑），每次 5g，1 日 3 次。经治 24 天，患儿一般善明显好转，有食欲，每次进食 1.5 两，进蔬菜每次 1 两。零食、饮料全免。体重增加 3 两。继服上方 4 周，患儿饮食恢复正常，可食 3 两饭，1 两多菜。体重增至 17 公斤。

讨论：本例治疗时间达 2 个月之久，基本效果恢复食欲，正常进食。更为重要是饮食习惯已经养成，饮食有规律，节制甘甜及零食，纠正偏食。所用药物，与往医之治无何特奇，如讲奇，纠正饮食弊端，减少对脾胃和治疗用药等方面的干扰，即是治愈的基础。本例治疗协作成功。所以，调脾胃、益气血之剂治疗获效。

胆道蛔虫症

本病为因蛔虫进入胆道而致的疾病，临证以剧烈阵发性腹痛为特征。儿童易发本病。

病案：蛔阻气滞。

姜某，女，12 岁。1973 年 12 月 20 日诊。

病史：患儿幼患蛔疾，平时冷则腹痛。此次发病，缘于饮食生冷，食后腹痛为时 15 天。病初腹痛有时，日作 2 次，经治不效。腹痛渐甚，发作日频，日达 10 次以上，作时难忍，手足厥冷，历次发作,均在5分钟左右。病后食纳减少,身不热,呕吐甚,初为清涎,渐有黄黏苦液混有活蚘。诊前2日未进食,大便未解,尿少色淡。经用输液及抗感染、止痛之剂不效,转入中医治疗。

查体:被动体位,精神不振、手足逆冷、面色青白、唇干淡。舌苔黄厚、舌质淡。心、肺未见异变,腹软陷,全腹拒按,右胁处压痛尤甚。脉迟无力。

检验:白细胞数 $17.0×10^9/L$,中性粒细胞92%,淋巴细胞8%。X线胸片示心、肺未见异常。大便蛔虫卵阳性。

诊治:诊为胆道蛔虫症。辨证:蛔虫入胆,血瘀气滞。治用安蛔,利胆,化瘀,行滞之法。处方:延胡索10g,白芍10g,郁金10g,川楝子7.5g,柴胡7.5g,胡椒5g,乌梅5g,半夏7.5g,竹茹10g。水煎服。经治1天痛止,2天不吐。服药4天,病情稳定。前方减半夏、竹茹,加苦楝皮7.5g,槟榔10g。水煎服。合用驱虫糖浆1瓶。服药后便出蛔虫5条。前方连服8天,3天内共排出蛔虫84条。终以健脾和胃,利胆之剂。更方:白术10g,苍术5g,白芍10g,木香4g,佛手10g,厚朴5g,石斛10g,当归5g。水煎服。8天而已。

讨论:本例之临床是典型的胆道蛔虫症,患儿家居农村,蛔虫发病率较高,平时驱虫不够,酿此大祸。此类病在当前所见不多,说明条件改善了。本病是急症,惧于术疗而用中药。本例治疗成功,其因是证与药相符。患儿素有蛔虫史,且伴虚寒,以冷引动蛔窜,阻窍塞道,导致阴阳、气血失和,营卫受阻,尤以阳伤而见寒逆之证。治用安蛔之法,选胡椒、乌梅温阳安蛔;延胡索、郁金、川楝子调整气血、疏通营卫,减缓疼痛;柴胡利胆,舒肝;佐半夏、竹茹平和气逆之呕。蛔得温而稳,痛性缓解。再以驱蛔之剂合攻而效。因久病脾胃大伤,故用平胃益脾之剂复其元。终以能食、体健而告痊愈。

心血、循环系

感染性心肌炎

感染性心肌炎，多发生于病毒感染之后，所以，习称病毒性心肌炎。本病多于发热后出现心悸、胸闷等症象而被检出的。儿童较为多见，本病之少者经月、长者累年，每因外感、过劳等因素加重病情，治疗误时则可迁延难治。

病案一：阴虚邪热。

苏某，男，8岁。1990年1月26日诊。

病史：诊前5天，因感发热，持续高热5天，虽治不降。今起自觉胸闷、心悸、汗多、乏力。于某院检查确诊为心肌炎，用激素、辅酶A等治疗，热转低热（37.5℃），建议加中药治疗。病后饮食减少，夜眠不安，大便干，小便黄。

查体：神烦不安，颊赤唇干、咽肿不红。舌苔厚腻、舌质淡赤。心率110次/分，心尖部可闻及二级收缩期杂音。肺清。腹软，肝脾未触及。脉数无力。

检验：血沉18mm/h。X线胸片示心界轻度扩大。心电图示心动过速、心律紊乱、房性早搏。

诊治：诊为感染性心肌炎。辨证：阴虚邪热。治用养阴清热，佐用解毒之法。处方：生地黄10g，麦冬10g，白薇10g，黄芩 10g，柴胡 10g，瓜蒌 10g，重楼 10g，苦参 5g，紫草 5g，紫荆皮 10g，射干 10g。水煎服。经治 8 天，热退，胸闷减，仍有心悸。前方继服 8 天，症状好转。前方减柴胡、白薇、生地黄，加当归 10g，五味子 5g，黄芪 10g。水煎服。服药 3 周，一般状态好。更方：黄芪 10g，当归 10g，麦冬 10g，五味子 5g，太子参 5g，白芍 10g，甘草 3g。水煎服。连用 1 个月病情稳定，临床基本恢复。

病案二：心虚气弱。

沈某，男，9 岁。1976 年 4 月 13 日诊。

病史： 患儿于诊前 3 个月起病。症见：乏力，有时气短，尤活动后胸闷难受。病后多自汗，饮食减少，大便干，小便黄。未加注意故治疗不及时。

查体： 神乏、体怠、面㿠、唇淡。舌苔薄白、舌质淡。心音低钝、心律不整，无杂音。肺无异常。腹软、肝脾未触及。脉数无力。

检验： 心电示窦性心律不齐，ST-T 改变。

诊治： 诊为感染性心肌炎。辨证：心虚气弱。治用益气养心，佐用解毒之法。处方：人参 3g，桂枝 5g，五味子 5g，麦冬 10g，黄芪 10g，当归 10g，瓜蒌 10g，薤白 10g，玉竹 10g，太子参 3g，葛根 5g，甘草 3g。水煎服。合用参麦注射液，常规静脉滴注。经治 14 天。病情好转，停用针剂，继服前方 14 天，一般状态好。心电复查基本正常。

讨论： 感染性心肌炎为临床常见的疾病，中药治疗方法较多，如解毒、活血、化瘀、清热、泻火、养阴、益气等，对一般型均有疗效。本文从毒伤心阴、心气方面证治探讨，进行治疗也收到显效。心肌炎因毒而起，故解毒为阴虚、气虚所共治之法。解毒剂以苦参、葛根、紫草、射干、紫荆皮、重楼为常用，早期者多为阴伤，故解毒偏重；后期则气虚偏重，其解毒仅用一二而已。两型之中生脉养心之剂必不可少，而且用时亦较长。其他药物均属随证而选。如瓜蒌、薤白于胸闷缓解则减；射干、重楼用于咽部红肿；柴胡、黄芩用于热时。

风湿性心肌炎

风湿性心肌炎是风湿病中的一种局部病变。多见于年长儿童。风湿病所犯较多的是关节，若侵犯心肌，则病情为重。

病案：风湿犯心。

李某，男，14 岁。1972 年 12 月 26 日诊。

病史：患儿于诊前 1 个月起病。症见：双膝关节酸痛、心悸、心前区闷痛、不发热，汗多。饮食减少、夜卧不安、大便干、小便黄。经某院检查确为风湿病累及心肌。

查体：神乏、面㿠、唇淡、咽红。舌苔白厚、舌质淡红。心率快，每分钟超过 100 次。心尖部听取收缩期二级杂音。腹软，肝脾未触及。脉数无力。

检查：抗链球菌溶血素 "O" 高。血沉快。心电图异常。C 反应蛋白阳性。

诊治：诊为风湿性心肌炎。辨证：风湿内犯心脏，心受邪而血瘀气滞。治用活血化瘀，理气，祛风，除湿之法。处方：鸡血藤 15g，豨莶草 10g，海桐皮 10g，当归 10g，徐长卿 10g，虎杖

10g，桂枝 5g，人参叶 5g，苦参 5g，甘草 5g，延胡索 10g，瓜蒌 10g。水煎服。连服 8 天，病情好转，症状大减。继用 8 天，一般状态好。关节不痛，心区不闷。再服 8 天，临床症状和体征消失。更方：当归 10g，黄芪 10g，黄精 10g，五味子 5g，麦冬 10g，太子参 5g，甘草 3g。水煎服。1 个月后复查，疗效巩固。有关检验均转阴。

讨论：风湿病也是难治性病，本例以风湿性心肌炎为主，其治以风湿与心肌二者均应合理施治，风湿者用祛风除湿，心肌者养心益气。方中之鸡血藤、豨莶草、虎杖、海桐皮、徐长卿等祛风除湿；延胡索、桂枝活血理气；当归、瓜蒌、人参叶、苦参、甘草养心益气，调整心力。据研究，本方对风湿性心肌炎，除祛风除湿、促进心肌恢复作用外，其对风湿之病因及病变均有抵抗和改善效果。

心　悸

心悸，指心中频数而言，在一般状况下，心悸者，出于心脏异常，最多的是心肌炎之类。有的以心悸为主，但非心肌病态。本例指此而言。

病案：心气虚弱。

赵某，女，12 岁。1974 年 10 月 21 日诊。

病史：患儿现读小学五年级。学习负担较重。于诊前 6 个月起病。症见：心悸、气短、夜眠梦多、有恐惧感。饮食减少，大、小便尚可。一般不影响学习活动。故未诊治迄今。

查体： 神乏、面㿠、口唇干淡。舌苔薄少、舌质淡。心率 95 次 / 分，律整。肺、腹未见异常。脉沉数无力。

检验： X 线胸片示心、肺未见异常。心电图未见异常。血、尿、便常规及血沉均属正常。

诊治： 诊为心悸。辨证：心虚神怯。治用补心益气，安神宁魄之法。处方：紫贝齿 10g，珍珠母 10g，楮实子 10g，合欢 10g，柏子仁 7.5g，首乌藤 10g，石菖蒲 10g。水煎服。经治 8 天，症状大减。服药 12 天，一般症状消除，心率 73 次 / 分。临床获愈。

讨论： 小儿时期的心悸，不易查知，较大儿童能够自诉。本例具有心悸、气短的症状，心电图已除心肌病。所诊医者数人，各持其己见，如神经衰弱、心动过速、隐性心肌炎、小儿神经症等不尽相同。本诊无法统一各说，依心悸证治，以方测证，古来有之。用补心益气、安神宁魄之法，仅 8 天而症状消失，继用 4 天症愈。从疗效结果来看，本例仍属功能性病变，经过调节心力而奏效。心者藏神，心虚神不宁静。方中紫贝齿、珍珠母、合欢、柏子仁、首乌藤等均为宁心安神之剂；石菖蒲、楮实子通畅心神。本例因医者诊断意见不一，病者难于选药，故专中医一治。结果如愿，依心悸治愈而病家安矣。

小细胞性贫血

小细胞性贫血，属于营养不良所引起的贫血病。贫者亏虚，即贫血多亏而虚。婴幼儿之营养失调者，患本病者日渐增多。

病案：血虚气弱。

王某，女，1岁。1981年4月21日诊。

病史：患儿生后人工喂养，9个月加辅食。患有佝偻病。此次因厌食、乏力20天而诊。病后活动无力，喜抱、夜不安、大便不整，小便清，未经治疗来诊。

查体：神乏、面色苍白、唇淡。舌苔薄少、舌质淡。心、肺未见异常。腹软，肝脾可触边缘。脉沉无力。

检验：白细胞数 8.0×10^9/L，中性粒细胞51%，淋巴细胞49%。红细胞数 3.5×10^{12}/L，血红蛋白80g/L。

诊治：诊为小细胞性贫血。辨证：血虚气弱。治用养血益气之法。处方：当归5g，党参5g，鸡血藤5g，赤石脂5g，熟地黄5g，黄芪5g，太子参3g，白术5g，白芍5g。水煎服。疗程2个月。经治1个月，病情好转，食增神爽。红细胞数增加 4.2×10^{12}/L，血红蛋白100g/L。前方减熟地黄、太子参，加山楂5g，麦芽5g。服完第2个月，患儿一般状态如常。红细胞数达 4.3×10^{12}/L，血红蛋白为120g/L。临床恢复。

讨论：贫血为婴幼儿常见病，轻者多不加注意，症见明显者，多属中、重证。本文治疗贫血所用之生血益气汤，由当归、党参、鸡血藤、赤石脂组成。本例方中选加黄芪、太子参、白术、白芍，有增强益气养血之功，经治2个月，贫血状态基本改善。此与特异性治疗相比不差上下。本方药之疗效，在于生血益气汤之气血两治，血虚气亦虚、血充气亦充，所以，气血并治疗效非凡。方中之当归乃血中气药；党参可补气生血，因此，当归、党参为主，功兼气血。鸡血藤、赤石脂对贫血之作用，在于其含有铁的成分，故此治疗气血同时，贫血之铁质不足亦有所补充。应用生血益气汤结合患儿的病情随证加味可以适应贫血患儿的不同需要。

大细胞性贫血

大细胞性贫血，是营养性贫血的一种，较小细胞性贫血为少，但较其重。本病多于营养失调的婴儿中发生。本病除贫血症状外，还夹有风候，其治颇费时日。

病案：血虚动肝。

罗某，男，10个月。1973年10月21日诊。

病史：患儿为第一胎，足月顺产。母乳喂养，发育较差。平时常有腹泻，多汗不宁。近1个月来，患儿精神不振，情绪烦躁。诊前7天，患儿头颤，舌口每于哺乳时喜弄而动，目视发呆。乳食减少，夜眠不实，大便稀薄不化，小便清长。经某院诊为大细胞性贫血，建议用叶酸、维生素 B_{12} 治疗。病家未用而求中医治疗。

查体：精神萎靡、面色苍黄、营养不良、目呆唇淡。舌苔白薄、舌质淡红。心音不纯，肺呼吸音清。腹满而软，肝肋下1.5cm，脾未触及，脉细无力。

检验：白细胞数 $10.8×10^9$/L，中性粒细胞 44%，淋巴细胞 56%。红细胞数 $2.5×10^{12}$/L，血红蛋白 80g/L，网织红细胞 0.2%。血小板数 $110×10^9$/L。

诊治：诊为大细胞性贫血。辨证：血虚动肝。治用养血柔肝之法。处方：当归5g，白芍5g，何首乌5g，鸡血藤5g，木瓜5g，太子参5g。水煎服。治疗10天，精神好转，头、舌不颤。又服10天一般状态明显进步。查血常规：红细胞数达

3.35×10^{12}/L，血红蛋白 105g/L。前方减白芍，加党参 5g，赤石脂 5g。用药 10 天红细胞，血红蛋白均为正常，一般状态如常。整个治疗 1 个月获愈。

讨论：与本例同时所治尚有 2 例，均为 10 个月婴儿，主证血亏伴有神情烦躁、震颤之候。血常规提示大细胞性贫血改变。3 例均服养血柔肝之剂，其中 1 例用过叶酸及维生素 B1 27 天，余皆纯用本剂治疗。均于 1 个月恢复正常。临床肝风先平而后血亏得复。本文认为血虚苍白，若不养肝则筋脉失濡临证见颤抖等风症。方中当归为治血之主剂；白芍柔肝；何首乌、鸡血藤、木瓜、太子参等为辅助养血、柔肝之品；再以党参、赤石脂增加补血益气之功效。大细胞性贫血为营养性贫血的一种，一般治疗有效但疗程较长，本文病例用中药治疗 1 个月左右治愈与西药治疗 6 周比之大致相同。治疗中患儿颤抖症象消失为快，贫血状态的恢复亦逐渐升高，最后红细胞及血红蛋白持平，全身状态随之而善。

再生障碍性贫血

临床以红细胞、白细胞、血小板三系数少，而引起的贫血、出血、感染等症象为特点。发病有急、慢及轻、重之分。

病案：气血两虚。

李某，女，4 岁。1976 年 6 月 10 日诊。

病史：患儿平素易感，常服抗生素。过因鼻出血及口腔炎而诊。检血发现三球均减，并于某院复查血和骨穿确诊为再生障碍性贫血，住院 10 天，病情好转出院。

查体：神乏、面色苍黄、口唇淡。舌苔薄少、舌质淡白。心、肺、腹部未见异常。肝脾及淋巴结无肿大。脉细数无力。

检验：白细胞数 3.8×10^9/L，中性粒细胞 35%，淋巴细胞 65%。红细胞数 2.2×10^{12}/L，血红蛋白 60g/L。血小板数 50×10^9/L。骨髓检查示细胞总数减少。X 线透片示心、肺及心电图等均未见异常。

诊治：诊为再生障碍性贫血。辨证：虚劳，气血双虚。治用壮肾益髓，生血补气之法。原用的丙酸睾丸酮和泼尼松、维生素继续用。处方：当归 10g，何首乌 10g，阿胶 5g，大枣 10g，石楠叶 10g，藤梨根 10g，党参 10g，鸡血藤 10g，黄芪 10g，炙甘草 5g，茜草 10g，淫羊藿 10g，白术 5g。水煎服。连服 12 天，患儿精神状态及食欲有改善。继服 8 天，面色好转，活动有力。上方减藤梨根、石楠叶，加人参 5g，丹参 10g，熟地黄 10g，山茱萸 5g。服 12 天，症状明显好转。复查血：红细胞数 3.9×10^{12}/L，血红蛋白 8.5g/L，白细胞数 6.1×10^9/L，中性粒细胞 45%，淋巴细胞 55%，血小板数 80×10^9/L。前方继服 24 天，一般情况好。更方：八珍汤各药为 7.5g，加大枣 10g，锁阳 5g。用药 24 天，症状恢复，复查血常规各项近于正常。

讨论：本例为中西医合治，疗效较好。宗肾主五脏，主骨生髓的理论施治。方中诸剂具有促进生血功能，改善气血亏虚，活跃骨髓造血作用。

雅克氏贫血

　　本病为婴儿期的一种假性白血病，又称脾大性贫血，是感染性贫血的特殊证型，临床以贫血、脾肿大、白细胞高为特征。

病案：血虚积聚。

权某，女，2 岁。1970 年 5 月 8 日诊。

病史：患儿足月顺产。人工喂养，素有重度佝偻病，常有感冒。此次起病于诊前 3 个月患腹泻经治之后，患儿面色渐白、乏力，腹满。经某院住院检查，确为本病，因治疗少策而转中医治疗。

查体：精神不振、面色苍白、营养不良、发育较差、口唇淡白。舌苔薄白、舌质淡。心音不纯，肺未见异常。腹满，肝未触及，脾肿大肋下 5cm，质硬。脉沉无力。

检验：红细胞数 3.5×10^{12}/L，血红蛋白 85g/L。白细胞数 21.0×10^9/L。血小板数 100×10^9/L。

诊治：诊为雅克氏贫血。辨证：血虚积聚。治用益气养血，消积化结之法。处方：党参 7.5g，当归 7.5g，丹参 7.5g，马鞭草 5g，鳖甲 5g，赤芍 5g，生地黄 7.5g，熟地黄 7.5g，泽兰 7.5g，瓦楞子 7.5g，鱼鳔 5g。水煎服。经治 4 周，患儿症状有改善，精神好转，活动多，面色转红。脾肋下 3cm。前方减生地黄，继服 2 周。检血：红细胞数 3.9×10^{12}/L，血红蛋白 100g/L，白细胞数 17.0×10^9/L。前方加山楂 7.5g，佛手 7.5g。继服 4 周，一般状态好，能食，面色华，脾肋下 1cm。复查红细胞数 4.2×10^{12}/L，血红蛋白 110g/L。白细胞数 14×10^9/L。前方去瓦楞子、赤芍，加黄芪 7.5g。再服 4 周，患儿复查，血常规各项均属正常范围。

讨论：本例经治 3 个月，单用中药治疗，基本治愈。本例以贫血、脾大、白细胞高为特征。治疗以益气养血为本，党参、当归、熟地黄、鱼鳔为主剂；消积化结为标，用丹参、马鞭草、赤芍、生地黄、泽兰、瓦楞子、鳖甲。通过标本兼治，疗效逐渐提高，终获近期治愈。

过敏性紫癜

本病为血液病中常见病，因其属于过敏性病，病变在血管，所以，又称免疫性血管性疾病。临证所见，以皮肤血管为多，其他如肠、关节、肾、脑等均有累及。本病主要症见皮肤紫斑、腹痛、关节痛，有的便血、尿血。中医的紫斑证包括本病，为血热所致。

病案：血热发斑。

陈某，女，9岁。1993年3月4日诊。

病史：诊前13天起病。症见：双下肢紫斑，腹痛，关节痛。病后饮食减少，夜眠不安，大便干，小便黄。经当地用抗感染、止血等剂治疗，无明显效果。

查体：神清、面红、唇红。舌苔白厚、舌质红。心肺未见异常。腹满，轻微压痛，肝脾未触及。双下肢皮肤瘀点，密集，色红紫相间。伸侧尤多，斑疹高于皮肤，压之不退色。脉数有力。

检验：血、尿、便常规均正常。出、凝血时间及便潜血正常。

诊治：诊为过敏性紫癜。辨证：毒热犯血，血热而外溢。治用清热解毒，凉血化瘀之法。处方：紫草7.5g，白鲜皮10g，水牛角10g，牡丹皮10g，生地黄10g，白薇10g，荷叶10g，茜草10g，苍耳子7.5g，甘草5g，大枣10g。水煎服。经用8天，症状明显好转，腹不痛，关节痛减，紫癜减半，无新疹再生。前方继服8天，紫斑消退，留有褐色斑痕。处方：丹参10g，当归

10g，生地黄 10g，赤芍 10g，黄芩 10g，石斛 10g，白芍 10g，甘草 5g。水煎服。连用 16 天诸症平利。再以黄芪 10g，当归 10g，丹参 5g，大枣 10g，甘草 5g，白术 5g，苍术 5g，佛手 10g。水煎服 14 天，以扶其正。

讨论：本病各地均有发病，治疗经验各有所长。本例近期治疗效果颇佳。治疗用方，以紫草、白鲜皮解毒清热；用牡丹皮、生地黄、水牛角、白薇凉血、化瘀；茶叶、茜草止内血；苍耳子宣通脉络合甘草，大枣调中脱敏。依此所治之例大多收效。对本病之辨，重在观紫斑之色、之状。若色紫暗为瘀，斑成片为毒盛；色红紫为热，斑丘疹为毒轻；色暗褐为虚，斑疹消退为毒解。此为本文辨证施治之则，依此选方遣药所治多验。

足癜风（破溃）

癜，癜者斑疹。在中医学中的明清时代，便有文献记载。具有代表性的是《景岳全书·外科钤古方》所记："紫癜白癜一般风，附子硫黄最有功，姜汁调匀茄蒂擦，若经三度永无踪。"临床所见紫癜为多。部位多在肢体，尤以下肢居多。而本例就治目标是足，双足紫癜严重并且破溃。为临床罕见病例，经治获愈。

病案：气伤血瘀。

李某，男，14 岁。2016 年 5 月 20 日就诊。

病史：诊前 6 个月于某院确诊为过敏性紫癜，经中西医结合治疗，病情未见明显效果。而且，双侧足部紫癜斑块扩大，相互融合，表面成疮，形成溃烂。病后饮食、睡眠及大便、小便尚未见异常。本次就诊要求解决双足紫癜溃烂之患。

查体：神乏，面色黄褐，营养尚可。口唇干淡，舌苔白薄，舌质淡红，咽不红肿。心、肺及腹部未见异常。脉沉数。患处所见，双足肿胀，色红紫，伸屈面之紫斑融合成片状，表面溃烂，局部有渗出。

检验：血、尿、便常规未见明显异常。出、凝血时间正常；血块收缩实验正常；毛细血管脆性阳性。血沉轻度加快；血清 IgA 增高；过敏原检测示患儿对多种物质过敏，血清总 IgE 略高于正常。

诊治：诊为足癜风。辨证：毒伤气血，气虚，血瘀邪陷，化腐溃烂。治用益气化瘀，解毒化腐。处方：黄芪 15g，当归 12g，牡丹皮 12g，生地黄 12g，紫草 10g，白鲜皮 10g，徐长卿 12g，鱼腥草 12g，绞股蓝 8g，甘草 5g。1 剂水煎，1 日分 3 次于饭前服。外用取紫草油涂创面。治疗 8 天复查，症状大减，双足皮肤溃面结痂，未见渗出，色红褐。二诊处方同前，复加丹参 12g，灵芝 8g。同上煎服。又治 8 天，复查双足全部结痂并有脱落。一般状态如常，足癜风获愈。

讨论：该患儿家长是医生，中西医均通，对疾病的诊治不在话下。目前，即现证是双足的严重紫癜，并且大面积溃烂。如此外科指征，以外治有利。但家长坚意儿科施治。并且有院领导的极力推荐。无奈之下，医者说："信者为医。"

对本病的认识，要学习明代医家龚廷贤治鼓胀的经验，用中医理论，对病人实际，进行科学合理分析、探讨。本例病程 6 个月之久，立证是紫癜，西医断为过敏性，而且治疗到位。现证是关键，重在双足紫癜伴溃烂。西法不治，坚意中医治疗。中医诊断足癜风。其癜（斑、疹）限于双足，其状溃、烂，此性过敏乎、感染乎，谈此何用。病人现状，双足之癜红紫黑并存，溃烂之状惨然。特病特治，日久之癥，终落双足此乃久病成虚，久虚成瘀，为毒热所伤。其治调以营卫为主，有关毒、热、风之类次也。首诊处方，黄芪、紫草为方首，其次有鱼腥草、白鲜皮、徐长卿、牡丹皮、生地黄、当归、绞股蓝、甘草。水煎服之不及8天，症状顿减。据病家观察，服药后患儿自觉轻快，双足也有松感，病色由暗转淡。服药4天，溃烂创面成痂，色由紫黑变褐。治之8天溃烂之创面均已成痂。双足活动如常，神情表现愉快。复诊又加丹参、灵芝以利扶元。有关病人局部处理，病家在一般卫生处理外，用紫草油涂之。紫草10g，加植物油适量，加热煮开浸泡2小时，时时涂之。对紫草的外用，早在宋代的《太平圣惠方》便有紫草外用的先例，当代《本草外用》一书，对紫草外用所治范围扩大，如皮肤诸疾均可施用。本文之治以黄芪、紫草为君，相辅之剂，如绞股蓝、当归、生地黄、甘草。如此之治获愈。但从治疗伊始。对本病的认识，必须从实际入手，如按常规用犀角地黄汤之类，则难收此残局。此证之正已伤，气不足则大乱成。火走一经，足者心之远处，气伤血失所依，久者成瘀，气虚血瘀肉失其养，甚者为溃，在所难免。昔，龚廷贤治肝硬化腹水，强调以补代攻，补为先，攻之于后，获之大功。本例之治，志在效法前人。要点是辨证得体，治法求准，方药选精。

特发性血小板减少性紫癜

本病属中医的紫斑范围，为毒热迫血外溢致病。

病案一：热迫血溢。
张某，男，2.5岁。1980年3月20日诊。

病史： 诊前 6 个月，于一次外感后，胸背及四肢起斑，其色青紫，大小不一。急诊检查血小板数 34×10^9/L 而住院，骨髓检查证明为特发性血小板减少性紫癜，服用强的松及中药凉血之剂治疗 1 个月，病情好转出院，其后几经反复。现症：近 7 天又见紫斑，伴有鼻衄，不发热，无呕吐。乳食减少，夜卧不安，大、小便均可。

查体： 神乏、形虚、表情无欲、面色黄褐、气息平衡。鼻孔有血痂，四肢及胸背见有大小不一的斑疹，色红兼青，压之不退色。唇干色红，咽不红肿。舌苔白厚、舌质红紫。心肺听诊未见异常。腹软，肝脾未触及。脉沉数有力。

检验： 血小板数 38×10^9/L，出血时间 4 分钟以上，凝血时间正常。

诊治： 诊为特发性血小板减少性紫癜。辨证：毒热犯血、血热而溢，发为紫斑。治用解毒凉血，化瘀生血之法。处方：山慈菇 3g，生地黄 5g，牡丹皮 5g，茜草 5g，当归 5g，白及 3g，甘草 2g，丹参 5g，花生衣 5g。水煎服。连服 10 天，症见好转，紫斑消失，血小板数升到 60×10^9/L。上方减山慈菇，加阿胶 5g。继服 8 天，一般状态好，旧斑不见，未出新斑。治疗以养血生血为主，佐用益气壮髓之剂。更方：黄精 5g，当归 5g，阿胶 5g，熟地黄 5g，太子参 5g，花生衣 5g，仙鹤草 5g，甘草 2g。水煎服。用药 4 周，病情稳定，血小板数（115×10^9/L）恢复正常。

讨论： 治疗血小板减少症，临证必依证之急缓立法组方。急者邪实，毒盛血热，瘀结为斑，斑多而久则血虚失养。治急所用山慈菇解毒；生地黄、牡丹皮、茜草、白及诸品凉血去热；丹参化瘀；余皆生血之剂。病情缓解，重在养血生血，选用当归、熟地黄、阿胶、仙鹤草、花生衣等，佐用太子参、甘草益气壮髓，诸药共奏血液生成，络脉气固之功。若坚持久服，则疗效巩固，不易反复。夫小儿紫癜，尤其血小板减少症，所治之法夥矣，如通用之凉血、止血、治肝、疗脾、活血化瘀，以及清热之法，本例之病因，西医学尚不清楚，而本文认为邪毒致病的因素不可轻视，毒解血亦不热，因此治血不治毒，血热难除。

病案二：邪伤血虚。

吕某，男，6岁。1991年4月9日诊。

病史：患儿因特发性血小板减少性紫癜，反复治疗，历时2年。疹前8个月来，血小板数88×10^9/L，日久不升。平时倦怠，食纳减少，大、小便均好。多方面治疗不效。

查体：神乏、面色不华、口唇干淡。舌苔薄白、舌质淡。心、肺、腹部未见异常。脉沉无力。

检验：血小板数82×10^9/L。

诊治：诊为反复性血小板减少症。辨证：日久伤阴耗气，故属虚证。治用养阴益气之法。处方：黄芪10g，太子参5g，党参5g，黄精10g，佛手10g，当归5g，艾叶5g，山茱萸5g，花生衣10g。水煎服。经治1个月，食欲增加，有力，复查血小板数增至100×10^9/L。上方去艾叶、山茱萸，加熟地黄5g，大枣5g。服药1个月，血小板数达106×10^9/L。停药3个月复查结果同前。上方服1个月以巩固。

讨论：血小板减少症急性发作，以及暴发者多经救治而愈，其中缓解者，尤其反复活动的病例，治疗颇为棘手。本病虚证之发生虽与外邪感染有关，但主要的是由病久迁延致虚所致之故。可见本病出现紫斑者则实，不见紫斑而血小板不升而低于常者为虚。此虚表现在气阴两个方面。因此，治疗时间宜从长计议。当血小板恢复正常时尚应扶正巩固治疗多日为宜。本例用药以人参、黄芪、当归等药为首选之主剂，坚持用药则可收效。

继发性血小板增多症

血小板增多症分为原发性和继发性两种。后者较前者为多见。鉴于本病易致血栓等并发症，因此，临床对本病应引起高度重视。值得注意的是本病重者临床表现明显，而轻症之初多无明显体征。中医将本病归为"血证""瘀血"等领域，进行辨证论治而收到良好效果。

病案： 血瘀内阻。

杨某，男，3岁。2008年1月5日就诊。

病史： 该患儿于诊前10日，因发热于西医院就诊。化验血常规，白细胞数 10.3×10^9/L，淋巴细胞占61.7%，血小板数正常。用抗生素治疗1周后热退，症状好转，但复查血常规，发现血小板数达 900×10^9/L，连查2次证实为血小板增多症，病家不同意用激素治疗，转中医治疗。

补问患儿既往无其他血液病、各种慢性病、恶性疾病家族史及病史。

查体： 一般状态可，心、肺及腹部未见异常，肝脾未触及。舌苔黄腻，舌质红。脉细涩。

检验： 血小板数 900×10^9/L，红、白细胞数均属正常。骨髓象增生明显活跃，巨核细胞增加，成堆血小板多见。

诊治： 诊为继发性血小板增多症。辨证：毒热伤血，血瘀内阻。治用解毒清热，活血化瘀。处方：黄芩 7.5g，生地黄 7.5g，川芎 7.5g，赤芍 7.5g，红花 3g，三棱 6g，桃仁 2g，水蛭 0.5g。水煎服。连服 1 个月，血小板数为 600×10^9/L。患儿一般状态如常。更方：当归 5g，赤芍 5g，熟地黄 5g，佛手 5g，丹参 7.5g，水蛭 0.5g，生甘草 1g，徐长卿 5g，党参 5g。连服 2 周。复查血小板数 220×10^9/L，临床获愈。后于 2009 年 3 月 6 日复查血小板数 220×10^9/L。

讨论： 本病西医诊断明确，中医对本病无法对号，仅可根据病的理论，采取中医辨论证结合的方法治疗。从中医理论高度认识本病。其病在血，病史指出病初为热，热因毒致，又用抗生素治疗，诸起环节，终以血伤告终。由此中医治疗，当以解毒清热和活血化痰治疗。治病实践，证实理论认识与实践措施一致而效。本病之毒系内热之毒，黄芩善解内毒化热；桃仁、川芎、水蛭、红花、赤芍重在活血化瘀。二次更方旨在活血化瘀有度勿过为安，以党参、当归等充之为益气血利于恢复。本病虽以平和，但当思其病之作，尚应虑之致害因素。本病非原发勿疑，继发又继于何？本例当疑之因，其染病之毒深为害，药用头孢，此药广谱抗菌，其毒性较大而广，对血液之害多次见红白细胞减少，血小板升高。其他急慢性感染在本例似难立案。临床尚应细察以分秋毫。

粒细胞性细胞减少症

粒细胞（包括嗜中性，嗜酸性，嗜碱性）和淋巴细胞及单核细胞组成白细胞体系。粒细胞的多少，在生理情况下是稳定的。

其增多和减少必有原因。就减少而论，有的可能无碍，有的要重视。临床认为粒细胞减少到 15% 时，则令医家感到紧张，因原因不明，所以，后果难测。

病案：热毒伤血。

孙某，男，8 岁。1972 年 10 月 16 日诊。

病史：患儿于诊前 7 天，因发热、咽红而自服西药片剂（抗感染剂，其中有安乃近，其他不详）。因学习紧张而未就诊。诊前 1 天夜间于某院急诊，查血，白细胞数 2.2×10^9/L，中性粒细胞 15%，红细胞数 3.4×10^{12}/L，血小板数正常。此时置感冒于次位，而对白细胞之少，进行探源。由于西药用之慎，建议住院行骨髓检查、进一步观察等善意措施。故此，病家立至中医院若治之不成，再议。现症：患儿精神状态尚可，自行走动，体温 37.3℃，乏力，其他无不适。饮食、睡眠及大便、小便均好。查血后未进任何药物。

查体：面色少红、唇干红。舌苔白薄、舌质红。心、肺、腹部未见异常。脉沉数。

检验：白细胞数 2.3×10^9/L，中性粒细胞 13%，淋巴细胞 84%，单核 3%（3 天内复查多次，白细胞数在（$2.2 \sim 3.1$）$\times 10^9$/L，中性粒细胞 9% $\sim$ 18%）。

诊治：诊为粒细胞性细胞减少症。辨证：热毒伤血。治用解毒清热，养血滋阴之法。处方：重楼 10g，黄药子 7.5g，光慈菇 7.5g，柴胡 10g，石斛 10g，苍术 10g，当归 10g。水煎服。经治 4 天，不热，白细胞数 2.8×10^9/L，中性粒细胞 18%。继服 4 天，白细胞数 3.1×10^9/L，中性粒细胞 20%，嗜酸性 4%，余为淋巴细胞。更方：白花蛇舌草 10g，虎杖 5g，重楼 10g，柴胡 10g，当归 10g，麦冬 10g，石斛 10g。水煎服。复查白细胞数（4.0～8.0）×10^9/L，中性粒细胞23%～57%，淋巴细胞77%～43%；红细胞数 4.2×10^{12}/L；血红蛋白 120g/L；血小板数 200×10^9/L。治疗 15 天休药 1 个月，复查血全部正常。

讨论：本例之治疗经过说明是先惊而后喜。惊喜，粒细胞如此减少，且原因尚未确知，医者告诫，再低者，易受他害。病家直曰："将白细胞治平便可。"如此疑症究属药伤？毒伤？故何以敢药。医者凭有神则生，有胃气亦生的经验，据患儿有热病史，热者由毒而起，患儿有阴伤之候，依此证辨，拟之解毒清热、养血滋阴治法，经过顺然。方中重楼、山慈菇解咽部之毒；黄药子佐其解毒、凉血，防其病恶；柴胡清热；当归、石斛养血滋阴；苍术平胃。服之好转，但嗜酸细胞 4%，故处方减黄药子、山慈菇、苍术，更白花蛇舌草、虎杖、麦冬以解毒、养胃生津。先后治 15 天而愈。

白细胞及血小板减少症

由于抗生素类药物，尤其头孢制剂的广泛应用，随即，药物的不良反应，亦渐增多，轻者不药而愈，重者虽治，其愈后亦令人担忧。今将临床所见一例，因治以头孢而致血小板和白细胞双减的病例，经治获愈。

病案：毒伤气血。

关某，男，10 岁。2012 年 7 月 2 日就诊。

病史：患儿于诊前 15 天起病。症见发热，体温达 41℃，于当地医院以感冒用头孢剂治疗，历时10余天，热有起伏。期间复查血常规，发现血小板和白细胞明显低少。虽经对症处置，症状不见好转，遂求诊中医治疗。现症：患儿热退，纳可，寐安，大、小便均可。

查体： 形体中等，营养欠佳，神乏，面㿠，皮肤光滑，口唇干淡。舌苔薄白，舌质淡红，咽不红肿。心肺听诊未见异常。腹部柔软，无压痛，肝未触及，脾肋下2cm，质软，无触痛。四肢活动自如，脉象平缓。

检验： 血白细胞数 $1.7×10^9/L$，血小板数 $89×10^9/L$，余皆属常。

诊治： 诊为白细胞及血小板减少症。辨证：疳积，毒伤气血。治用益气养血，佐调脾胃。处方：当归12.5g，党参12.5g，黄芪12.5g，枸杞子12.5g，丹参12.5g，山茱萸12.5g，何首乌12.5g，鸡血藤12.5g，甘草2.5g，大枣10g。水煎服。1日1剂，分3次服。合用益气固本胶囊（院内制剂），每次5粒，1日3次。治疗8天，一般状态好，患儿活动有力，但多汗。继服前方加佛手10g。停服益气固本胶囊，改服婴儿壮胶囊（院内制剂），每次6粒，1日3次。同时外敷五倍子、五味子、黄芪散于脐中，用以治汗。连治16天，病情稳定，汗去，复查血常规，白细胞数 $5.96×10^9/L$，中性粒细胞68.94%，淋巴细胞19.54%；红细胞数 $4.38×10^{12}/L$；血小板数 $142×10^9/L$。前方继服8天，脾未触及。临床及化验均所恢复，终以黄芪12.5g，白术12.5g，甘草3g，苍术5g，太子参10g，当归12.5g，熟地黄12.5g，何首乌12.5g。巩固治疗8天而愈。

讨论： ①毒伤气血：病者毒伤，患儿以热为主证，此热因毒而起，治当解毒。首选头孢抑其菌。中医认为，"有是病用是药，则病受之，无是病用是药，则元气受之"。本例用药则属其一。所谓药伤，其实药者毒也，以毒攻毒方可除疾。但辨证施治得法，则药治病而不伤正。②与时俱进：本例除病有热史及化验单明示外，宏观基本属常。因此，当代临床大症已去，化验异常，微观变化令医者难、病家忧。所以，对化验单的论治，是当代难以回避的课题，本例之治则以化验单为准而证治获效。③疗效机制：以本文病例而言，患儿就诊目的明确，以提高白细胞数、血小板数为主。

对中医而言，这是一个新问题，具体地说，是化验单的辨证施治问题。本文以微观提供的数据，结合患儿的四诊检查，综合所见以气血伤而成虚立论，所用参归为主，益气养血，治疗收效显著。

肾、泌尿系

急性肾炎

本病以浮肿、血尿、蛋白尿、血压高为特征，因此，依证归类于中医的水肿、尿血范畴。病因与风邪有关，病变在肾，肾受邪而主水、主尿功能失调引起肾炎的症象改变。

病案：风邪袭肾。

张某，女，12 岁。1978 年 11 月 11 日诊。

病史：患儿平素易患咽喉病。此次于咽喉病后 15 天起病。症见：发热，浮肿，头痛，尿赤而短，呕吐 1 次。经当地医院查尿为血尿，以急性肾炎，用青霉素治疗 5 天，浮肿和尿血不减。而至中医治疗。

查体：神乏、面㿠、浮肿、唇干。舌苔白厚、舌质红。心、肺、腹部未见异常。下肢浮肿，轻度压痕。血压 114/72mmHg。脉数有力

检验：血常规未见异常。尿蛋白（＋＋），尿红细胞满视野。

诊治：诊为急性肾炎。辨证：肾积内热，复感风邪，化火伤肾，肾伤血溢，水积而成。治用疏风，清热，利湿，止血之法。

处方：菊花 15g，黄芩 10g，白茅根 15g，紫荆皮 10g，大蓟 10g，小蓟 10g，萆薢 10g，淡竹叶 10g，甘草 5g。水煎服。合服清肾

散（连翘、苦参、白茅根、冬瓜子、泽泻、甘草），每次 3g，1 日 3 次。经治 8 天症减，浮肿减轻，尿色淡。服药 12 天，肿消尿清。前方继服 8 天诸症悉除而愈。更方：黄芪 10g，白术 10g，白芍 10g，土茯苓 10g，黄芩 10g，车前子 10g，白茅根 10g。水煎服。用药 8 天巩固其效。

讨论：本证治疗 1 周症减，2 周而愈。方中菊花疏风清热；黄芩、紫荆皮清热去湿；白茅根、大蓟、小蓟、萆薢、淡竹叶利湿止血；甘草调和。与清肾散相应。用后利尿消肿和止尿血效果显著。再以益气健脾之黄芪、白芍、白术扶正；土茯苓、黄芩、车前子、白茅根调肾，巩固疗效。历时 1 个月获愈。

迁延性肾炎

急性肾炎，治疗得当，大约月内多可恢复。如因形体素虚，邪热炽盛，尤其治疗失宜，每可致病变迁延。迁延之证，浮肿起伏，尿血潜显不常，尿蛋白时多时少。此型之治，虽多费时，但证治得法，亦多获痊。

病案：肾虚及脾。

曾某，男，5 岁。1979 年 11 月 2 日诊。

病史：患儿于 3 个月前患急性肾炎，住某院中西医结合治 15 天，好转出院。其后有时面部浮肿，尿中红细胞始终（+ ～ ++）。临时用几次抗生素亦未收效。

查体：神乏、体疲、面色不华、口唇干淡、咽不红肿。舌苔薄白、舌质淡红。心、肺、腹部未见异常，下肢不浮肿，脉沉数有力。

检验：尿蛋白（±），潜血（+++）。

诊治：诊为迁延性肾炎。辨证：肾热失治，肾伤未复，进而及脾，脾肾双虚，导致浮肿及尿中有血。治用健脾益肾，活血利湿之法。处方：黄芪 10g，白术 10g，茯苓 10g，泽泻 10g，墨旱莲 10g，益母草 10g，车前子 10g，萆薢 10g。水煎服。经治 20 天，浮肿未见反复，检尿阴性。连检三次均为阴性。再以补肾散（女贞子、何首乌、枸杞子、牛膝、山茱萸），每次 3g，1 日 3 次口服。连服 1 个月巩固其效。观察 6 个月复查，未见反复。

讨论：迁延性肾炎于短期内治愈不难，但其久效者不易。本例治疗时间仅 20 天，巩固其效则用 30 天。本病之迁延多与肾不足有关，所以，症状消失后，再以益肾之剂巩固，获效良久。本文之治初用肾脾之剂，其中黄芪、党参、白术补益肾脾，余剂活血利湿而除尿中之浊。终用益肾诸剂以壮肾之阴阳，从而避其复发。

慢性肾炎

慢性肾炎，儿科较为少见。本文收集病例，为急性肾炎迁延而成。临床不仅病程长，而且症状多变，尤其尿中改变，常有起伏，一般状态偏虚。所治临床恢复。

病案：肾阳虚亏。

崔某，女，12 岁。1977 年 10 月 20 日诊。

病史：患儿尿蛋白阳性，历时 3 年。初为急性肾炎经治好转，因尿中蛋白和红细胞久治不消而辗转多处治疗。用过抗感染、补肾等中西药物，始终未愈。现症：食少、乏力、体怠、劳则下肢浮肿、腰酸、畏冷、大便干、小便清。

查体： 神乏、面色不华、营养较差、唇淡。舌苔白薄、舌质淡。心、肺听诊未见异常。腹部平软、无压痛。肝脾未触及。下肢稍肿、压之凹陷。脉沉无力。血压 108/66mmHg。

检验： 血红蛋白 105g/L。尿蛋白（＋）、红细胞（＋）、管型（＋）。尿素氮 5.0mmol/L。血蛋白总量为 60g/L、白蛋白 35g/L、球蛋白 20g/L。X 线透片示心肺未见异常。

诊治： 诊为慢性肾炎。辨证：肾阳虚亏，为久病所致。初以补肾、滋阴、活血、化瘀等法治疗 2.5 个月，好转不明显。后以壮肾补精之法治之。处方：附子 2g，肉桂 3g，金樱子 10g，益智仁 10g，锁阳 5g，楮实子 10g，肉苁蓉 7.5g，淫羊藿 10g，覆盆子 10g。水煎服。连用 1.5 个月，症状大减，患儿体力增加，精神状态好转，检尿 3 次均为阴性，血压稳定。前方去附子、肉桂、楮实子，加黄芪 10g，何首乌 10g。合服能散，每次 5g，1 日 3 次。服 1 个月，复查疗效巩固。

讨论： 小儿肾炎之发病较多病，但慢性者为少。本例从病史及症象分析，结合其病程超过 1 年，仍属迁延之类。虽患儿之病迁延日久不愈，但其肾功始终未见异常。因患儿母为检验人员，所以，对尿的检验严格。如果不验尿，则难知其病。为担心肾功能之衰，故治疗始终不放松。

本例治疗后尿阴转，经过 1 年的观察未见浮肿及尿异常。所用方药在 5 个月的治疗中，复查 24 次，变动较多，如补肾、滋阴、培土生金、活血、化瘀、益气、养血、解毒、止血、消蛋白等，涉及药物 50 余味。始终未使尿变为常。从治疗第 3 个月始，以壮肾补精之法，并且稳定方药。基本方药以壮肾阳、益肾精之剂，如附子、肉桂、金樱子、益智仁、锁阳、淫羊藿、肉苁蓉等为主，时有加减，亦不及 7 日而更。本例用治肾阳、益肾精之剂而收疗效，提示尿中之浊变，乃肾发生病变，经治而肾变又有所好转，尤其是肾阳、肾精功能恢复，随之尿中之浊变亦逐渐消失，从而临床症状均有所改善，为彻底治愈打下基础。

眼睑浮肿

眼睑浮肿，古来有之。儿、眼两科时有所见。但其治归属小儿。本病虽系小恙，但其藏匿之候亦非同小可。在西医临床除外肾、心之疾外，非治即观。中医认为，平人眼睑无肿为和，肿者病也。经曰："面肿者风，足肿者湿。"又曰："诸湿肿满皆属于脾。"古人还说："凡脾虚多病湿。"可见眼睑浮肿，与风、湿、脾等有关。

病案：脾虚风袭。

王某，男，30 个月。1980 年 4 月 1 日就诊。

病史：患儿生后发育正常，除外感外很少患病。此次起病，缘于晨起发现患儿双侧眼睑浮肿不重，未加注意送幼儿园 1 天未见其他变化。下午接孩子时发现眼睑浮肿已消。如此肿了消、消了肿为时 3 天。遂就诊治疗。患儿眼睑浮肿初起何时难知，从浮肿明显开始，患儿饮食、睡眠及大便、小便均属正常。昨夜于某院检尿未见异常。

查体：神乏，面㿠，双眼睑轻度浮肿。口唇干红，舌苔白厚，舌质红。心肺未见异常，腹软，肝脾未触及。下肢未见浮肿症象。脉沉有力。

检验：尿蛋白阴性。

诊治：诊为限局性浮肿。辨证：眼睑浮肿，风中脾络。治用疏风，健脾，利湿之法。处方：徐长卿 6g，防风 6g，桑白皮 6g，白术 6g，茯苓 6g，淡竹叶 5g，车前子 5g，泽泻 5g。水煎服，1日 3 次。服药 5 日浮肿消退。疗程 8 日未见复发。停药 1 个月未见浮肿。

讨论：本例眼睑浮肿，同样是水肿病范畴之一。其病责之于脾，患儿虽不见明显脾伤症象。而其形体不足，肺脾不调，复受风袭，导致湿盛，困脾上目。眼睑又属脾系之位。此与昔说："风湿伤于上为标，脾虚成于里为本。"因此，从风治用徐长卿、防风；从脾治用白术、茯苓；从湿治用淡竹叶、车前子、泽泻、桑白皮。不及 10 日获愈。可见眼睑浮肿，虽系小恙，其治不可从小。终以标本兼顾而收效。

下肢浮肿

下肢浮肿，临床以肾炎居多，但诊断并不难。在营养不良的情况下，通过有关检验亦可找到相关线索。本例双下肢浮肿，近 1 个月不仅病情无进展，原因未最后确定。以中药治疗利其水，效不明显，改用扶脾之法收其效。

病案：脾虚湿困。

宋某，女，4 岁。2009 年 11 月 2 日就诊。

病史：患儿平时体健，营养尚可，很少外感。于诊前1个月，晨起发现孩子下肢似肿状，原因不明。即日于当地医院诊治。据病历所记，患儿近时无不适，在幼儿园也未发现异常。饮水不多，尿液不少。食欲尚可，大便整。当日查血和尿均未见异常改变，未加治疗而来院诊治。

查体：体格中等，精神不振，面色黄褐，头面无浮肿，口唇干淡。咽不红肿，舌苔薄白，舌质淡红。心、肺及腹部未见异常。下肢轻度浮肿。脉沉数有力。血压正常。

检验：血、尿、便常规及血浆蛋白等有关检查均未见异常。

诊治：诊为浮肿待查。辨证：浮肿，肾虚，脾失健运。治以补肾扶脾，利湿化浊之法。处方：扶脾消肿汤加味。人参5g，白术10g，茯苓10g，猪苓10g，泽泻10g，木通5g，滑石6g，木香2g，麦冬10g，黄芩10g，大腹皮10g，桑白皮10g，茯苓皮10g，陈皮10g，生姜皮5g，灯心草5g，甘草5g，黄芪10g。水煎服。1日3次。治疗7天，浮肿大减。上方继服。7天后，复查，浮肿消退，一般状态好。更方：黄芪10g，白术10g，茯苓10g，猪苓10g，麦冬10g，陈皮10g，淡竹叶5g。水煎服。以善病后。

讨论：本例浮肿原因不明，一时检验难出阳性结果。但中医以浮肿辨证治疗，其法多样，初以五苓散、八正散等治疗，疗效不佳。分析症状，浮肿虽为肾所主，但脾不足症象有加。后以扶脾为主，清利佐之，用扶脾消肿汤加黄芪治疗2周而愈。扶脾消肿汤为《鲁府禁方》所载的龚廷贤验方。其谓治水肿效验，本文应用仅加一味黄芪，不及2周浮肿消失而愈。据患儿家长听西医儿科所言：浮肿服中药收效迅速，水肿消退可能与淋巴系统循环不佳有关。中药促进水液循行有利于消肿。特别是本例用方以五皮饮与五苓散等化裁。所以，肾主水、脾主湿的病理获得改善。

此扶脾强运，佐治肾不足，水湿自化，其肿何尝不消。

《小儿药证直诀·肿病》谓："肾热传于膀胱，膀胱热感，逆于脾胃，脾胃虚而不能制肾，水反克土，脾随水行，脾主四肢，故流走而身面皆肿也"。

《幼幼集成·肿满证治》指出："夫肿满之证，悉由脾胃之虚也。脾土喜燥而恶湿，因中气素弱，脾虚无火，故水湿得以乘之，而脾愈不运，则乳食凝而不化，停积于中而肿满作焉。治肿者，当以脾胃为本，而以浮肿为标，斯庶几矣。若以消伐克削为能事，未有不致危殆者。"经曰："面肿者风，足肿者湿。肿自下而起者，因于肾虚水泛，或因于脾气受湿，宜渗利之。"又曰："水肿本于脾虚不能制水，水积妄行而为肿。当以参术补脾为主，使脾气实则能健运，而水自行，切不可下。"此外，还应牢记，仲景"治湿不利小便非其治"之告诫。可见扶脾消肿治脾又治湿之理明矣。

蛋白尿症

临床确有以蛋白尿而诊的病人。患此症大多经过不少医院反复查找其缘，尤以肾小球和肾小管病变为重点。但多种数据难以为以上二者找出病处。病者只好以蛋白尿症，寻医问药。本文所治之例，虽未知其病之源，但药到致蛋白于尿中消失，此举病人查之，医者仍不满足肾之管、球二官之异和常的深入探索。

病案：肾虚失纳。

陈某，男，5 岁。2003 年 3 月 7 日就诊。

病史： 患儿于诊前 1 年，因外感发热伴咳嗽住医院用抗生素先后 3 种，治 11 日，病愈出院。约 10 日又感而热，化验尿发现蛋白（++），遂住院 3 日病情好转，几次查尿蛋白均（+～++），其他检出阳性结果，多次检查肾改变同样无异常改变。以蛋白尿之诊，出院观察。1 年中无数次查尿蛋白仍在（+～++）。此间又按肾炎之慢性服过中药，最后查尿蛋白（++）来诊。

查体： 发育中等，营养欠佳，精神愉快，活动自如，面色黄褐，全身皮肤无疹斑及浮肿。口舌干淡红，舌苔白薄，舌质淡，咽不红肿。心、肺及腹部均未见异常。肝脾未触及。脉沉缓无力。

检验： 除尿蛋白（++）外，其他有关化验项目均为阴性。

诊治： 诊为蛋白尿症。辨证：疳积，白浊。此乃肾脾不足，气化失常，失纳所致。治用补肾健脾，利湿化浊。处方：黄芩 10g，党参 10g，白术 10g，苍术 6g，芡实 10g，土茯苓 10g，萆薢 10g，甘草 3g，车前子 5g，大枣 10g。水煎服。患儿服药 4 日查尿蛋白（+++），服药 8 日又查尿蛋白（++）。前方继服 8 日尿蛋白（±）。服药 24 日，查尿蛋白（+）。患儿未诊自服前方 16 日，连查 3 次尿蛋白阴性。患儿来诊复查未检出阳性变化，体力较前有改善，一般状态好。鉴于尿蛋白多次检查为阴性。前方去车前子、萆薢、土茯苓，加山药 10g，女贞子 10g，山茱萸 10g。服药 16 日。又 3 次查尿蛋白阴性。停药 3 个月，复查尿仍阴性。遂之停药 6 个月后，如尿有变化再诊。

讨论： 本例为以尿蛋白阳性为特征的疾病。围着这一特征，根本难找其"蛛丝马迹"。就西医而言，尿蛋白来自于肾无疑，肾改变，一是病，二是无病。所以，肾无病，多将其责之肾结构问题，如体位、活动，甚至发热等。有的还找到药物损伤，该患儿 1 年前有发热住院用抗生素史，药物的损害，最多的是肾肝和血液，是否有关还是悬案。从本例治疗结果来看，肾伤于后天是可能的，经治而愈。先天的治疗则不会如此顺利。如今，临证蛋白尿、血尿等常可见到，临证特点均见镜下，多属微观所见。中医治病，历来强调宏观辨证，如今之胃痛，古亦有之。水肿亦属同类。但微观所见阳性，且宏观无所见。此类病之辨证，必结合辨病，即宏观辨证与微观辨证结合进行，此乃中医与时俱进之必然。时间退到千年，斯时有化验，前人同样为后人留下宝贵的治疗经验。本例之治即用中医辨证的原则指导治疗。蛋白尿，其本在肾，肾主尿，尿中不应有的而有了，则病在肾何疑，所以，治肾为本，除尿中之多余用利互为治标。患儿之脾有候。所以肾脾同治取效非常。本文认为患儿之诊应注意系药源性蛋白尿之疑。此次获愈，其后应留心用药以无毒害之品为尚。本例所治机制及辨证与施治相一而成。

高钙尿症

高钙尿症又称高钙血尿症，为近年来临床屡见的疾病。临床主要表现是血尿．所以对血尿必须从细分检，不然与单纯性血尿、反复性血尿等混为一谈，对治疗无益。王老所治一例，介绍如下。

病案：肾瘀血热。

郑某，男，7 岁。1997 年 10 月 19 日就诊。

病史：患儿从 1 岁起佝偻病较重，自服钙剂较多，时服时停历时 2 年。其后虽不经常服钙剂，但巨能钙每年能服 1 ~ 2 瓶。总之，有常服钙史。此次起病原因不明，于 1 年前晨起见有尿血，经当地医院以急性肾炎收入院治疗 14 天，血尿消失出院。近 1 年间反复发作 4 次，历次发作均以血尿为主，从未浮肿，尿中亦未见蛋白出现。又曾诊为单纯性血尿、良性血尿、IgA 肾病及后来的尿路感染（最后 1 次血尿伴有尿频）。经过中西医多种药物治疗，其中有的建议服钙片加维生素 C，用了 1 个月均未收效。诊前 20 天尿血又作，经上海某医院检查确诊为高钙血尿症。现症：血尿，偶有尿频，饮食一般，无腰痛、腹痛及尿痛。

查体：体格中等，营养不良，精神不振，面色㿠白，口唇淡红，舌苔白厚，舌质红。咽不红肿，心肺未见异常。腹部平软，无压痛，肝脾未触及。脉沉数有力。

检验：血常规未见异常；尿常规除血尿外，沉渣见有多数磷酸钙结晶；24 小时尿钙测定为 100mg；X 线、B 超等检测均未发现异常。

诊治：诊为高钙尿症。辨证：尿血，肾瘀血热。治用化瘀凉血，佐用清利之法。处方：金钱草 15g，石韦 10g，益母草 10g，牛膝 10g，侧柏叶 10g，大蓟 10g，小蓟 10g，紫荆皮 10g，刘寄奴 10g，白茅根 15g。水煎服。服用 14 天，尿清，镜检未见红细胞。前方减紫荆皮、白茅根、石韦，加墨旱莲 10g，车前子 10g。又服 14 天，疗效巩固，终以六味地黄汤善其后，用 14 天而止，尿钙复查降至 75mg。嘱其慎用钙剂及含钙食物，建议每月初服首方 7 天以防不测。

讨论：本例从病史发展来看诊为高钙尿症，似乎顺理成章，但在病初难怪诊断印象不少。有关本病的发生值得临床医家重视，当代钙的宣传和售品铺天盖地，几乎是全民缺钙，人人补钙，孩子更是首当其冲。如此误导盲目补钙，无限制用钙，钙多了要排出，肾的负担可想而知。因此，血尿成为首要症状。西医治疗抓两头，一是少入，二是排出。中医证治法则较多，本文选用化肾之瘀，清血之热，依据有二，一是久病成瘀，二是血热而溢。方中药物化瘀凉血共伍，止尿血、排尿钙的效果双至。如佐用清利则疗效更佳。若是饮食，钙剂能调和得当，应该说治疗效果是成功的。日常能定期短程服药，至少可防病于未然。

乙型肝炎病毒相关肾炎

本病简称为 HBV 相关肾炎，为中华医学会于 1990 年统一之称。本文病案见于此前，以肝肾综合征论治。临床于乙型肝炎病人中发现尿异常，无肾炎和肾病之特征。治之乙型肝炎（以下简称乙肝）、肾炎遂愈。

病案：毒蕴肝肾。

孙某，女，8 岁。1994 年 10 月 14 日诊。

病史：患儿于诊前 6 个月，经某院检查为乙肝。经治 1 个月不见改善。自觉腰乏，尿色深、检尿异常，以乙肝与肾炎夹杂而治。服西药 1 个月，病情起伏不定。现症：饮食减少，活动乏力，腰腹不适，有时恶心，大便不消化，小便短浊。

查体：神乏、营养中等、面色不华、口唇干淡。舌苔薄白、舌质红。心肺未见异常。腹满，肝肋下 1cm，质软，无压痛。下肢轻度浮肿。脉沉数。

检验：血常规未见异常。血清补体 C_3 800mg/L。HBsAg 阳性。

尿蛋白（+），红细胞（+）。

诊治：诊为乙型肝炎病毒相关肾炎。辨证：毒热蕴肝及肾，为外虚内热之证。治用解毒利湿为先，后用活血化瘀、理气及扶正等法。处方：板蓝根 10g，虎杖 10g，鱼腥草 10g，白茅根 10g，茵陈蒿 10g，柴胡 10g，白芍 10g，枳壳 10g，佛手 10g。水煎服。连服 1 个月，病情好转，食欲恢复，活动有力，不恶心，肝肋下 1cm。尿检阴性。更方：当归 10g，赤芍 10g，郁金 10g，柴胡 10g，丹参 10g，鳖甲 10g，益母草 10g，莪术 10g。水煎服。经治 1 个月，一般状态尚好，肝肋下触不到，尿检阴性。终方：佛手 10g，枳壳 10g，九香虫 10g，木香 5g，丹参 10g，当归 10g，黄芪 10g，五味子 5g，白芍 10g。水煎服。用药 1 个月，诸症稳定，HBsAg 阴性、HBsAb 阳性。

讨论：本例经治 3 个月临床恢复，为治本病最好的 1 例。病者虽为肝肾同病，但治疗必以治肝为要，宏观本例为虚证当补，微观检查提示血、尿有改变，为毒内蕴所致的实证。因此，治疗用舍外从内的原则，从内又有先肝后肾的次序。由此而演出解毒利湿、活血化瘀、理气益血等治法。由于本病之治程较长，其间变化多端，故在治疗用方中，必坚持稳定为大，变动为小。本例处方中随证加减之剂不过 1 周者，不列为基本方。治疗中坚持治肝为先，尿转阴性，浮肿消失为早。初方中的板蓝根、虎杖、鱼腥草为解毒之主剂；白茅根、茵陈利湿；柴胡、白芍、枳壳、佛手均属调肝药物。次方诸品，如当归、赤芍、郁金、丹参等以活血化瘀为主，用于肝肿，为缩肝之品；后以理气扶正之佛手、枳壳、九香虫、木香诸药恢复肝肾之功能，调节气血，促使病愈。

紫癜性肾炎

紫癜性肾炎，实际上是肾性紫癜。紫癜是微小血管发生变态反应所致的炎症。此种炎症属于无菌性。本文病例乃过敏性紫癜的病变之一，其中见有明显肾炎症象者，至少占三分之一。

病案： 毒热郁肾。

郑某，女，7 岁。1990 年 3 月 1 日诊。

病史： 患儿幼时为过敏性体质，对食物、西药等常出现不适反应。此次起病，缘于治感冒用药之后出现过敏性紫癜伴尿血而诊。现症：发病 3 天，双下肢紫斑多、腹痛、膝关节痛、大便干，小便赤短。

查体： 神烦、面赤、口唇干红。舌苔白厚、舌质赤。心、肺、腹部未见异常。双下肢紫斑密集。脉数有力。血压正常。

检验： 血常规及血小板数、出凝血时间均为正常。尿蛋白（－）、红细胞（＋＋＋＋），管型（＋）。

诊治： 诊为紫癜性肾炎。辨证：血热及肾。治用凉血解毒，清肾利湿之法。处方：紫草 7.5g，生地黄 10g，牡丹皮 10g，白薇 10g，白茅根 15g，茜草 10g，仙鹤草 10g，大蓟 10g，小蓟 10g，延胡索 10g，黄药子 7.5g，甘草 3g。水煎服。服药 8 天，症状大减，紫斑渐消，腹痛及关节痛减。尿检无改善。前方继服 8 天，尿蛋白（±），红细胞（＋＋），管型（－）。前方减紫草、牡丹皮、白薇、黄药子，加墨旱莲 10g，益母草 10g，土茯苓 10g，党参 10g。水煎服。用药 2 周，检尿阴性。再以黄芪 10g，女贞子 10g，熟地黄 10g，山药 10g，桑椹 10g，黑芝麻 10g。水煎服。为巩固疗效继服 2 周。

讨论： 过敏性紫癜，本身即有肾血管的不同程度改变。但其出现肾炎样病变，多在紫癜发生后 1～2 周，或稍晚出现。本例则是皮肤紫癜，肾脏紫癜同时而发。治疗则应两者兼顾，但其基本变化是紫癜（血管），所以，治疗应重在紫癜。紫癜乃血热，溢血于脉外，因此，凉血清热，解毒化斑等是基本治疗大法。此法不仅治皮肤紫癜，也治其他部位的紫癜，当然，受害的脏腑与未受害尚有不同，总治则的基础上，佐用相应的治法则可双兼。本例佐用利湿之剂则紫癜、肾炎兼治。经治服药 2 周而效，方药随证调整继服 2 周，基本获愈。又巩固用药 2 周。共为 6 周。此疗程与一般报告相比居中。但在本文所治之诸例中，尚属较为满意的证例。

由于本病的病变有轻重之别，所以，疗程亦有长短的不同。总之，对本病之治宜长不宜短。短者疗效不巩固，极易反复迁延，甚至发生他变，如肾病多发之症。

药源性肾炎

据西医学报道，在众多药物中，发现相当多的药物不仅能够治病，而且还可致病。特别是药物的排除必经过肾脏。由此为肾脏的操作创造了条件。如庆大霉素就是其中之一。

病案：药毒伤肾。
吴某，女，7 岁。1978 年 11 月 20 日诊。

病史：患儿平素健康，很少患病。此次不明原因而病为时 10 天。初为尿频、尿痛、检尿有白细胞（+++），以尿路感染用庆大霉素，按体重每公斤 10mg，静点 3 天，尿频好转，尿见少。继用 4 天，尿频稳定，但尿少而赤，面部肢浮肿，下肢亦浮肿。检尿：蛋白（+），红细胞（++++）。又以肾炎和青霉素治疗 2 天无效。

查体：神清、面㿠、颊独淡红、头额浮肿、唇干红。舌苔白厚、舌质红。心、肺、腹部未见异常。下肢轻度浮肿。血压正常，脉沉数。

检验：X 线胸片示心肺未见异常，备尝及血常规均正常。尿蛋白（+）、红细胞（+++++）。

诊治：诊为药源性肾炎。辨证：药毒伤肾。治用解毒清肾，利湿行气之法。处方：白鲜皮 10g，紫珠草 7.5g，白花蛇舌草 10g，泽泻 10g，淡竹叶 10g，白茅根 10g，益母草 10g，车前子 10g，大腹皮 10g，石韦 10g，地肤子 10g，水煎服。停用其他药。经治 8 天，浮肿消退，尿检阴性。继服 8 天，一般情况如常，尿检 3 次均为阴性。

讨论：本例浮肿与血尿，与一般性肾炎不相一致，与尿路感染之并发症亦有不同，有线索的条件是药源性。尿路感染用庆大霉素治疗也难加非议。但有一点值得注意，药物学对庆大霉素使用时曾附加说明，该剂对肾脏具有毒性。本例初用 3 天尿少，频减，但浮肿出现，尿也由感染转化为肾炎性尿。按一生肾炎用青霉素治疗，未减其变，病情反重。除庆大霉素外，别无他由。停药经解毒利湿，化瘀理气等治疗，取效甚捷。此治又与其他之肾脏感染之治殊异。当然，药源性肾炎之病轻重又极为悬殊，轻者停药速愈，重者治疗多久不定。本例治疗仅 8 天，诸症悉除，在一般肾炎的治疗中，是难以达到的效果。本例所用方药，对肾脏之伤，具有防护与除邪作用。因此，药到病除，恢复快速。

外伤性血尿

在儿内科因伤而致的血尿，极为少见。本例查不到原因，于外伤后尿血，经治很快恢复，临证所见仅此一例。

病案： 外伤肾络。

张某，男，8岁。1969年6月9日诊。

病史： 患儿于诊前6天，因与同学打闹而碰腰腹，即日夜间腹痛，经外科检查未见异常而观察。翌日晨发现尿血，色暗红，量不多。于某院检查，除外结石、结核、肿物。疑为肾炎而转中医诊治。现症：除尿中有滴血外，别无他见。外科意见内科治疗。

查体： 神乏、面色不华、唇干、咽不红肿。舌苔白薄、舌质淡红。心、肺、腹部未见异常。下肢无浮肿。血压正常，脉沉无力。

检验： X线片示，心、肺及腹部均未见异常。血常规正常。尿蛋白（±），红细胞（++++）。

诊治： 诊为外伤性血尿。辨证：外伤肾络。治用化瘀止血之法。处方：刘寄奴10g，无名异10g，侧柏叶10g，棕榈10g，大蓟10g，白茅根10g，延胡索10g，金钱草10g，甘草5g。水煎服。治疗4天尿中红细胞（++），服药8天检尿3次均属正常。前方减延胡索，继服4天而愈。

讨论：本例第外伤后出现腰痛，血尿，其他无所记。诊治之初诊断留言，以外伤性血尿治之，并观察除外良性血尿，或单纯性血尿。从治疗经过分析，本例与外伤有关，一般外伤难及肾，本例则撞击腰府而致肾络损伤，血溢于尿而致。方中所用之刘寄奴、无名异、棕榈等均用于外伤性出血，具有化瘀止血功用；余剂多为肾系止血兼通利，除瘀等功效。先后治疗仅 8 天而愈。巧甚，30 年后的 1999 年，当年的患儿年已 38 岁，带其子因咳嗽来诊，该儿母述其儿时外伤血尿治愈案，方知其愈后从未见反复。病家重申当年血尿仍为外伤所致。尽管病因难以确切，但从外伤论治，以方测证，均可证其所论。

单纯性血尿

本病属原发性肾小球疾病范围，旧称隐匿性肾炎，良性再发性血尿。如今，有称 IgA 肾病、局灶性肾炎等。本病之确切诊断不易，临床主要根据其以血尿为主，不伴有肾炎之蛋白尿，高血压，浮肿等症状，经过良好，但易反复。

病案：邪伤肾络。

曾某，男，10 岁。1988 年 10 月 24 日诊。

病史：患儿于诊前 2 年患有血尿。反复发作平均每年复发 3 次，每次约 10 天方解。解后如同常儿。现症：过劳后血尿 3 天，饮食、睡眠及大、小便均可。

查体：神乏、面色不华、口唇淡。咽扁肿大二度，不红。舌苔白薄、舌质淡红。心、肺、腹部未见异常。血压正常，脉沉无力。

检验：X线胸片示心、肺无异常。血常规正常。检尿：肉眼血尿，镜下红细胞满视野。

诊治：诊为单纯性血尿。辨证：肾气亏虚，外邪伤肾、肾瘀络伤而致。治用益肾化瘀，佐以止血之法。处方：黄芪10g，大蓟10g，小蓟10g，紫荆皮10g，紫珠草10g，白鲜皮10g，白薇10g，墨旱莲10g，凤眼草10g。水煎服。经治14天，血尿消失。再以补肾扶正之剂增强御邪之力。处方：黄芪10g，党参10g，女贞子10g，补骨脂10g，山药10g，芡实10g，桑椹10g，黑芝麻10g。水煎服。用药4周，观察6个月。再服上方2周，历时1年未见发作。

讨论：本病亦是较难治疗的病证，病程虽有日久反复的特点，但其表现较缓，且一般状态尚好。中医治疗本病，重在不复发。所以，本例治疗仅10天，巩固则达30天之多，疗效与治疗前1年发作3次相比为优。此后是否再发限于观察仅1年之期。方中消除尿血之剂，无特殊，与往日之疗效无异，但后期之补肾诸剂重在扶其肾之亏，肾之阴阳，气血调和，则内不亏，御邪之力足，复发机会少而促使病久愈。

肾病综合征

本病之发生仅次于肾炎，为儿科难治性疾病。中医治疗本病积累丰富经验。其治法繁多，但以扶正避免复发为重点。

病案：湿邪困肾。
朱某，男，1岁。1971年4月10日诊。

病史： 诊前 1 个月起病，原因不明而病。初起面目浮肿，进展很快，仅 1 周之间浮肿漫及全身。尿液显著减少，经当地医院检尿，蛋白（++++），故以肾病收入院。曾用泼尼松、环磷酰胺等药物治疗 20 余日，浮肿稍减，尿蛋白（+++）。家人疑虑药物反应，后改中医治疗，用健脾、补肾、利水之剂治之 1 周，未见显效。现症：浮肿甚重，饮食减少，轻微干咳，胸腹胀满，尿量锐减。

查体： 神乏、面色㿠白、全身高度浮肿，尤以头面、眼睑、双下肢及阴囊为甚，双目如卧蚕状难睁。舌苔白薄、舌质淡。心、肺部听诊未见异常。腹满而肿，脉沉无力。血压 95/60mmHg.

检验： 尿蛋白（+++）、血浆蛋白 46g/L（4.6g/dL），胆固醇 7.252mmol/L（280mg/dL）。

诊治： 诊为肾病综合征。辨证：水肿，为湿邪困肾而瘀致病。治疗之初用解毒化瘀，利湿消肿之法；次用标本兼顾，后以扶正为主。马鞭草 7.5g，益母草 7.5g，丹参 7.5g，萆薢 7.5g，车前子 7.5g，泽泻 7.5g，椒目 3g，苦参 3g，土茯苓 7.5g，淡竹叶 7.5g，甘草 3g。水煎服。合用抗生素及呋塞米 7 天。经治 20 天，症状明显好转，浮肿消退，尿量增加，精神状态恢复原貌。检尿蛋白（±）。次以前方减马鞭草、苦参、淡竹叶，加黄芪 7.5g，茯苓 7.5g，党参 7.5g。水煎服。治疗 20 天，一般状态好，症状和检尿均转阴性。更方：黄芪 7.5g，党参 7.5g，山药 7.5g，芡实 7.5g，女贞子 7.5g，楮实子 7.5g，茯苓 7.5g，黄精 7.5g，甘草 3g。水煎服。连服 6 周。此间加减变化不大，偶尔加味亦仅数日而去。

疗程结束复查尿阴性。观察 6 个月复查未见所得。2 年后得知患儿恢复如常。

讨论：肾病综合征之治法颇多，本文分三段治疗，初用解毒化瘀，利湿消肿攻其邪，获效。方中解毒用土茯苓，苦参；化瘀用马鞭草、益母草、丹参；利湿消肿用萆薢、车前子、泽泻、椒目、淡竹叶；甘草调中。治疗中合用抗生素和速尿缓和症状。次用标本兼顾之法，前方加用黄芪、茯苓、党参用以扶肾、脾之气。后用扶正之法，以固肾、健脾、益肺为主。方中之黄芪、山药、芡实、女贞子、楮实子补肾；党参、茯苓健脾；黄精益肺；甘草和中。依此攻邪于先重在治标，症缓则标本兼顾，后以扶正为善其后。此种治疗分三段施治，为一般所常用。临床所治诸例多可收效。

他如肝癌

难治性肾病

肾病（肾病综合征）之难治性，指反复发作，对激素之类不敏感，中医用攻邪后扶正之法效果亦差，均归为难治之例。

病案： 难治性肾病、邪盛正虚。

刘某，女，8 岁。1989 年 3 月 10 日入院。

病史： 入院前 7 个月起病，高度浮肿、蛋白尿于当地医院诊为肾病，用激素等治 1 个月效果不佳而入某院。入院后用激素加抗炎、利湿之法治疗 7 天不效，转本科治疗。现症：浮肿、蛋白尿、形体虚亏。

查体： 神乏、营养欠佳、面色㿠白、口唇干淡。咽不红肿。舌苔薄白、舌质淡。心、肺、腹部未见异常。面部及下肢呈凹陷性浮肿。血压正常。脉沉无力。

检验： X线胸片示心肺正常，心电图未见异常。血常规正常。尿蛋白（++++）。胆固醇8.5mmol/L。血蛋白总量35g/L，白蛋白18g/L、球蛋白17g/L。

诊治： 诊为难治性肾病，辨证：水肿，为肾亏邪盛之证。治用扶正攻邪之法，扶正以固本，补益肾、脾、肺三脏之气；攻邪用解毒，化瘀、利湿之法。处方：黄芪10g，党参10g，茯苓10g，商陆（醋炙、先煮20分钟）3g，泽泻10g，车前子10g，萆薢10g，益母草10g，土茯苓10g，白鲜皮10g，白花蛇舌草10g。水煎服。外用大黄、水蛭为散、醋调敷脐，夜敷晨取。原用强的松减量内服。经治14天浮肿渐消。尿蛋白（++）。连续治疗20天，尿量恢复正常，浮肿消退。尿蛋白（+）至（++）。胆固醇6.5mmol/L。血浆总蛋白4.5g/L，白蛋白23g/L、球蛋白22g/L。前方再服21天，患儿一般状态好，肿消，形体虚瘦，尿检阴性。更方：黄芪10g，党参10g，芡实10g，熟地黄10g，薏苡仁10g，枸杞子5g，女贞子10g，黄芩10g，紫荆皮10g，牛膝10g，泽兰10g，石韦10g，泽泻10g，炒水蛭1g。水煎服。连服1个月。复查尿为阴性，体质状态有所增强，患儿精神状态好。

讨论： 本例治疗近3个月，基本以中药为主，分两段治疗，采用极期攻邪与扶正并重，方中扶正之剂，如黄芪、党参、茯苓；攻邪之剂，如解毒用土茯苓、白鲜皮、白花蛇舌草；化瘀用益母草；利湿消肿用商陆、萆薢、车前子、泽泻；伍用大黄、水蛭增强解毒、化瘀、利湿之效。症见缓解则扶正为主，佐用攻邪之剂。扶正之黄芪、芡实、熟地黄、枸杞子、女贞子重在补益肾；党参健脾；黄芩、紫荆皮解毒；水蛭、牛膝、泽兰化瘀；薏苡仁、泽泻、石韦利湿。此种扶正有攻邪、攻邪有扶正、治疗贯于始终，如此之治，反复感染大为减少，故其复发亦有所降低。

本治法比较往昔先用攻邪、后用扶正治法，对难治性肾病，易反复之例，堪称有效。

肾病腹痛夹杂证

肾病综合征伴有腹痛者，在我科所治肾病例中占 10% 左右。由于腹痛而诱发肾病，或者加重病情，甚者干扰肾病之治疗效果。通过治疗腹痛而缓和肾病的临床症状。

病案：寒滞脾肾。

汪某，男，10 岁。1987 年 10 月 21 日诊。

病史：患儿于诊前 3 个月起病。症见：全身浮肿，头面及下肢为重，尿少。腹痛，呈阵发性，痛时汗出，面色苍白，有时呕吐，历次发作 10 分钟左右缓解，自觉腹痛发作，浮肿加重。病后饮食减少，夜眠不实，大便干，小便短少。曾于某院诊为肾病综合征，用激素类治疗 2 个月，效果不显著，浮肿、腹痛，尿蛋白不减。

查体：精神不振、营养欠佳、面色苍白、口唇干淡。舌苔白厚、舌质淡红。心肺未见异常。腹满，喜按，肝脾未触及，未触及肿块。血压正常。脉沉数无力。

检验：X 线胸片示心肺未见异常。血便常规正常。心电图正常。尿蛋白（++++）。血浆总蛋白 42g/L，白蛋白 16g/L、球蛋白 26g/L。胆固醇 10mmol/L。

诊治：诊为肾病综合征伴发腹痛。辨证：水肿，寒滞脾肾。治用温中行气，温肾利湿之法。处方：肉桂 5g，附子 2g，木香 5g，乌药 10g，山奈 10g，高良姜 5g，益母草 15g，延胡索 10g，白芍 10g，黄芪 10g，党参 10g，泽泻 10g，车前子 10g，白花蛇舌草 10g。水煎服。治疗 8 天，病情好转，腹不痛，浮肿渐消，尿量增多。前方继服 8 天，一般状态好，头面不肿，下肢微肿，检尿蛋白（++）。前方减肉桂、附子、山奈、高良姜、延胡索，加石韦 10g，萆薢 10g，土茯苓 10g，地肤子 10g，半边莲 10g，冬瓜皮 10g。水煎服。连服 21 天，浮肿消失，尿检阴性。腹未痛，一般状态好。更方：黄芪 10g，党参 10g，女贞子 10g，补骨脂 10g，山茱萸 5g，枸杞子 5g，桂枝 5g。水煎服。服 4 周用以巩固疗效。休药 1 个月复查，除尿蛋白（±～+）外，余皆为常。终方：黄芪 10g，党参 10g，土茯苓 5g，淫羊藿 7.5g，桂枝 3g，蝉蜕 5g，丹参 5g，甘草 2g。水煎服 1 个月。

讨论：本例此治之前，曾以治肾为主。用解毒、化瘀、利湿等常规治法，久治疗效不佳。治疗中发现腹痛一作，尿检变化则大。故审证起用治腹痛以解肾之伤。方用肉桂、附子、山奈、高良姜等温阳散寒之剂，以缓内寒之滞；佐用延胡索、白芍、木香等疏理气机而止痛；再以益母草化瘀；白花蛇舌草解毒抗感染；泽泻、车前子利湿消肿；黄芪、党参扶正。治疗取效。再以石韦、萆薢、土茯苓、地肤子、半边莲、冬瓜皮诸药共伍治肾去湿。后用黄芪、党参、女贞子、补骨脂等滋补肾之气阴，佐用桂枝温经调和肾之气血畅行勿瘀。

急性尿路感染

小儿多见，本病以尿频、尿痛、尿急等为特点。女性较男性为多，急性发病治愈，超过 6 个月易转慢性。本病与中医的热淋相近。

病案：急性尿路感染、热结尿路。

苏某，女，9 岁。1979 年 9 月 10 日诊。

病史：患儿于外感用抗生素治疗后，感解而尿频、尿急、尿痛、少腹不适，有时闷痛。今已 4 天，未经治疗而诊。

查体：神清、气平、面红、唇干。舌苔白厚、舌质红。心肺未见异常。腹软，少腹压痛。下肢无浮肿。脉数有力。

检验：血白细胞数 $9.1×10^9$/L，中性粒细胞 58%，淋巴细胞 42%。尿蛋白（±），尿潜血（＋），白细胞（＋＋＋＋）。

诊治：诊为急性尿路感染。辨证：热淋，为热结尿路，致之气血失和。治用清热通淋，利湿理气之法。处方：黄芩 10g，黄柏 10g，紫荆皮 10g，石韦 10g，海金沙 10g，延胡索 10g，白芍 10g，瞿麦 10g，萹蓄 10g。水煎服。服药 7 天症减，尿不痛，不急，尿频大减。前方继服 4 天，诸症悉除，临证获愈。为巩固疗效，以清河散（紫荆皮、连翘、滑石、木通、车前子、甘草），每次 0.5g，1 天 3 次口服，用药 8 天。

讨论：急性尿路感染属于中医的热淋范畴。热淋多为邪热所结于膀胱。治用方药以清热通淋为主，其中黄芩、黄柏、紫荆皮为清热解毒，除邪之剂；石韦、海金沙、瞿麦、萹蓄重在通淋；延胡索、白芍理气缓急。本方应用不及 10 日而愈。为巩固其效，最后以清淋散，巩固疗效，仅服 8 天，检尿阴性而止。

慢性尿路感染

急性尿路感染失治而迁延日久，超过 6 个月以上者多属慢性。急性者以邪实为主，慢性者多属正虚。实者易治，虚者难疗。

病案：膀胱气虚。

刘某，女，4岁。1980年12月4日诊。

病史：患儿于诊前1年患急性尿路感染，于某院住院10天，病情好转出院。其后有3次反复，每次发作均与寒冷有关。此次发病3天，仍由寒凉而致。症见：尿频、尿急、尿痛。饮食不佳，夜眠不安，大便不整。未经治疗而诊。

查体：神乏、营养欠佳、面色㿠白、口唇干淡。舌苔薄白、舌质淡。心、肺、腹部未见异常。脉沉无力。

检验：尿蛋白（－），白细胞（＋＋＋＋），扁平细胞（＋）。

诊治：诊为慢性尿路感染。辨证：虚淋，为邪伤膀胱，气血不足致淋迁延不愈。治用温肾固脬，佐用通淋之法。处方：黄芪10g，桂枝5g，补骨脂10g，金樱子10g，女贞子10g，乌药10g，石韦10g，海金沙5g。水煎服。服药14天症去，尿检阴性。复用固脬散（菟丝子、覆盆子、莲子、金樱子、益智仁），每次3g，1天3次，巩固用药8天。

讨论：慢性尿路感染较为难治。一般情况下多属误治，此型感染主要矛盾不在感染而在虚，虚者膀胱虚，肾不足，故此型若重用抗感染药，解毒攻邪法必进一步伤正，形成邪药共伤之苦。本例之治选用八味中药，其中六味偏补益肾固膀胱，仅有二味为通淋之剂。治疗14天而症去获愈。终以固脬散巩固其效。

神经性尿频

本病又称频尿证，是一种独立性病证。年长儿容易发病。病虽不大，但治疗颇难，难不在治，而在施护。本病与寒冷，精神、疲劳、紧张等多种因素有关，所以，治疗和保护均应同步。

病案：肾不足膀胱虚。

杨某，男，5岁。1994年8月25日诊。

病史： 患儿平素生活不规律，有喜食甘甜、夜晚泡电视等习惯。此次于诊前3个月患外感发热用过5次青霉素治疗，其后数日症见尿频而急，每日50次左右，尿量少，无尿痛，尿色清。尤其着凉、劳累和紧张时为甚。夜间睡后则尿频症状消失。病后饮食、睡眠、大便等均属正常。

查体： 神乏、体疲、面㿠、唇淡。舌苔白薄舌质淡。心、肺、腹部未见异常。脉沉无力。

检验： 多次检尿常规和1次尿培养、B超等检查，均未见异常改变。

诊治： 诊为神经性尿频。辨证：肾寒膀胱虚。治用温肾固脬之法。处方：芡实10g，乌药10g，金樱子10g，楮实子10g，菟丝子10g，韭菜子10g，补骨脂10g，女贞子10g，山药10g。水煎服。嘱其生活规律化，节制甘甜，多进蔬菜，保证睡眠。服药4天尿次减半，经治8天基本正常，巩固用药12天未见反复，临床获愈。

讨论： 神经性尿频，是以尿次增多，尿液总量正常，不伴随其他症状的一种独立性病证。由于本病之初见有尿频，故临床多以尿路感染查之，淋证治之。所以，早期不易确诊，多数病例是边检查，边治疗，历时10余日方可确诊本病。西医学将本病和遗尿归属神经精神疾病系统论述。本病对健康虽无利害，但其尿急而频的症状对患儿的精神压力较大，年长儿童常因精神紧张，整天为小便而奔跑不安。家人亦为此惊慌，加重负担。中医学于隋代《诸病源候论·小儿杂病诸候》中即有"小便数候"的记载。宋代陈自明于《校注妇人良方》一书，创用"缩泉丸"治脬气虚寒，小便频数。特别指出缩泉丸适于尿频和遗尿，小儿者尤效。可见宋代医家对尿频和遗尿的证治有其类同。本文诊断，小儿神经性尿频和遗尿症同属肾和膀胱的病变，所不同者乃个体差异。古有"诸遗皆虚"之说，本文所治的病例属虚候。由此而论，小儿神经性尿频之证，当以"虚"论。"虚"者多寒。所以，小儿肾寒，膀胱虚成为本病的主要病变。本文所用的温肾固脬方，重在温肾去寒，固脬缩尿。依此所治之例，大多取效。

排尿困难

本文简称尿难证。在一般情况下，排尿是顺畅的。若是出现排尿异常，其多见的是尿难，即排尿费劲。此种情况，有生理、病理之别。如精神紧张、心理压力、惊吓、客忤、汗多、饮水少等，多属情志失调。病理性尿难，较多的是石淋之初。本例排尿困难，原因不明，急切治疗。从疗效结果分析，两者均有可能。病人愿望，治愈为尚。

病案：湿热蕴结。

孟某，女，6岁。2016年6月13日就诊。

病史：排尿困难7天。7天前患儿无明显诱因出现排尿困难，以晨起为重，伴有烦躁，无明显尿频、尿急、尿痛，来诊。现症：排尿困难，饮食可，夜寐欠安，大便可，小便清。

查体：神乏，形虚，面色红。唇干红，舌质淡。心、肺听诊未见异常，腹软，肝脾未触及。脉缓无力。

检验：尿液检查未见异常。

诊治：诊为排尿困难。辨证：尿难，湿热蕴结兼脾肾两虚。治用清热利湿，通利小便，补肾健脾之法。处方：金钱草 7.5g，石韦 7.5g，萆薢 7.5g，白芍 10g，金樱子 10g，淡竹叶 5g，鱼脑石 5g，瞿麦 10g。水煎服。连服 7 天，症状好转，排尿困难明显缓解。上方加黄芪 10g，胡芦巴 10g。继服 7 天，排尿困难消失，病情稳定。加淫羊藿 7.5g，继服 7 天，巩固疗效。

讨论："尿难"的诊断，在中医学中有"淋证""癃闭"之称。淋证是指小便频数短涩疼痛，小腹拘急或痛引腰酸的病证，相当于西医学的尿路感染（尿频、尿急、尿痛）。癃闭又称小便不通、尿闭，以小便量少，点滴而出，甚则闭塞不通为主证的一种疾患，病情轻者涓滴不利为癃，重者点滴皆无称为闭。临床多因败精阻塞、阴部手术等，使膀胱气化失司，水道不利，以小便量少、点滴而出，甚至闭塞不通，属肾病和排尿障碍，西医学称为尿潴留。本例患儿排尿困难，但临床不伴有尿频、尿急、尿痛症状，故中医诊断不符合淋证标准。本患儿无手术及肾脏病史，临床不符合癃闭标准，故以"尿难"命名。患儿辨证湿热蕴结兼脾肾两虚。《内经》中指出"膀胱者，州都之官司，津液藏焉，气化则能出矣"，湿热蕴结膀胱，膀胱气化不利，出现排尿困难。脾气不升，气化不利，小便欲便不出。脾虚及肾，脾肾两虚，肾失开合，不能化气利尿，故排尿困难。方中金钱草清热解毒，利湿通便；石韦归膀胱经，具有利尿通便的作用；萆薢性苦、平，归肾、胃经，具有利湿去浊、通利小便作用；患儿有烦躁表现，与肝郁有关，加用白芍柔肝缓急；金樱子补肾，助气化；淡竹叶有生津除烦、利尿作用；鱼脑石清热解毒利尿，主治小便不通；

瞿麦味苦性寒，有清热利水作用，主治小便不利。二诊及三诊中加用黄芪、胡芦巴、淫羊藿为健脾补肾益气之品，温补肾阳、补中益气、化气行水以利尿。患儿尿难，辨证为虚实夹杂，着眼于通，即通利小便。但通之法，有直接、间接之分，因症候的虚实而异。实证治宜清热利湿，利气机而通利水气；虚证治宜补脾肾，助气化，使气化自行，而小便自通。

按：本例为尿难。找其病因是关键，原因不明治疗无策，此西医之常规。求中医治之，则求愈心切。中医认为，有其证必有其治，边治边求因，甚者以治求因亦未尝不可。本例治之速效。排尿正常。再查其因，病也只好在观察中注意其变。不过生活有规律，水分不可少，饮食卫生不可忽略，还是要应加注意的。

排尿疼痛

排尿疼痛，简称尿痛。在生理状态下，排尿不会有任何痛苦。小儿发生尿痛，多与炎症相联。本例患儿于玩沙之后出现尿痛。按理讲玩沙后尿痛，不治亦不日可愈。而本例 10 余日不解，西药使用抗生素 3 日无效。不查病因而求速治。

病案：邪阻气滞。

郑某，男，6 岁。1986 年 8 月 2 日就诊。

病史：患儿平时体健，很少罹疾。此次起病历时 10 天。时至夏热之季，家居江边，经常于江边沙滩嬉戏。有一次在沙滩行沙浴时间较长。当时小便有痛感，渐重，疑为沙粒进入阴茎尿路，经过反复洗浴，尿痛不减，尿时自觉难受。于当地医院以尿路感染用抗感染药治疗。3 天后尿痛有增无减。病后饮食、睡眠及大便均未见异常。小便清白，尿时痛可忍，不频。在某院 X 线拍片，未行治疗求中医治疗。

查体：精神状态好，营养尚可，面色红润。唇色干红。舌苔薄白，舌质淡红，咽不红肿。心、肺及腹部均未见异常。阴部未见异常。脉沉缓。

检验：血、尿、便常规未见异常。

诊治：诊为尿路感染。辨证：尿痛，沙秽阻络，气滞而致。治用通络行气，利尿之法。处方：白屈菜 5g，白花蛇舌草 5g，五灵脂 3g，延胡索 4g，石韦 10g，淡竹叶 10g，木通 5g，甘草 3g。水煎服，1 日 3 次。服药 1 日症减，2 日不痛。

讨论：本案例系小恙，但能隐藏大祸。所以，尿痛之候，每是其他疾病的一个症状。深入细查是必须的。但是，患儿一般状态好，尚有玩沙历史。由于细小沙粒误入尿道，或阻，或伤均有可能。在未查清之前，尿痛以辨证之先行治疗，此边治边查，两不误之举是可行的。治疗经过顺利，说明证法方药是相应的。方中药物仅有 8 味，其中通络、行气、利尿之法并用。药物对沙粒损伤，或淋，或炎，或沙，均可一荡而除。据云：8 天药未服完而尿不痛。案例确系小恙，但病家远从江边进城求诊岂不又成了疑难大症。病治好了言之有理，小病小灾何足惊慌。而在未治之前，哪个肯言不用治，不是什么大病哉。医者治病除灾，何所论及大病，小灾乎。药到病除，是医患两家所望焉，也是真正的硬道理。

膀胱结石

膀胱结石属石淋范畴。小儿患此病较为少见，临证以尿血、腹痛为特点。应用现代科学仪器，如 X 线、B 超等检查，容易发现。中医治疗本病有丰富经验，而且疗效颇佳。

病案： 湿浊结滞。

朴某，男，13 岁。1979 年 5 月 8 日诊。

病史： 患儿平素体健，此次起病原因不明，于诊前 2 个月晨起突然出现排尿困难和疼痛，但可忍受，未加注意。于病后 3 日又有发作，此次尿痛甚，难以忍受，痛则急跳捧腹，发作较频，其间数次尿终而赤。病后曾以尿血就诊，经住院检查确为膀胱结石，出院转中医治疗。现症：尿急、尿频、尿难、尿痛、尿赤均有发生，其作时轻时重。轻时可照常活动，饮食、睡眠未见异常。曾经抗感染、止痛、排石等治疗，症未缓解。

查体： 神情紧张、面色㿠白、形体虚弱、口唇干淡。舌苔薄白、舌质淡红。心、肺未见异常。腹软，无显著压痛，脉数无力。

检验： 白细胞数 $11.0 \times 10^9/L$，中性粒细胞 68%，淋巴细胞 32%。尿沉渣见有红细胞和白细胞多数。X 线胸片示心、肺未见异常。X 线腹部平片可见结石显影。

诊治： 诊为膀胱结石。辨证：石淋，为湿热久滞结而为石。治用清热利湿，化石通淋之法。处方：木通 10g，车前子 10g，萹蓄 10g，瞿麦 10，滑石 10g，甘草 5g，大黄 6g，栀子 5g。水煎服，1 日 3 次。服药 4 天，少有好转，尿色不赤，但尿痛不减。

湿热缓解，治用化石通淋。更方：金钱草 20g，鱼脑石 15g，天
葵子 10g，海金沙 10g，海浮石 10g，延胡索 10g，车前子 10g，
牛膝 10g，甘草 5g，石韦 10g。水煎服。1 日 3 次。服药期间大
量饮水，并增加活动量。上方又用 4 天，尿急、尿痛缓解，但未
见尿石排出。前方继服 4 剂。患儿于进药 1 天之晨起，突然腹
痛，尿痛难忍，排尿中断，终于排出异物，自觉有响，尿盆底处
有一大一小砂砾状物，大者如荞麦状灰褐色，三角形，质硬结
石，其小者如粟粒大。经检验为草酸钙结晶体。砂石排出，症
状顿减，神情松缓。继续服药 4 天。患儿一般状态好，X 线腹部
平片复查，结石影消失。处方以扶正之剂，终方：黄芪 10g，乌
药 10g，金樱子 10g，女贞子 10g，益智仁 5g，何首乌 10g。水
煎服。服药 8 天，疗效巩固，前方再进 1 周，休药观察，临证获
愈。1 年后复查，尿意正常，未见尿痛。检尿阴性。

讨论：膀胱结石，儿科较为少见，本例诊断确切，临证治疗
尚属顺利。临治分三，先以清热利湿，方药选用八正散化裁。其
中木通、滑石、车前子、瞿麦、萹蓄利水通淋，清利湿热；伍以
栀子清泻三焦湿热；大黄泄热降火；甘草和药缓急。全方共奏
清热泻火，利水通淋之效。经此治疗，湿热缓解，再以化石通
淋，方中以金钱草、鱼脑石化石为君；佐用天葵子、海金沙、海
浮石、石韦等增强排石之功；延胡索行气牛膝活血化瘀；二者合
伍，调理气血，利于砂石的排除；车前子清热利湿；诸药合用，
使湿去热清，气血运行畅通，并最终达到排石的目的。后期邪石
已去，但邪伤膀胱气血未复，理当扶正，治以益气固脬，如黄
芪、何首乌、金樱子、女贞子等品，善调其后，促使病体康复。
治疗实践说明，本病分期论治，既体现了中医整体观察，各阶段
又各有所侧重，故用之临床，收效迅速。

遗尿症

小儿 3 岁之后，睡时尿出当以病论，若延误时间，则影响治疗。

病案：膀胱失调。

王某，女，5 岁。1993 年 10 月 6 日诊。

病史：患儿于 3 岁起夜间尿床，少者 1 次，多者 2 次。历时 2 年久治不愈。

查体：神乏、气虚、面㿠、唇淡、手足不温。舌苔薄白、舌质淡。心、肺、腹部未见异常。脉沉无力。

诊治：诊为遗尿症。辨证：肾虚膀胱失固。治用补肾固脬之法。处方：麻黄 3g，补骨脂 10g，山药 10g，益智仁 10g，桑螵蛸 10g，菟丝子 10g，金樱子 10g，何首乌 10g。水煎服。合用治遗膏（补骨脂、麻黄、韭菜子、益智仁），每次 5g，用低度白酒调成糊状，夜敷脐中，次晨取下。连用 7 天。经治 7 天，好转，夜间有时尿床。前方继服 14 天，夜间 3 天未尿床，一般状态好。再用治遗膏巩固 7 天。

讨论：遗尿症为肾虚膀胱失固之证。此种不足为病之内因，在许多情况下引致失调，过度疲劳等均可致病。本例用方从治肾固脬入手，结合病因及症象施治。方中药物均为补肾固脬之剂，诸药合伍则补肾固脬之力度强，临床应用疗效较佳。外用之治遗膏为伍剂，内外合治，疗效巩固。

遗溺症

遗溺症，与遗尿症相似，不同者遗尿为夜间睡时而尿出；遗溺是指夜间尿床同时，白昼间也有尿裤现象而言，所谓遗溺乃日夜皆有尿遗出。

病案：肾阳不足。

王某，男，9岁。1972年10月26日诊。

病史：患儿平素体虚，近3年来尿频，遇寒则甚。以尿路感染治之不效，反而夜间尿床，夜夜皆作，又以遗尿治之仍未收效，并且日间又见溺出，日夜频作，久治不愈。病后饮食尚可，睡眠欠佳，大便常有不化。

查体：神疲、体瘦、面色苍白、口唇淡、手足不温。舌苔薄白、舌质淡。心、肺、腹部均未见异常。脉沉无力。

检验：尿常规未见异常。X线拍片未见椎裂改变。

诊治：诊为遗溺。辨证：肾阳及膀胱双虚失固而致。治用壮肾固脬之法。处方：楮实子15g，附子3g，桂枝5g，益智仁15g，乌药15g，金樱子15g，菟丝子15g，五倍子5g。水煎服。经治6天，症见好转，自觉药后下腹热而不冷，夜尿有时，白天不溺。前方继服6天，一般状态好，遗溺均止。

讨论：本例，证为遗溺，遗者，小儿多见，夜间尿床。溺者，老年常患，日间溺出。遗溺症，系尿之异常，尿为膀胱所贮，为肾所主。本症遗、溺兼有，乃肾、膀胱之阴阳同病，肾不足，膀胱虚，尿液自遗，自溺。故取温补肾气、固涩膀胱，调整尿之排泄，为治疗总则。方中附子、桂枝、益智仁、菟丝子、乌药、温补肾阳；金樱子、五倍子，固涩膀胱；楮实子调整尿液，使肾、膀胱之阴阳调和而病愈。

阴囊积液

阴囊积液，又称睾丸鞘膜积液，与中医的水疝相近。本病与肾肝有关，阴囊为肝经所绕，阴囊之积液则为肾经所主。积液之轻者可不药而愈，重者经药治不效者宜行外治。

病案：肝肾亏虚。

李某，男，3 岁。1985 年 2 月 17 日诊。

病史：患儿为足月顺产，第一胎。生后未发现阴囊异常，于 6 个月龄，发现阴囊渐肿，未引家人注意。8 个月时于某院就诊，诊为阴囊鞘膜积液，嘱其观察到 1 岁，若不吸收，可行穿刺排液，或行手术治疗。其后局部稳定未大亦未见小。直到 3 岁，于诊前 10 天，发现阴囊肿大有增无减而诊。除阴囊肿大外，未见其他不适。曾用中药治疗 10 天无效。

查体：一般状态好，咽扁不肿大。舌苔薄白、舌质淡红。心、肺、腹部未见异常。阴囊肿大如儿拳，推揉不缩。透光性强，无压痛，局部无红热现象。

检验：手电光透视阴囊透亮明晰。

诊治：诊为阴囊积液。辨证：肝肾不足，血瘀水滞致阴囊积液。治用调理肝肾，理气化瘀，利湿除液之法。处方：乌药 7.5g，川楝子 5g，枳壳 7.5g，车前子 7.5g，泽泻 7.5g，橘核 5g，小茴香 5g，淡竹叶 7.5g，丹参 7.5g，牛膝 5g，白芍 7.5g，赤芍 5g。水煎服。经治 14 天，症见好转，阴囊缩小过半。前方继服又 10 天，阴囊积液消退，检查阴囊平复，电光透视不见光亮。

讨论： 阴囊积液具有自愈条件，但其肿大于短期内无自愈者，必须治疗。本例因不愿外治而用中药治疗。据本文所治的经历，阴囊积液宜先内治后外治，先中药后西药。经 1 个月治疗无效时外治不迟。本病之病变，为水积不通形成水疝，其病在肝肾，因此，疝本肝肾，宜通而不可塞。方中牛膝、橘核，理肝肾之气机；佐白芍、川楝子疏肝气；以乌药、小茴香助肾调气；丹参、赤芍活血化瘀；枳壳行气；车前子、泽泻利湿行水。诸药共奏，标本兼治之效。

疝　气

疝气，又称气疝，俗谓小肠疝气，本外科治，但中医儿科内治者时有所诊。本文治之疝气，均属一般证例，以治 1 个月不效而行外治为原则，部分病例内治而效。证属肠系，今以肾治，故归此末。

病案： 肝肾失达。

张某，男，9 岁。1975 年 8 月 22 日诊。

病史： 患儿平素体健，此次起病，缘于诊前 2 年因久坐凉地而后，阴囊不适，逐渐增大。每于夜间消退，晨起又复大，因无痛苦又不碍于行走活动，故未加注意而延今之假期就诊。某院外科诊为腹股沟斜疝，宜手术治疗。因拒手术而求内治。

查体：右侧阴囊肿大，如肠索状物，有儿拳大，压痛轻、质软。其他所见均属正常。

检验：手电透光实验阴性。

诊治：诊为疝气。辨证：肝肾之气失调，气虚不制而致。治用理肝温肾，调气回疝之法。处方：胡芦巴 10g，小茴香 10g，乌药 10g，白芍 10g，枳壳 10g，陈皮 10g，升麻 5g，荔枝核 10g，橘核 10g。水煎服。经治 10 天，症见好转，患儿晨起自觉阴囊见软，较前为小。继服 14 天，阴囊肿硬消失，晨起平软，无下坠感，自觉如常。平日活动亦未见肿硬现象。

讨论：本例为疝气无疑，但本病并非本文所长。从中医之理，阴囊平软有形为常，其肿硬则病。阴囊乃肾精所属，为肝经所绕，肝肾失去条达则阴囊不固而弛，致肠下坠而致肿硬。依此医理，用胡芦巴、小茴香、乌药、白芍诸品，温肾疏肝而条达；枳壳、陈皮、升麻、荔枝核、橘核之类，调气回疝。治疗 20 余日收效显著。以外科之言，此疝之囊不修补岂能自缝。治者倍感其妙，此中医治病之至理所在。本文所用之治疝药物，均为前人积累之经验，今日之以用而已，但其效亦非所治者皆灵，至少本例免其外治之苦。

肝脑、神经系

客忤证

本病俗称惊吓，小儿心神未充，容易遭伤。临证指心神失调引起的症象。轻者易治，甚者容易引致他病。

病案： 心虚不宁。

刘某，女，6岁。1967年6月16日诊。

病史： 于诊前10天，因看惊险影片后起病。症见：夜卧不安，手足搐动，惊骇呼叫，日间心志恍惚，记忆较差。饮食减少，但大、小便均好。

查体： 神乏无力、面色㿠白、山根独青、口唇干淡。舌苔白薄、舌质淡红。心、肺、腹部未见异常。脉迟有力。

检验： 血常规正常，脑电图正常。

诊治： 诊为客忤证。辨证：心气不足，惊而神不守舍而致。治用养心安神之法。处方：当归10g，远志10g，茯神10g，钩藤10g，丹参10g，莲子10g，五味子5g，白芍10g，蝉蜕10g，灯心草5g，徐长卿7.5g。水煎服，服药4天，明显好转，经治12天，精神平稳，夜间不惊，睡眠安，一般状态如常。

讨论： 客忤证，《诸病源候论》首述其候。论曰："小儿中客忤者，是小儿神气软弱，忽有非常之物，或未经识见之人，触之与神气相忤而发病。"并且指出"若失时不治，久则难治"。本文所治本病多例，大多属于虚证。其心虚者神离，肺虚者魄乱，肝虚者魂凶，脾虚者意扰，肾虚者精乏。诸此精神活动方面的失调，皆客忤证之病变，其首受者心也。因此，外邪客忤心气，神失其守，渐而及者诸脏，随病变而见各种神志症象。本例用养心安神之剂，以治心为主，佐调他脏而使病愈。此心为五脏之主，心不和则五脏不安，故用当归、远志、茯神等宁心安神外，白芍治肝，蝉蜕治肺，五味子治肾，莲子治脾，主次兼调，以收全效。

失眠症

小儿心神受惊、疲劳等易致不寐。较大儿童多有发生。

病案：心神失调。

于某，女，6岁。1965年11月20日诊。

病史：平素胆怯，于1次夜间，猫叫致惊，其后失眠历60天，一般日夜睡眠2～3小时，少则不达1小时，醒时不安，饮食减少，活动无力。大、小便正常。

查体：神乏、面㿠、唇淡。舌苔薄白、舌质淡。心、肺、腹部未见异常。脉沉无力。

检验：血常规正常。

诊治：诊为失眠症。辨证：心藏神之功受惊而伤，心阳独亢、卫气不入到不寐。治用养心阴、抑心阳，调和营卫之法。处方：当归10g，徐长卿10g，远志10g，郁金10g，丹参10g，茯神 10g，柏子仁 7.5g，合欢 10g，守宫 10g。水煎服。治疗 16 天，症状大减，夜间可睡 7 小时。日间仍不能入睡。前方减守宫。继续服药，治疗 20 天时，病情基本好转，白天能睡 1 小时，夜间为 8 小时。一般状态恢复为常。

讨论：睡眠是人类生活中重要的保健因素，尤小儿之睡眠至关重要。眠为心主，心藏神，为阳气之宅，卫主气，司阳气之化，卫气入阴则静，静则寐。阴有所归，故神安而寐。心气失调，卫气失和，则睡眠不衡，心之阴气不升，心阳独亢，卫气不入，必见兴奋不寐。心之阳气不降，心阴独盛，卫气不出，故致抑制睡眠。小儿者，脏腑娇嫩，心气稚弱，易为邪伤，尤情态变幻，干扰心气，致之抑制、兴奋功能失调。本例平时体虚，易惊，为之内因不足，故惊吓后发病，治用滋养心阴、调神之剂，当归、徐长卿、郁金、丹参、远志、合欢、柏子仁、茯神，佐用守宫增强抑制之法，治之收效。

嗜眠症

年长儿童，每于惊吓、劳倦等影响，导致发病。以嗜睡为特点。

病案：心神失调。

张某，女，13 岁。1973 年 11 月 10 日诊。

病史：同兄五人，患儿居幼，平素多娇，性情执拗，甚为任性，特别易激，但其胆怯。于 1 次夜晚，因惊吓致病，起病嗜眠，迄今已 60 天。患儿日夜均呈睡蒙状态，仅于进食时稍醒，说话缓慢，但亦伴睡意，少有不遂，则立即睡去。虽经多项检查，未找出阳性变化，且治疗多时亦未收效，往来诊疗皆要成人背抬。患儿病后饮食减，大、小便未见异常。病程中因生气而抽搐 1 次。

查体：卧位，睡态，勉强对话。面色㿠白、口唇干淡。舌苔薄白、舌质淡。心、肺、腹部未见异常。脉沉无力。

检验：X 线胸片示心、肺正常，血常规正常，脑脊液检查正常。

诊治：诊为嗜眠症。辨证：心神失调。治以益心醒神之法。处方：石菖蒲 10g，当归 10g，远志 10g，紫贝齿 15g，丹参 10g，麦冬 10g，茯神 15g，乌梅 10g。服药 2 日，症见好转。治疗 3 日则全醒而能走路并自己进食，语言清晰。继服 4 剂，自述病愈，一般状态如常儿。复查未见异常症象，前方续用 2 周以巩固疗效。

讨论：本证嗜眠 2 个月之久，为罕见之候。该例心气稚弱，易为邪伤，患儿因惊而致。心主惊，惊伤心，其病在心，阳伤而阴盛，卫气呆而不行，内抑心阳而嗜睡作矣。故用石菖蒲、当归、远志、紫贝齿、丹参、麦冬、茯神、乌梅诸剂益心醒神而奏其效。

屏气发作综合征

本病多见于幼小儿，呼吸过度出现憋气现象，属中医的气厥范畴。

病案：虚气逆。

陈某，男，1.5 岁。1986 年 4 月 12 日诊。

病史：患儿生后体健。于诊前 2 个月起病。胸闷、憋气，每于哭喊之后发作，每日 3～5 次，历次发作可持续 1～2 分钟。发作时见有呼吸暂停，面色青灰，时有苍白，神识不清。缓解后几如常儿。病后乳食、睡眠及大便、小便均为正常。曾予抗痫、镇静、安神、补钙等治疗，为时 2 个月不见好转。

查体：发作时所见：哭后突然憋气、呼吸暂停、面色青紫、神失不语。缓解后诊视：神乏、面㿠、唇淡。舌苔薄白、舌质淡紫。心、肺、腹部未见异常。脉沉细无力。

检验：心电图及脑电图未见异常。

诊治：诊为屏气发作综合征。辨证：心虚气厥，乃气逆血瘀所致。治用调神定志，理气化瘀之法。处方：当归 5g，远志 7g，郁金 5g，白芍 7g，五味子 3g，茯神 5g，石菖蒲 3g，丹参 5g，百合 5g。水煎服。经治 2 周。停止发作。连服 4 周而愈。

讨论：气厥一证，其病虽然不大，但发作甚令人惊，尤其家人负担为重。西医学认为本证系小儿痫类疾病，又称呼吸暂停症。中医认为，气厥乃气与血并上逆神灵所致。究其大海捞针乃属五脏不足，尤心肾两亏，气机不济，遇到刺激，则五脏失调，首受其害者心肾。心者藏神，肾者藏志，心肾中邪而散其元。心主十二官，肾主五脏，所以，病者神志失调，气机逆乱，气伤血瘀，证见气憋而息止，面青色紫，气厥立至。本例之治，宜谨握病机，随证之变施治，总的治则施以理气祛瘀治其急，调神定志疗其本。神志之主心与肾。方中远志通肾达心，定志安神；白芍调理气机，收敛逆气，通经血脉；石菖蒲理上逆之气；丹参、郁金、当归等品活血祛瘀；与茯神、五味子、百合之调神定志诸剂，共理气之逆，同血之瘀，从而使神志共济，增强气机理顺功能，以促病愈。

善太息证

善太息证，为心神失调而同动肝的综合性病证，西医学将其归为小儿神经症。多见于年长儿童。

病案：心虚气逆。

刘某，女，12岁。1981年8月4日诊。

病史：患儿于诊前20日，因惊吓起病。症见：胸闷气短，长叹气，1日发作30余次。虽经镇静剂治疗多日症不见好转。近时又见心悸、胆怯，饮食减少，大、小便均常。

查体：形体瘦弱、神乏无力、面色白、口唇干淡。舌苔白薄、舌质淡。心、肺、腹部未见异常。脉沉有力。

检验：X线胸片示心、肺正常。心电图检查正常。

诊治：诊为小儿神经症。辨证：善太息证，为心气虚，肺气逆所致。治用养心降肺之法。处方：旋覆花15g，赭石15g，郁金10g，当归10g，薤白10g，远志10g，柴胡10g，紫苏子10g，瓜蒌10g。水煎服。合用耳针取穴皮质下、神门，1日1次，连用7天。经治8日症减，服药16日症去而愈。

讨论：本证最早见于《黄帝内经·灵枢》，其云："胆病者，善太息。"又云："足少阳之脉病，口苦善太息。"《内经》述其病理曰："人之太息者何气使然，人忧愁则心系急，心系急，则气道约，约则不利，故太息以出之。"《备急千金要方》在述胆病时还曰："善太息,口苦,呕宿汁,心澹澹,恐如人将捕之。"近代医家有释:善太息,可由肝胆郁结,肺气不宣引起。依据前人认识,结合今时的临证实际,初步认为,善太息证是一种呼吸扮演的症象,临证所见以儿童居多。发病因素,显然与情志变化有关。据年长患儿自述,善太息难以自禁,为不自主的动作,发作前有胸闷现象,一旦长叹气之后,则憋气现象即顿时烟消云散而无任何痛苦。鉴于上述,本病应责于肝(胆)、心、肺。古谓:情志之伤,虽五脏各有所属,唏求其所由,则无不从心而发,故《灵枢·本神》曰:"是故怵惕思虑者则伤神。"《灵枢·邪气藏府病形》还曰:"愁忧恐惧则伤心。"心者藏神,为五脏六腑之主,主动则脏腑皆摇。所以,本证是心病动肝,肝逆肺应而长叹。因此,治法用药,皆从心、肝、肺经。方药中的当归为养心疗本之品;远志定心气而调情志;旋覆花降气解胸;赭石平肝镇逆;柴胡疏肝除郁,宣畅气血;薤白下气通胸;紫苏子降气利膈。配用耳针以增强调节神志之功。凡依此理,所治证例,多收良效。

急惊风

急惊风为幼小儿常见病证,临床以起病急、为时短、病情重为特点。其概括多种以抽风为主的病证。应急治疗之余,尚需细查其因。

病案:毒热动肝。
孙某,女,18个月。1970年3月3日诊。

病史：患儿平素有食火，手足常热。此次起病急，于诊前 4 天突然发热，体温高达 39.5℃，出现手足抖动，服退热剂 3 个小时热不降，抽风发作，急诊入院。经抗炎退热治疗热降至 38℃，因出现药疹而出院。今起又热，抽风又一次发作。抽风缓解则神清，除热高、抽风外，未见呕吐、咳嗽等症状。

查体：体温 38.5℃，神烦、面赤、目红、唇干、咽红不肿。舌苔白厚、舌质红赤。心、肺、腹部未见异常。脉数有力。

检验：白细胞数 $10.5 \times 10^9/L$，中性粒细胞 56%，X 线胸片示心肺未见异常。

诊治：诊为高热惊厥。辨证：急惊风，毒热动肝而致。治用平肝息风，清热解毒之法。处方：白芍 5g，蝉蜕 5g，僵蚕 5g，羚羊角（代）1g，菊花 5g，柴胡 5g，重楼 5g，黄芩 5g，石膏 10g。水煎服。合服清热散（牛黄、黄芩、栀子、连翘、黄连、朱砂、天竺黄、麝香、全蝎等），每次 1g，1 日 3 次。连用 2 日热降未抽，治疗 4 日获愈。更方：当归 5g，白芍 5g，生地黄 5g，莱菔子 5g，黄芩 5g，丹参 5g，郁金 3g。水煎服。用药 3 周以除内热。观察 1 年，其间发热 2 次，未见抽风。

讨论：本例之抽风，缘于热起，热又由毒而致，所以，归为毒热动肝引发的急惊风。古谓：惊风连发 3 次易成痫。故本例治急惊风仅 4 天而平，其后又以 20 天除内热而防再发。可见急惊风发作易治，防止反复则难，难者何，内热也。故方中之白芍、羚羊角等平肝；蝉蜕、僵蚕为息风之品；柴胡、石膏、黄芩清内外之热；重楼、菊花解风热之毒。合用之清热散其功相辅治之速愈。其后热而未抽，乃内热无忧。

慢惊风

慢惊风，与急惊风相对，起病、经过等均慢。病在肝脾，预后较差。临床应细查病因，而进一步施治。

病案：脾虚动肝。

李某，男 3 岁。1968 年 12 月 4 日诊。

病史：患儿生后体健，于诊前 1 年患有肠胃不和，酿为疳积，未加治疗。于诊前 4 个月原因不明出现手足抖动，抽风样发作，但意识尚明，不痛，未吐，体温不高，先后发作 20 余次。每次发作数秒至几分钟不等。不治亦可缓解。经多次检查，考虑有癫痫、缺钙、习惯性痉挛等病。因证据不足而未确诊。因惧于腰穿而就诊中医。

查体：神乏、体瘦、面㿠、唇干、眉间青。舌苔薄、舌质淡。心、肺、腹部未见异常。无脑征，脉沉有力。

检验：曾检脑电图、血钙、血常规等均未见异常。

诊治：诊为慢惊风。辨证：脾虚动肝发为慢惊风。治用补脾平肝，息风之法。处方：人参 5g，白术 7.5g，茯苓 7.5g，甘草 3g，钩藤 7.5g，白芍 7.5g，守宫 5g，蝉蜕 7.5g。水煎服。服药 8 天未见抽风，连用 20 天未见反复。前方去守宫、蝉蜕、钩藤，加郁金 5g，胆南星 2g，甘松 5g。继服 3 周。一般状态如常，其后数月未见复发。

讨论：本例疑诊数则，终以慢惊风论治而合愈。慢惊风与急惊风不同，不仅起病慢，症状经过均慢，慢者为虚，病情缓。其病在肝，实际根源在脾，脾虚动肝，故治肝不治脾，慢惊风不息。本例以人参、白术、茯苓、甘草四君治脾；钩藤、白芍平肝；守宫、蝉蜕息风。治疗有效，风止去守宫、蝉蜕、钩藤，加胆南星、甘松、郁金除慢惊风余邪。在脾不虚、余邪清的情况下，方可维持久效而病不发作。所谓余邪，乃慢惊风发作过程的病理产物，如痰蕴、血瘀、气郁等邪不可留，余邪清除而病告痊愈。

摇头风

摇头风，属于小儿神经症，有的与痫相关。发病与惊恐、精神刺激等有关。本病于任何年龄均可发生，及早治疗大多可愈。

病案：血虚动肝。

马某，男，8 个月。1980 年 3 月 1 日诊。

病史：于诊前 14 天，因闻异声致惊，是夜即病。症见：不自主地摇头，日渐加重，1 日发作 40 余次。初以"癫痫小发作"施镇静剂治疗 5 天未效。

查体：神乏、面㿠、山根独青、口唇干淡。舌苔薄白、舌质淡。心、肺、腹部未见异常。脉沉有力、纹淡青。

检验：检查脑电图未见异常。

诊治：诊为小儿神经症。辨证：摇头风，证属血虚不濡筋脉，肝风内动作致。治以养肝柔筋，佐用息风之法。处方：当归 5g，远志 5g，郁金 5g，木瓜 5g，白芍 5g，伸筋草 5g，蝉蜕 5g，紫贝齿 5g，守宫 2.5g。服用 8 剂症状显著好转，摇头次数减半。

继服 8 剂症状消失，前方减守宫，复进 8 剂基本治愈。1 个月后复查未见反复。

讨论： 摇头风一称为本文所拟，此候古时有之，但未辟专证。本证尚属少见，一般治疗效果较差。近年来所治 10 例均愈。中医认为，风者为肝所主，若肝血不足，巅脑失充，筋不得濡，风阳上扰，则头风作摇。故以理血、养肝、柔筋、息风等法合用而获显效。

多动症

本病多见于儿童，与脑的发育不足有关，病及心肝肾三经。临床证治方法较多，多数病例经过日久用药，多可取效。

病案： 肝及心肾。

陈某，男，5 岁。1982 年 11 月 6 日诊。

病史： 患儿从 4 岁起，其动作行为与一般儿童不同。患儿由早起至晚睡的整个时间，很少有老实时候。从起床后舞衣取闹，至吃饭时坐不住。平时喜弄闹表、半导体，以及出入门过猛，甚之常于墙上、地面上划道，到室外则活动任性、不避危险、善喜爬高等，多种妄为动作。但其智力颇佳，识字记忆能力较强。依此，家长认为孩子是淘气之故，所以，不以为疾。近因入幼儿园，由于多动妄为影响集体活动而就诊。

查体： 多动不静、面色不华、形体中等、唇淡。舌苔薄白、舌质淡。心、肺、腹部均未见异常。脉沉数无力。

检验： 心电图、脑电图均无异常。

诊治： 诊为儿童多动症。辨证：先天之肾不足，后天肝，心之气有余导致本病。治用平肝，佐调肾心之法。处方：牡蛎 15g，龟甲 10g，当归 10g，远志 10g，郁金 10g，白芍 12g，地龙 10g，珍珠母 15g，紫贝齿 10g，生地黄 10g。水煎服。合用耳针，取穴肝、肾、心、脑干。1 日 1 次，留针 20 分钟。经治 10 日，症状减少。连治 1 个月，多动症病情基本稳定。更方：石菖蒲 10g，桑椹 10g，何首乌 10g，熟地黄 10g，山药 10g，牡蛎 10g，仙茅 10g。水煎服。用此 20 日，疗效巩固，多动妄为现象未见反复。

讨论： 多动症是儿童发育过程所出现的一种活动过度的综合征。本病早在二十世纪七十年代就有病例，多动症之称前，本文以儿童妄为证治之。据观察，从小学六年级到高中二年级发病为多。本病与先天之肾、脑的功能不足有关。因此，随其长而肾渐充，肾主肝、心之气调而获平和。但此阶段恰是学习重要时刻，必及早治疗，使甚尚。不可以淘气而论，贻误疗机。治疗所用的针药并施，旨在平肝，抑心气之余补肾之不足。首诊处方以地龙、白芍、郁金、当归、珍珠母、紫贝齿诸品平抑肝心有余之气；余品则重于治肾。配合耳针收效较好。后以何首乌、熟地黄、山药、牡蛎、丹参、五味子等巩固疗效，服药 4 周而止。经观察疗效比较持久。

抽动 – 秽语综合征

抽动 – 秽语综合征，又称多发性抽动症，属一种儿童神经精神性疾病。其临床特征为慢性、波动性、多发性运动肌抽动，伴有发声抽动和语言障碍。多在儿童时期发病。男孩多于女孩，病程较长，有波动变化特点，常合并行为紊乱。若能及时综合治疗，大部分患儿可在青春期症状得以缓解、控制，甚至于消失。本病自然缓解者少见。

病案：肾亏肝旺。

穆某，男，11 岁。2007 年 3 月 8 日就诊。

病史：患儿于 4 岁时，无明显诱因出现眨眼、作怪脸，当时给予对症治疗（具体用药用量不详）后，病情缓解。于 3 年前，又出现眨眼，四肢不由自主运动。心烦易怒，烦躁，五心烦热，食纳差，夜寐欠安，大便干，1 日 1 次，小便黄。经多方治疗无效，遂来就诊。

查体：精神尚可，心肺听诊无异常，余神经系统检查无阳性体征。面红，唇红，舌苔薄腻，舌质红，脉细数。

检验：CT、磁共振、脑电图检查均未见异常。

诊治：诊为抽动 - 秽语综合征。辨证：肾阴不足、相火偏亢。治以滋补肾阴，清泄相火。处方：当归 12g，远志 12g，守宫 5g，丹参 12g，酸枣仁 6g，合欢 12g，龟甲 12g，柴胡 12g，首乌藤 12g，五味子 5g，紫贝齿 12g。水煎服。1 日 3 次。经治 2 周，烦躁等症状减轻，自感无潮热、大便正常，前方加地龙 12g。服药 1 个月后，症状减缓。更方：延胡索 12g，川芎 12g，白芍 10g，地龙 12g，僵蚕 12g，五味子 5g，当归 12g，远志 12g，胆南星 5g，鳖甲 10g，龟甲 10g，紫贝齿 12g。治疗 2 个月，患儿症状消失。临床休药。

讨论：通过本例的治疗，说明中医辨证施治的疗效，尚为满意。不过治疗理念和措施，还要结合患儿实际。鉴于本病证具有本虚标实的特点。本虚在脏，以肝肾心为著，肝者主动，心者主语，肾又主肝心。所以，先天之肾不足，后天之肝、心失调，在诸多的因素影响下，导致各种复杂的标实症状。由此理出标本兼顾的治疗措施。方中用药偏于除症的如守宫、白芍、地龙，僵蚕、胆南星、首乌藤、远志、酸枣仁、合欢、柴胡；治本的有当归、丹参、龟甲、鳖甲、五味子、紫贝齿、延胡索。由于本病的标本虚实，每因致病因素和个体条件不同。所以，处方用药必随证而转。其用药次序在医者亦应视症遣药。切记，治标不宜舍本，治本亦当顾及标，方可保全。

咽喉不利

在临床所见的咽喉不利，主要以发"吭"声居多。由于咽喉不利常是病证之中的一种症状，因此，很少见有单列为病证。据本文临床多年观察，咽喉发吭声而不兼有其他症状者，大有人在。有的只为咽喉不利而诊。观察所见，有咽喉不利，发吭声者，进而发生抽动等病。所以，在未出现抽动的病证之前，以咽喉不利证治，有利于防止抽动证发病。若是将咽喉不利以抽动初期证治，一般不被病家所接受。

病案：肺胃阴虚。

刘某，男，6岁。1999年9月18日就诊。

病史： 患儿为第一胎，足月顺产。父母嗜酒，生后有坠床史。平时胆怯，聪明伶俐。现入幼儿园，业余参加跆拳道、英语学习。近时发现孩子嗓子不好，以咳嗽治，以咽炎治均未见好转。诊前10天，嗓子发声动作频，重时连作10余次。除此症外，无其他异常。饮食、睡眠及大便、小便均如同往时。就诊目的重在治疗嗓子不利索。

查体：体格中等，发育良好，面色黄褐，口唇红润。舌苔白薄，舌质淡红，咽部无红肿。心、肺及腹部均未见异常。脉缓。

检验：微量元素检查未见异常。

诊治：诊为咽喉不利。辨证：肝郁不舒，肺声失调。治以舒肝养肺，佐用利咽喉之法。处方：蝉蜕 10g，白芍 10g，当归 8g，天冬 8g，麦冬 8g，龟甲 8g，鳖甲 8g。水煎服，1 日 3 次。治疗 8 天，明显改善，"吭"声次数减少，但仍有发作。继用 8 天，发作次数大减，有时出现。服药 18 天，不见"吭"声。治疗 3 周停药。

讨论：咽喉不利证，今日临床多与抽动症相关。但在古代则有另论。如《诸病源候论》云："咽喉不利候，腑脏冷热不调，气上下哽涩，结搏于喉间，吞吐不利，或塞或痛，故言咽喉不利。"结合实际，今日之咽喉不利与往昔的描述虽有相似，但症状差异仍然有别。以本例而论，其发病条件和症状表现，主要肝、肺两经，小儿者幼嫩，学习压力大，冷热不调，肝肺失调，肝司条达，肺主成声。二者失衡，则动作与发声紊乱，其病乃作。本文治疗原则有二。其一，细致观察至就学之日，注意力集中与否，对今日之咽喉不利的定性有诊断意义。其二，目前治疗虽有平和，乃药之调和。根据本方之旨，方中主药以蝉蜕、白芍为君。蝉蜕入肝肺，主利咽喉；白芍入肝，善柔肝气，平其失达。此治本措施。依次之剂，皆佐二药以入肝达肺，化解肝郁之气，滋养肺之阴分，以去内热之扰。肝肺失调获解，"吭"声发作顿失，临床收效。鉴于本病证，起病有因，体质有别，治疗虽效，少怪而复是所难免，医家紧握病机，病家必应善待其护，方可保全。

痉挛性斜颈

本病中医称戾颈，为风所致。经治肝舒筋使痉挛性病变缓解而愈。

病案：肝动筋拘。

刘某，男，6 岁。1986 年 10 月 24 日诊。

病史：患儿于诊前 4 天，突然颈项歪向右侧，不得缓解，仅于入睡后略有减轻，饮食、睡眠及大便、小便均正常，无发热、头痛、呕吐，局部亦无不适感，但患儿精神紧张且视物行走不便。到当地医院就诊，以"落枕"用理疗、整复等治疗，均未见效。

查体：神志清、气息平、发育中等、形瘦、面㿠、表情淡漠、口唇淡。舌苔薄白、舌质淡红。头项歪向右侧约 45°，左侧胸锁乳突肌僵急而硬，搬复困难，局部无压痛、不肿胀、肤色正常。心肺听诊未闻及异常，腹部亦无异常。四肢活动自如。脉沉缓。

诊治：诊为痉挛性斜颈。辨证：戾颈，为肝血不足，筋脉失濡，外力动风而致。治用养肝舒筋，化瘀祛风，佐用行气之法。处方：当归 10g，白芍 10g，赤芍 10g，地龙 10g，丹参 10g，僵蚕 10g，蝉蜕 10g，郁金 10g，木瓜 10g，伸筋草 10g。水煎服。经治 2 天而愈。

讨论：痉挛性斜颈与中医的戾颈相同，系肝主筋的生理活动，为风所扰。《内经》所论的"诸暴强直，皆属于风"及"诸风掉眩，皆属于肝"的理论对本病之治具有指导作用。内外治法较多，本例仅治 2 日而愈。用方之当归养肝血；白芍柔肝；赤芍、地龙、丹参活血化瘀；僵蚕、蝉蜕祛风；木瓜、伸筋草舒筋；郁金行气。诸药共奏调肝理筋功效。

手足搐搦

手足搐搦，多见于年长儿，因维生素 D 和钙失调致病。临床以手足发作性搐搦为特点，中医以血虚筋急论治而效。

病案： 血虚筋急。

王某，男，8 岁。1968 年 12 月 1 日诊。

病史： 患儿于诊前 4 个月起病。症见：手足搐搦，日作 10 ～ 20 次不等。发作时手足内拘，活动失灵，局部痛热，未几则缓。病后不冷、不热，但食欲减少，大、小便正常。经当地医院以缺钙治之 10 余天疗效不显著，今求治中医。

查体： 精神状态好、营养欠佳、发育中等、面色㿠白、唇淡。舌苔薄白、舌质淡。心、肺、腹部未见异常。手足异常。脉沉有力。

检验： 血常规正常。血清钙 2.0mmol/L。

诊治： 诊为手足搐搦。辨证：搐证，为血虚肝失濡养而筋肌拘急发搐。治用补血养肝，柔筋止搐之法。处方：当归 10g，熟地黄 10g，何首乌 10g，白芍 10g，天麻 3g，僵蚕 10g，紫贝齿 10g，蜂房 10g，龙骨 10g，牡蛎 10g，珍珠母 10g。水煎服。治疗 8 日症状大减，1 日发作 3 次。继服前方 8 日症状基本消失，有时 1 日发作 1 次，持续时间短。服药 20 日未见搐搦。前方去天麻、蜂房，加黄芪 10g，白术 10g。水煎服。治疗 8 天，疗效巩固，临床获愈。复查血清钙 2.5mmol/L。

讨论：缺钙性手足搐搦症，补钙何而不平，其因在维生素 D 不足之故。患儿服钙剂 10 天，又何而无效，岂不知补钙不补维生素 D 乃是其缺之一。服钙经肠肾排除多而留用之极少何而足用，故效从何谈。本例用补血养肝为主，再以柔筋止搐之法，兼顾标本，力促吸收药力，因而生效。本方所用之龙骨、牡蛎是含钙较多之剂，所以，治疗本病之效果，龙骨、牡蛎的功效不可低估。

局部搐搦

本证之搐搦见于面部，与手足搐搦不同，其病在肝，治肝而效。

病案：肝虚筋急。

宋某，女，2.5 岁。1981 年 4 月 12 日诊。

病史：患儿平素佝偻病较重，此次起病 2 个月。初起情绪不稳，常有哭闹，哭后出现左侧面部稍有搐动，渐甚，为时甚短，不及 1 秒但频繁发作。重则累及颈部，动则尤频，静则少缓，入睡则不发作。服过镇静剂和钙剂，按面肌痉挛用针灸治 4 次，又以局部癫痫治疗数日均未收效。患儿除动而面搐搦外，其他均无痛苦。

查体：神乏、形瘦、面色不华、左侧面肌少有搐搦。口唇淡红。舌苔白薄、舌质淡红。心、肺、腹部未见异常。脉沉有力。

检验：脑电图、血钙及血常规均属正常。

诊治：诊为局部搐搦。辨证：搐证，为肝虚筋急所致。治用补肝舒筋之法。处方：何首乌 6g，紫贝齿 6g，龙骨 6g，牡蛎 6g，天麻 3g，白芍 6g，伸筋草 6g，木瓜 6g，当归 5g，熟地黄 5g。水煎服。经治 12 天症去而愈。

讨论：局部搐搦，又称面部搐搦，旧称 TIC 氏症。近来有的做脑电检查，如有改变则与痫证有关。本文病例主证是面部搐搦，为局部病变，但其病在肝，肝主筋，由肝虚失濡而致筋脉频拘搐动。治疗用何首乌、紫贝齿、龙骨、牡蛎、熟地黄、当归诸剂疗肝之虚；白芍、伸筋草、木瓜、天麻之类舒筋之拘。服药 12 天获愈，3 个月后复查，一般状态好，未见反复。再服婴儿壮，每次 0.5g，1 日 3 次，巩固治疗 3 周休药。

瞬目症

瞬目症，俗称眨眼，病在肝。情志失调动肝所致，本候虽属小恙，但其频繁发作，令病家不安。临证治肝与情志并调，多可取效。

病案：肝虚筋拘。

肖某，男，6 岁。1989 年 8 月 21 日诊。

病史：患儿于诊前 3 年，原因不明，逐渐起病。症见：眨眼，日间频作，每于说话，学习等紧张时发作尤甚。除眨眼外，别无他症。病后经过多处诊治均未见显效。此种症状于闭目、入睡后方缓。

查体：精神及营养状态尚可，发育中等，面色不华。双眼眨动，每分钟 10 次左右。舌苔薄、舌质淡。心、肺、腹部未见异常。脉缓。

检验：检查血清钙及脑电图均未见异常。

诊治：诊为瞬目症。辨证：眨眼，为肝虚筋失其濡而致搐动。治用柔肝养血，舒筋止搐之法。处方：当归 10g，远志 10g，丹参 10g，五味子 5g，白芍 10g，珍珠母 10g，紫贝齿 10g，木瓜 10g，伸筋草 10g，牡蛎 10g。水煎服。治疗 4 天症减。用药 8 天眨眼动作消失。前方继服 8 天，无反复而病愈。

讨论：瞬目乃眼部之症象，本是其他病之一种表现。而单纯眨眼者则谓瞬目症，多见于儿童，其病与情志失调有关。本例病因虽然不明确，但其贪于电视，久视伤目，目乏易病。眼为肝所主，肝虚血未充，则筋失其濡，引起眼筋搐拘而动。方中用当归养血；白芍、紫贝齿、珍珠母、牡蛎等调肝；木瓜、伸筋草舒筋；丹参、五味子、远志安定筋拘。治疗不及 4 天而效。先后半个月获愈。

面神经炎

本病，俗称吊线风、口僻、口眼㖞斜，现代又习称面瘫或面神经麻痹等。早在《诸病源候论》书中，即有"风邪入足阳明，手太阳之经，遇寒则筋急引颊故使口㖞僻"的描述。可见在古时即认识本病的发生与风寒、筋络受伤有关，近年来，在小儿科时有发生，男孩居多。最小年龄见于 1 岁。及早治疗，预后颇佳。

病案：风毒入中筋络。

宋某，男，4 岁。2008 年 11 月 3 日就诊。

病史：患儿因哮喘经系统治疗 1 个月，一般状态好。病情稳定，临床恢复满意。即日复查哮喘病，于检体时发现患儿无笑容并且面部不对称。细问病史，家人提供，日前因孩子病情恢复如常。于晚餐后到户外活动多时，今晨起来加注意，但确保孩子于诊前 1 天，未见面面部异常，说笑亦与往日相同。

查体：患儿一般状态尚可。除面部不对称歪向一侧外，尚可见患儿表情消失，眼裂扩大，鼻唇沟变浅，口角下垂。余侧心、肺及腹部、四肢等均未见异常。舌苔白薄，舌质淡红，咽不红肿，耳部无压痛。脉沉数有力。

诊治：诊为面神经炎。辨证：口眼㖞斜证。为风毒时邪入注面颊，筋络伤损而病。治用祛风解毒，舒筋活络之法。处方：白附子 4g，僵蚕 10g，全蝎 1.5g，黄芩 5g，蝉蜕 5g，地龙 10g，郁金 10g，徐长卿 10g，川芎 10g。水煎服。嘱之服药 8 日，如不见好转，建议加用针灸治疗。患儿服药 4 天有效，治疗 6 天效果明显。第 8 日复查，面部有表情，两侧对照差异减半。前方减地龙，加当归 10g，继服 8 日，基本恢复，检查已见不到异常征象，前方减白附子、全蝎为半量，服 8 日而愈。

讨论：本文病例发现早，治疗及时，所用处方之主体是牵正散，该方从宋代流传至今，凡治面神经炎之类病证莫不以此方为宗。方由宋代杨倓（1178）汇纂《杨氏家藏验方》，但他本人不是医生而是从政官员。该书 20 卷，皆祖上传承之方。从牵正散之功效，可见所条诸方何等高贵。考后世千年之久医者治口眼㖞斜之证者，皆离不开牵正散，此古今名方，不愧为家藏验方。尽管牵正散是有效名方，但与今日临床所治之病，尚应结合实际，如用散剂则不用加减，用汤剂则有结合患儿实际而随证增减的余地，方中所加之药，主要从增强疗效，解决病理变化周全出发，更重要的是结合患儿的自身实际，这一点与古人不同。治疗结果说明，本病及早发现和治疗，而且方药与病证相济，故其治疗仅10日便愈。处方中的白附子、僵蚕、全蝎重在祛风；而加用黄芩旨在解毒；蝉蜕、郁金、地龙、徐长卿、川芎诸剂以增强祛风活血之力。患儿于停药3个月、6个月进行2次复查不仅面神经炎未犯，其他病哮喘亦为稳定。

真性癫痫

现代将癫分为真性与异性两类。真性者具有抽风和脑电图异常的特征，发作又有大、小、局部之别。由于本病证型较多，发作形式不一。因此，临床证治，尚应结合病人实际而辨证论治。

病案：痰抑血瘀。

李某，男，9岁。1971年2月4日诊。

病史：患儿于生后1岁有坠床史，2岁因高热抽风1次。诊前1年因惊恐起病。症见：抽风，每日发作1～3次，多突然发作，但发作之前常有烦躁现象。抽风发作时见有四肢强直，并有搐动，神识不清，口吐涎沫，持续3分钟左右缓解，发作时间有时长达10分钟。解后常有困乏，其他未见异常。病后服过苯妥英钠及中药、丸剂，历时1年多，所取疗效仅发作时间延缓。

查体：神乏、面㿠、口唇干淡。舌苔薄白、舌质淡。心、肺、腹部未见异常。脉沉缓。

检验： 脑电图检查2次，均为异常。

诊治： 诊为癫痫。辨证：痰抑血瘀，肝脑失调，导致发病。治用化痰祛瘀，平肝定痫之法。处方：口服治痫散（胆南星、川芎、全蝎、郁金、守宫、天麻、蜣螂、远志、紫石英、甘松），每次2.5g，1日4次。疗程3个月。经治15天，发作次数及持续时间均有减缓。用药1个月则完全缓解，治疗2个月时发作1次，至3个月疗程结束，未见再发。患儿改服1日3次，每次1.5g，巩固1个月病情稳定。观察1年未见反复。

讨论： 通过临证实践，认为癫痫之病与痰、瘀有关，以及西医学认为，颅脑病灶是癫痫病变所在。所以，治痫散中的胆南星为除痰主剂。胆南星治痫，历来为医家所重，据当代名医治痫专辑载有24位专家治痫之方有胆南星者占70%。胆南星苦凉，清火化痰，镇惊定痫。川芎为活血行气之剂，具有显著的镇静功能，也是治痫的常用药。本方合伍甘松可增强镇静效果，对痫证尚可开郁、醒神，助于解痉。全蝎、守宫为治痫的有效止痉剂，动物试验也证实有抗惊厥作用。天麻能祛风活络，以增强息风定痫之功。方中的蜣螂又称铁甲将军，人称屎壳螂，《中药大辞典》对其功用概括为"定惊，破瘀，通便，攻毒。治惊痫，癫狂"。远志有化痰散郁、益智安神功用，《滇南本草》述远志为散痰涎，疗五痫之剂。紫石英善治惊痫。总之，治痫散所选药物，是在继承前贤治痫的基础上，结合当代对癫痫、风、搐诸标；内除痰、瘀以消除病灶所治其本。此种标本兼顾的治疗措施，可以使血行气畅，并能营养和强壮脑神经细胞，从而促进脑组织恢复正常功能，以使癫痫获愈。

头痛性癫痫

本病为异性癫痫之常见症，以头痛为主证，发作与缓解均急。临床所见以年长儿之女性居多，治用活血理气之法多可收效。预后多佳。

病案：血瘀气滞。

贺某，女，11 岁。1980 年 3 月 21 日诊。

病史：患儿于诊前 7 个月起病。症见：头痛，呈发作性，每天发作 10 次左右，痛前无不适，多突然发病，痛性剧烈，以前额及头顶疼痛为甚，严重时痛如针刺。发作持续时间不定，短者 1 分钟，多者 10 多分钟缓解，解后几如常。病后未吐，不发热，历次发作的原因，最多的是紧张之后容易引起发作。病后经多处诊治，服过中西药无一有效。

查体：神乏、形体中等、营养佳、面色红润、口唇干红。舌苔厚白、舌质红暗。心、肺、腹部未见异常。脉沉数有力。

检验：脑脊液未见异常，脑电图检查 2 次，均见棘波。住院期间检查血、尿、便常规及 X 线胸片等皆属正常。

诊治：诊为头痛性癫痫。辨证：肝脑内热，痰血瘀滞引致头痛。治用理气化瘀，止痛之法。处方：血府逐瘀汤加味。桃仁 3g，红花 7.5g，当归 10g，川芎 15g，赤芍 10g，生地黄 10g，柴胡 10g，枳壳 10g，牛膝 10g，桔梗 10g，甘草 3g，延胡索 10g，郁金 10g。水煎服。用药第 4 天，头痛明显减轻，次数减半。治疗 12 天症状完全消除。经治 1 个月病情稳定。更方：丹参 10g，黄芪 10g，五味子 5g，当归 10g，生地黄 10g，川芎 10g，赤芍

5g。水煎服。连成用 2 个月未见反复，亦未出现异常反应。停药 3 个月复查，疗效巩固，脑电图正常。

讨论：头痛性癫痫在异性癫痫中居于首位，为临床多见之型。本病别称较多，如神经性头痛、血管痉挛性头痛、功能性头痛、发作性头痛，以及日久头痛等。脑电图应用以来，将此类头痛归为癫痫范畴，属于异性癫痫。中医治疗本病以血瘀气滞所致之头痛，用血府逐瘀汤加延胡索、郁金而效。治疗实践提示，本病之病变为血瘀气滞于脑引起头痛。治疗以血府逐瘀汤为主，加延胡索、郁金以增强血府逐瘀汤的理气化瘀及止痛之效。血府逐瘀汤原本为疗头痛之验方，但，本病虽属血瘀气滞的病理变化，微观提示为病证波形，因此，加延胡索、郁金外在止痛而内在疗痫。血府逐瘀汤具有行气化瘀的功效。值得讨论是郁金，本剂为医家治痫必选之剂。如《摄生众妙方》用郁金丹主治痫疾。《本草经疏》还说："郁金本入血中之气药。"《本草汇言》有："郁金清气化痰、散瘀血之药也。其性轻扬、能散郁滞、顺逆气、上达高巅。"应用郁金以改善因痰血结而成痫的病变，从而利于提高本病之治疗水平。延胡索也是气血双调之剂。《本草纲目》载："延胡索能造血中气滞、气中血滞，专治一身上下诸痛，用之中的、妙不可言。"还有《永类钤主》述："用延胡索治偏头痛不可忍。"延胡索与郁金同宗气血，和血府逐瘀汤为伍，可以增强标本兼顾的治疗效果。

腹痛性癫痫

本病为异性癫痫之一，以腹痛为特点，多属寒性，与血瘀有关。临床以年长儿童为多，腹痛之初当与有关腹痛之急型细加鉴别。本病脑电图改变利于确诊。

病案：寒滞血瘀。

高某，男，7岁。1980年3年21日诊。

病史：1年来，患儿常有腹痛，服过驱虫药及健脾丸均未收效。近2个月来，腹痛加剧，呈阵发性，每天发作少者3次，多者20余次。经常夜半发作而痛醒。发作的持续时间，初起1分钟即缓，其后日渐加重，少者5分钟，多者达1小时。历次发作多是突然起病又突然缓解。缓解后则一切如常。每次腹痛均难以忍受，多痛苦而叫。有时恶心，大便不消化，小便正常。

查体：精神倦乏、面色不华、额青、汗出、弯腰痛苦状、唇干淡。舌苔薄白、舌质淡。心、肺未见异常。腹满压痛，但无定处，几乎满腹均痛。肠鸣音亢进。脉沉无力。

检验：血、尿、便常规均未见异常。脑电图异常。

诊治：腹痛性癫痫。辨证：阵发性腹痛，为寒滞血瘀所致。治用温中散寒，化瘀行滞之法。处方：延胡索10g，郁金10g，山柰10g，赤芍10g，木香4g，甘松3g，五灵脂3g。水煎服。服药4天症减，腹痛次数减少1～2次，痛性稍缓。治疗6天，有1天未见发作，但大便干，方中加枳实10g，番泻叶2g。4天后大便稀，减去枳实、番泻叶。此间腹痛1次。原方继服4天腹不痛，方减五灵脂、山柰，加丹参10g，当归10g。服药8天未见反复。

讨论：腹痛性癫痫与肠痉挛类似，主证均为腹痛，痛性相差无几。本病之痛不喜按，治疗方药不同效。凡肠痉挛治不效者，进一步检查，多归类痫。其止痛之剂同，但理气疗痫之法异。本文所治历时20天获愈。方中山柰、木香用以温中去寒；余剂化瘀行滞，从而缓解腹痛之急。方减五灵脂、山柰，加丹参、当归旨在观察变方之效，如效不变则可休药。

肢痛性癫痫

本病属异性癫痫，症见肢体疼痛，呈发作性。无特异疗法，应用活血化瘀、行气之法治疗有效。

病案：血瘀气滞。

姚某，女，13 岁。1983 年 8 月 19 日诊。

病史：患儿于诊前 1 个月突然起病，自觉双下肢痛而重，未加注意。从学校回家路上，再次发作，难以忍受，两手着地爬行 30 余米而缓解。夜晚又发作，20 多天来频繁发作，历次发作时间不定，少则几分钟，多则 2 小时，痛性剧烈，如同撕断。病后于当地卫生院用抗感染、止痛诸剂均不见效，但将下肢浸冷水中痛稍有减缓。痛时拒触，外敷药亦无济于治。由于发作突然，缓解也快，局部无任何变化。专科检查亦未找到痛因，以神经性肢痛症进行观察治疗，在入院难的情况下，担架抬之来诊。

查体：精神紧张、疲倦、疼痛发作，其面色苍白，有额汗。口唇干裂。舌苔白厚、舌质红暗。心、肺、腹部未见异常。上肢如常，双下肢痛而颤动，拒触，诊手拒近，局部不红无肿。脉沉数有力。

检验：白细胞数及分类均正常。

诊治：诊为神经性肢痛症（整理时将其归为肢痛性癫痫）。

辨证：肢痛证，为血瘀气滞所致。治用活血化瘀，理气止痛之法。处方：乳香 10g，没药 10g，当归 10g，生地黄 10g，川芎 10g，赤芍 10g，延胡索 10g，鸡血藤 10g，黄芪 10g，郁金 10g。水煎服。治疗 3 天痛减，服药 8 天不痛，自行来诊，精神愉快。更方：延胡索 5g，当归 10g，郁金 5g，白芍 5g，黄芪 10g，丹参 10g，枳壳 10g，甘草 3g。水煎服。连服 14 天而止。复查时一切如常。

讨论： 本例符合肢痛性癫痫。缺者未作脑电图检查，临床诊为神经性肢痛，其实与异性癫痫的病理认识是一致的，不过肢痛性癫痫之称乃后来认可的病称。医者之意无异。中医认为，痛者不通，不通缘于血瘀气滞，故治疗用活血化瘀、行气之法，收到止痛效果。方中当归为首选之剂，古用当归治足下痛，本文用之亦当；赤芍止痛不减当归，二者合伍，气血两治；川芎与生地黄善通血脉，尤治足下痛为善；鸡血藤、乳香、没药定诸经之痛；延胡索、郁金通调血中之气滞和气滞中之血瘀，为治痛之常剂；黄芪扶正托里，除化瘀行滞之药弊。病后之治重在益气养血；佐用延胡索、郁金、白芍之小量用于巩固其效。

疼痛性癫痫

本病为异型癫痫。本例临床少见，但经治疗，预后尚好。

病案： 血瘀气滞。

查某，女，11 岁，1998 年 7 月 18 日就诊。

病史： 患儿平素体壮，性格内向，现读小学四年级，成绩偏上，除日常学业外，尚于课余学习书画及外语等。此次起病于诊前 10 日，正处期末复习的紧张阶段，患儿晨起突然头痛，渐及胸痛、上肢痛、下肢痛，甚至指趾皆痛，呈发作性，每日发作数十次，历次发作均痛苦异常。头痛如胀，胸痛如刺，肢痛如麻，发作时间不等，短则数分钟，长则数十分钟。缓解后几如常儿，但神情紧张，见有疲倦乏力现象。病后身不热，未吐，饮食尚可，睡眠较差。经自家观察，进食、讲话及睡眠不见发作，静时易作。曾经多家诊治，服过止痛、镇静、安神等中西药剂，均未收效现仍频作。

查体： 神乏无力，面色红晦，唇干红，舌苔白厚，舌质红。心、肺及腹部未见异常。脉沉。

检验： CT 未见异常，脑电图异常。

诊治： 诊为疼痛性癫痫。辨证：奇痛，血瘀气滞。治用活血化瘀，理气止痛之法。处方：桃仁 5g，红花 10g，赤芍 10g，川芎 15g，当归 10g，牛膝 10g，柴胡 10g，枳壳 10g，桔梗 10g，甘草 5g，生地黄 10g，延胡索 12g。水煎服。治疗 4 日诸痛缓解，患儿服药 5 日基本不痛，其后 3 日未作，前方继服 16 日，病情稳定，未见发作，患儿恢复常态。停药观察 3 个月，复查脑电图未见异常改变。

讨论： 医案中，诸痛证例较多，其中头痛者居多，腹痛者居次，肢痛者再次，胸痛者为少，而本例头、胸、腹、肢同时并作较为罕见。本例西医学诊为疼痛性癫痫，文献述有头、眼、齿、胸、乳房、腹、肢、半身等痛痫类型，而本例则属全身性疼痛。因此，本文以痛为证，由于痛处较多，痛性各异，故辨为奇痛，用血府逐瘀汤加延胡索数日而效。实践提示痛证奇辨，用奇方治之而收奇效。对病例进行分析时，本例所患之奇痛，经治获愈，目前虽痛缓但治疗尚宜延时，限于病家条件劝其休养善其后。而本例之治，似属疑难，凡治疑难诸证切勿忘活血化瘀。有关此论，早在古时即为医家所重。如清代费伯雄《医醇剩义·卷四·诸痛》谓："人之一身，自项至踵，俱有痛病。其始也，或因于风，或因于寒，或因于火，或因于气，病各不同，而其为血瘀气滞则一也。"所以，裴庆元《三三医书·诸痛论》云："近世医者，遇疼痛之症，莫不以'通则不痛，痛则不通'二句定案。"岂不知，本文病例，乃内伤气血，阴阳失调所致。夫童子之心，向学之力，家人助学之举，必量其力而行，而本例因过度压力，过度负担，形成内伤为祸。小儿之形体，阴阳、气血处于稚弱阶段，若不适其度而妄为，其伤何疑。此伤病变在血瘀气滞，故不通而痛发作，伤之甚则病广而痛多，其治则必活血行气为一矣。所用血府逐瘀汤为王清任《医林改错》所载，为通瘀化滞之要方。本例用原方加延胡索一味以增强活血化瘀、行气止痛之功效。延胡索为罂粟科紫堇属植物，《本草备要》称其"活血利气第一药"能行血中气滞，气中血瘀，能疗一身内外上下诸痛。可见其治本例之奇痛功非一般。本例患儿疼痛虽有缓解，但其治并非根除，病家虽然见好就收，但医家应以次类活血化瘀、理气止痛剂调和一时，如黄芪、当归、丹参、川芎、白芍、甘草、郁金、胆南星诸品至少再服 10 数日，用以祛除余邪巩固疗效为安。为求久效，尚应注意力避诱发之因。

排尿性癫痫

本病属于异性癫痫之一，尿满排时发病，尿后而解。乃心肾两亏致病。

病案：心肾两亏。

周某，女，12 岁。1971 年 4 月 6 日诊。

病史：患儿幼时体弱，素有遗尿，易受惊吓。于 1 年前，因惊而病。症见：排尿间突发晕厥，错不知人，历次排尿皆作，未几方缓，意识顿清。病后饮食不减，但精神抑郁，睡眠欠佳，大便好，曾经多方治疗终未收效。

查体：神乏、体瘦、面色㿠白、唇淡而干。舌苔薄白、舌质淡。心、肺、腹部均未见异常。脊柱及四肢正常。脉缓。

检验：血、尿、便常规及心电图、脑电图、脑血流图、脊柱 X 线拍片等检查均未见异常。

诊治：原诊为排尿性晕厥，今归类于排尿性癫痫。辨证：晕厥证，为心肾两亏所致。治用益心补肾，调和气血之法。处方：当归 15g，远志 10g，菟丝子 10g，桑寄生 10g，金樱子 10g，守宫 10g。水煎服。治疗 4 天症状大减，已有数次尿时未作晕厥。连服 12 天，尿时未作，但心情不安，仍有余悸。继用前方 12 天，病情稳定，小便如常，精神状态平稳而愈。

讨论：本例因惊致病，主证晕厥，于尿时发作。脑电图未见异常，但病情与症象均与今之异性癫痫中的排尿性癫痫相似。此型痫证较为少见。临证 40 余年仅见此一例，而且用中医的心主惊、心藏神及肾主尿的理论为指导，用益心气、补肾气之法，兼调气血而获愈。方中当归、远志补益心气，心气充则神有所依，神依则不晕厥；菟丝子、金樱子、桑寄生固摄肾气，肾气固则尿有所宗；守宫善调气血，促使心肾之阴阳平衡，从而恢复心藏神，肾主尿的功能协调而病复。

眩晕性癫痫

本病属于异性癫痫。病则头晕，乃血不充脑之故。临床必须细查除外有关病。如见脑电图异常，则应考虑本病。中医以治血养心之法治疗多可收效。

病案： 血不充脑。

张某，男，12岁。1994年2月22日诊。

病史： 患儿于诊前2年因腹痛行脑电图检查确为腹型癫痫，经治好转。此次于诊前2个月起病。症见：头晕而眩，反复发作，1天数次，有时连续2天。发作时自觉天翻地覆，人转物也转，站不稳，闭目可缓。病后有恶心，时见耳鸣。食欲及大、小便尚可。经耳检查考虑是梅尼埃病，内科认为是眩晕，用过中西成药均未获效。

查体： 神情不安、无力状态、营养欠佳、面色不华，发作时面色苍白伴有出汗、唇干淡。舌苔薄白、舌质淡红。心音弱，肺呼吸音清。腹软，肝脾未触及。脉沉无力。血压正常。

检验： 脑电图见有棘波发放（发作时）。

诊治： 诊为眩晕性癫痫。辨证：眩晕证，心气不足，血不充脑而致。治用养血益气，化瘀开窍之法。处方：当归15g，川芎10g，牛膝10g，枳壳10g，郁金10g，胆南星5g，赤芍10g，黄芪10g，紫贝齿10g，珍珠母10g，牡蛎10g，石菖蒲10g。水煎服。治疗16天症状好转，眩晕有时出现，精神愉快。前方加党参10g。连服16天未见眩晕，一般状态好，复学。更方：黄芪

10g，党参 10g，当归 10g，五味子 5g，白芍 10g，熟地黄 10g，太子参 5g。水煎服，连服 21 天，休药 3 个月，复查，未见反复，疗效巩固。

讨论：本例素体不足，曾患腹型痫证。此眩晕发作特殊，虽与梅尼埃病类似，但脑电图改变则可除外，故以痫证之异型证治。经治近 2 个月而愈。所用方药分治疗与巩固两个阶段。首用之当归、黄芪、川芎、枳壳、珍珠母、牡蛎诸品均属养血益气之剂；牛膝、郁金、赤芍功在化瘀；石菖蒲、紫贝齿开窍、醒脑，主治眩晕。后以黄芪、党参、当归、太子参、熟地黄调补气血；伍用五味子、白芍防眩晕再起。患儿停药 3 个月复查未见复发。

运动性癫痫

本病为异性癫痫少见之型。每于运动过度而病。临床见有筋拘症象，当与有关病相别。若脑电异常则易诊断。治用理肝与静养结合之法。其中避免运动过度，有利于本病之防。

病案：动触肝风。

石某，男，12 岁。1997 年 9 月 14 日诊。

病史：患儿幼时患有热惊，经治恢复。此次起病于运动会之后，手足拘紧，认为疲劳之故，未几则缓。其后常有双手背后发紧，自觉重感，几秒而解。起病至诊时，已 3 个月之久。病后未服药。

查体： 神志清、表情安、面色不华、口唇干淡。舌苔薄白、舌质淡。心、肺、腹部未见异常。四肢活动自由。脉沉有力。

检验： 脑电图有棘波发放。

诊治： 诊为运动性癫痫。辨证：本例上肢拘紧搐动为过度运动、触动肝风而致拘紧、抽搐等异常活动。治用理肝息风之法。处方：柴胡10g，白芍10g，郁金10g，守宫5g，天麻5g，全蝎2g，川芎10g，当归10g，生地黄10g，熟地黄10g，木瓜10g，伸筋草10g。水煎服。嘱其避免过度、防止突然活动，所有动作宜缓慢进行。经治8天，未见发作。继服4天，其间因急转头部又发作1次。前方又服8天，病情稳定。上方去柴胡、守宫、全蝎、天麻，加黄芪10g，桂枝7.5g，龙骨10g，牡蛎10g，珍珠母10g。连服4周，未见反复。患儿此间，习惯于慢动作，坚持用药所收疗效较好。停药3个月复查，患儿保持慢动作、不过劳，未见复发。

讨论： 本例症见过劳后手向后拘紧、抽搐，经脑电图确定为癫痫。具有明显的运动之后发作史，其中较多的是跑、跳、转头、甩手、踢球、用力鼓掌等均有发作。可见本例发病在双上肢，以拘紧、搐动为主，历次发作均与运动有关。运动之动作由多种脏腑功能活动所成，但以肝为主，肝者主筋，突然活动多可动筋及肝。所以，本例主治，以调肝息风之法。方中诸药均与肝有关，如柴胡、白芍平肝，生地黄清肝与熟地黄温肝，当归补肝，川芎调肝，郁金利肝，天麻、守宫泻肝息风，木瓜、伸筋草合用缓肝解拘紧。诸剂合用重在理肝，肝经条达而风自息。加强保护、避免运动突然触动，则病稳久安。善后用方贵在恢复肝经之气，不为动所触，防止再发。

呕吐性癫痫

本病以特殊性呕吐与脑电图改变为特点，属异性癫痫，旧称神经性呕吐，与一般性呕吐不同。临床以年长儿居多，凡属顽固性呕吐伴有脑电图异常者，多属本证。

病案： 胃逆血瘀。

张某，男，4 岁。1996 年 10 月 21 日诊。

病史： 患儿平时健康，此次起病 3 个月。症见：呕吐，初以食积胃热作吐治疗 10 余日不效。呕吐多突然发作，呕吐 1～2 次则立止。吐势呈投射状，有时喷出，吐物为胃内容物，吐时不定，食后、空腹、睡前、晨起均有发作，仅睡后则安。病后不发热、无咳嗽、饮食不减、精神如常、大便、小便未见改变。

查体： 精神一般、营养中等、面色不华、口唇干淡。舌苔白厚、舌质淡红。心肺未见异常。腹软，无压痛，未触及肿物。脉沉无力。

检验： 血、尿、便常规及 X 线胸腹部检查均未见异常，B 超未见异常。脑电图见痫波放散。

诊治： 诊为呕吐性癫痫。辨证：呕吐，为肝胃不和、血瘀气逆而致。治用平肝和胃，化瘀降逆之法。处方：柴胡 10g，白芍 10g，竹茹 10g，砂仁 3g，郁金 10g，降香 3g，旋覆花 10g。水煎服。治疗 4 天效不明显，上方加全蝎 1g，蜈蚣 2g，天麻 3g，守宫 3g，胆南星 3g。水煎服。经治 6 天呕吐止，1 天止吐，精神状态好。继服 12 天未见反复。更方：白芍 10g，白术 5g，当归 5g，丹参 5g，甘松 5g，郁金 5g，石菖蒲 5g。水煎服。用药 20 天未见发作。

讨论： 呕吐性癫痫，其证在胃，而病变在肝脑，现代提示由呕吐中枢发生病灶所致。本例之呕吐与一般呕吐不同，呕吐发作与休止均为突然，按肝胃不和治之不敏感，而加治痫药物，如全蝎、蜈蚣、天麻、守宫、胆南星之类作用于肝脑的药物，则疗效明显。可见本文治与一般呕吐病在胃，胃逆则吐的理论和治疗实践均有其别。呕吐性癫痫之治重在肝脑，因此，方中之白芍、降香、郁金皆肝脑之剂，痫病平呕吐方可减缓。其后又以白术、白芍、当归、丹参、甘松、郁金、石菖蒲巩固其效。3 个月后复查，病情稳定，未见再发。

脑性瘫痪

本病属于五硬范畴，先、后天均有发病，以肝肾亏损为常见。临床以婴幼儿为主，主症是运动发育障碍，甚则累及心影响智力。治疗应立足于早，综合性治疗可改善五硬状态。但其预后较差。

病案： 肝肾亏损。

牛某，男，3.5 岁。1971 年 4 月 3 日诊。

病史： 患儿第二胎，足月难产，生时乏氧，经抢救而生。母乳喂养，平素胆怯，夜间不宁。语言发育迟缓，至今不能坐立，两腿硬而不能开步。乳食尚可，大便多干，小便清长。经多处诊治均未收效。

查体： 头围48厘米，身长90厘米，体重12公斤。神呆、表情淡漠、营养中等、面色不华、口流涎沫、唇色淡。舌苔薄白、舌质淡。心、肺、腹部未见异常。四肢拘紧，下肢立时呈剪式痉挛、动则板硬、头向后仰。脉沉无力。

检验： X线胸片、头颅拍片未见异常。

诊治： 诊为脑性瘫痪。辨证：五硬，为先天亏损、后天失养，肝肾两亏累及心所致。治用补肝肾及心，益气和祛风舒筋之法。处方：桑寄生10g，桑椹10g，桑枝10g，桑白皮10g，桑叶10g，桑螵蛸10g，五加皮10g，伸筋草10g，木瓜10g，黄芪10g，当归10g。水煎服。合用耳针，取穴肝、肾、脑干、心，每日针20分钟，左右耳交叉行针。10%人参注射液，曲池、足三里穴各注入0.5毫升，左右侧交叉注射。20天为1疗程，休药10天，以4个疗程为度。治疗同时加强特殊训练。经治1个疗程患儿手足松软，扶之可立。2个疗程结束，手拉患儿可开步行走8米。3个疗程后能自行10米，但步态蹒跚。4个疗程完成后，患儿精神状态好转，语言多，自行25米步态欠稳。休药观察，坚持服治瘫散（桑寄生、桑椹、桑枝、桑白皮、桑叶、桑螵蛸）和益智散（当归、鱼鳔、石菖蒲、肉苁蓉、天麻、黑芝麻、鹿角霜），各服0.5g，1日3次。疗程2个月。1年后复查，患儿明显好转，智力发育近于同龄儿，步行可走200米。临证显效。

讨论： 脑性瘫痪为大脑发育不全症，是临床难治之病。据临床观察百余例患儿，其中以脑瘫为主，不伴有其他症者，及早治疗可以收敛，而且年龄在3岁以内者，恢复较快。本例用药物、耳针、穴注三法合治，加上训练，疗效较好，患儿达到初级自理程度。所用方药之治瘫散为本文拟方，其中六味桑剂，俗传六桑可以疗瘫，加味以增强补肝肾心、益气血、祛风舒筋之效力。耳针有壮脑宁神作用，不少患儿耳针后睡眠安稳。水针用人参液以补气益脑，促进脑府活动功能。配合功能训练，发挥综合治疗功效。

大脑血管炎

本病之发生与风和病毒有关。经治大多恢复，但疗程不宜短。

病案：毒引风动。

孙某，男，6 岁。1967 年 6 月 14 日诊。

病史：患儿平素体健。此次起病急骤。于诊前 2 日中午突然惊搐、瘛疭，日作 4 次，每次发作为时甚短，缓后如常。病后未见发热、呕吐等症。病初某院以惊论治无效。第 3 病日之夜，自觉右侧手足乏力，次晨则现右上下肢痉硬，遂至某院急诊，断为大脑血管炎，建议中医治疗。复询病史，据其父述：患儿于发病前 2 日，接受肌注流行性脑膜炎疫苗，斯时未见不良反应，此外未问及其他致病线索。

查体：神清语晰、气息平和、面色淡红、口干唇淡、咽峡不红。舌苔薄白、舌质淡。心肺未见异变。腹部平软，肝脾不大。右侧上下肢痉性瘫痪，右侧膝反射亢进，脉数无力。

检验：血常规和脑脊液常规均未见异常。

诊治：诊为大脑血管炎。辨证：偏瘫，乃毒引风动、气血失调，伤及筋脉而病瘫。治用解毒祛风，调和气血之法。处方：黄药子 7.5g，蜂房 7.5g，蛇含石 7.5g，守宫 5g，地龙 10g，当归

10g，甘草 5g。水煎服。服药 6 天，症状好转，患肢见软，指趾可动，但很轻微。前方加鸡血藤 10g，伸筋草 10g 以活络。治疗12 天，疗效显著，患儿起步能走，手可持物，但不持久，活动乏力，自觉气虚。治法增加益气。更方：守宫 5g，蜂房 10g，鸡血藤 10g，当归 10g，锁阳 10g，太子参 5g，党参 10g，黄芪 10g，地龙 10g，甘草 5g。水煎服。治疗至 18 天，基本恢复，病肢活动自如，除行走持重尚可见病态外，一般外表及活动均与常儿无不同。前方继服 14 天，患儿恢复如常。

讨论：本例偏瘫证，西医称谓"大脑血管炎"。查此患儿平素体胖，且内蕴痰热，复遇疫苗之毒，速行化热。肝动致搐，毒热犯血而瘀，伤筋则筋脉拘痉，经络瘀阻，故成偏瘫。昔人谓之偏瘫于左则属气虚，偏瘫于右则属血亏，故治左当补气用人参、党参、太子参和白术、苍术之类，治右宜补血用当归、川芎。本例偏瘫于右理应当补血，鉴于疫毒所损，故舍虚从热治之取效。

神经性截瘫

双下肢失灵，原因复杂，临证必当细究。本例于除其他病，确属癔病性者颇易治愈。

病案：风中筋骨。

孙某，男，10 岁。1968 年 8 月 19 日诊。

病史：患儿生后运动与智力发育为常，平时少疾，但性情喜怒善郁。此次发病突然。于诊前 70 天，1 次午睡后双下肢瘫硬不用，病后饮食、睡眠、大便、小便均未改变，几经服用再造丸、活血丹、维生素之类收效不大。复行新医疗法，针药并施，历时月余，仅收下肢可屈之功，仍无自立独行之力，由其父背至本科治疗。

查体： 神静、面㿠、唇淡。舌苔白薄、舌质淡。心肺未见异常。腹软，未触及肝脾。头项及上肢活动自如，双侧下肢强直，扶之勉强稳步，松之则倒，肌肉丰满，紧张度平，膝反射明显亢进，脉沉缓。

检验： 血常规未见异常。腰穿脑脊液正常。

诊治： 诊为神经性截瘫。辨证：风中筋骨，气血失和。治用祛风舒筋，益肝肾，调气血之法。处方：伸筋草 10g，钩藤 10g，当归 10g，徐长卿 10g，锁阳 10g，牛膝 10g。水煎服。经治 4 天好转，精神爽快，下肢松软，可以独立，自行下蹲，仍不能迈步。继服上方。治疗 8 天，病情基本恢复。来诊时患儿随父而行，可随意行走、疾跑，但跳跃无力。检查膝反射已不亢进。病家要求原方服药，并且返乡养之。1 个月后据其父云：服药 6 剂后恢复正常，故停药，未见反复。

讨论： 本例为截瘫，发病 70 余日，经用徐长卿、当归、伸筋草、牛膝、锁阳、钩藤之类治疗收效。古谓"风中筋骨则瘫痪"，主张祛风舒筋之法。本病例之发生，缘于内者情志多郁，郁者气滞，血失调达，筋脉失濡，睡时中风致病。此例内虚肝肾不足，气血不和，为风邪所动，故用益肝肾、调气血、舒筋、祛风之法，治疗 2 周获愈。

跛行症

本病下肢为多见，外伤、注射、风毒等均可致病。多见于婴幼儿，临床应与有关病细加鉴别。治疗以养肝祛风为主。

病案：风动肝筋。

刘某，女，7 岁。1974 年 7 月 4 日诊。

病史：患儿于诊前 8 天，因午间睡觉受冷风袭，于醒后右下肢活动失灵，行走时呈跛状。病前无发热、外伤及注射等史。除行走跛态外，局部不痛，亦无其他异常改变。

查体：神清、气和。舌苔薄白、舌质淡。心、肺、腹部未见异常。右下肢行走时可见明显的跛行外态，局部无红、肿、痛等变化。脉缓。

检验：血常规及下肢骨关节 X 线拍片均属正常。

诊治：诊为跛行症。辨证：跛行，为风袭肝筋，瘀而为痪。治用理血祛风之法。处方：当归 10g，鸡血藤 10g，石楠藤 10g，羌活 5g，茜草 10g，防风 5g，木瓜 10g。水煎服。服药 3 天，行走不跛，临床获愈。

讨论：本例临床较为少见，而所见者多为女性。病因与风袭、血失和有关。中医认为，四肢病者，左为瘫、右为痪。瘫者气病、痪者血病。跛行属于轻证，故右侧下肢失灵属于痪证，为血病。所治用方以当归养肝血，余药合伍发挥祛风，化瘀疗痪之功效。依此所治不及 3 天而愈。

眼肌无力

眼肌无力为全身无力之局部表现，有先天、后天之别。根据肝主筋，脾主肉的理论，治以肝脾，促进筋肉恢复。

病案：肝脾气虚。

刘某，男，2 岁。1985 年 7 月 29 日诊。

病史：患儿出生、喂养、发育均为常。病前 1 个月内未注射任何药物，但服过小儿麻痹疫苗。此次发病于诊前 20 天，于 1 次外感后出现下肢软、走路蹒跚。有时咽下而呛，右眼闭而难睁。病后饮食、睡眠、大便、小便尚可。经当地医院治疗 10 天，不见好转。

查体：患儿能走但乏力、营养中等、面色不华、唇干淡。舌苔薄白、舌质淡。右眼眼睑下垂无力，睁之不开。心、肺、腹部未见异常。四肢活动自如而乏力。脉沉无力。

检验：血常规病初检查为正常。

诊治：诊为肌无力之眼肌型。辨证：肝脾气虚所致。治用健脾养肝，强筋壮肌之法。处方：白术 5g，茯苓 5g，党参 5g，黄芪 5g，当归 5g，白芍 5g，白附子 5g，地龙 5g，淫羊藿 5g，锁阳 5g，牛膝 5g。水煎服。连治 4 周，症见好转，四肢活动如常，眼可半睁，但仰首。前方去地龙、白附子，加苍术 3g，薏苡仁 5g。又服 4 周，基本恢复。前方去茯苓，加熟地黄 5g。服 3 周而愈。

讨论：本例于外感后起病，似与风邪毒热有关。邪伤肝动脾导致发病，初起下肢受累经治好转，但眼肌变化大为证突出。故本治以肝主筋、脾主肉，邪伤肝脾，筋肉枯萎引起弛缓性肌瘫为则。疗程达 3 个月之久获愈。所用药物，白术、茯苓、党参、黄芪强脾；当归、白芍、白附子、地龙、淫羊藿、锁阳、牛膝诸剂壮肝。脾气充肌肉硬密，肝气足筋脉有力。本例之治，虽然取效，但颇费时。方药宜久服，逐渐增强效力。方中之白附子、地龙用 4 周，风邪便可减去而用苍术、薏苡仁、熟地黄等增强扶肝脾之力。

进行性肌营养不良症

本病属痿证范畴，预后较差。临床以补脾肾、壮筋强肌之法治疗，虽可收效，但久疗效如何，尚待研究。

病案：脾肾亏虚。

王某，男，8 岁。1973 年 3 月 15 日诊。

病史：患儿平素体健，但从 4 岁起，走路快时常有跌倒现象。1 年来走路慢，不能跑，有时走如鸭步态。诊前 3 个月病情加重，不仅走路蹒跚，而且跌倒后不能站起，靠爬行。炕上起立时需双手扶腿，逐渐起来。曾以软骨病服用钙剂治之无效。

查体：神乏、体怠、乏力、面色㿠白、唇淡。舌苔薄白、舌质淡。心、肺、腹部未见异常。下肢活动迟缓，走路为鸭步态。起立、卧蹲均不灵活，起立姿势特殊，扶膝而立。小腿之腓肠肌假性肥大、坚硬。脉沉缓。

检验：住院时检查血清肌酸磷酸激酶（CPK）活性异常增高。

诊治：诊为进行性肌营养不良症。辨证：痿躄，属痿证，为脾肾亏虚所致。治用补脾益肾，活血软坚，壮筋强肌之法。处方：当归 10g，熟地黄 10g，白术 10g，何首乌 10g，锁阳 10g，淫羊藿 10g，甘草 3g，党参 10g，黄芪 10g，牛膝 10g，地龙 10g，牡蛎 10g。水煎服。另加精白肉干粉，每次 5g，1 日 3 次，与汤剂共服。配合用耳针、取穴脑、胃、内分泌。1 日 1 次，每次 20 分钟。经治 1 个月，患儿自觉有力，能自行起立。前方继服 1 个月，效果明显，患儿行走有力，成人扶着可走 1km。更方：人参 3g，太子参 5g，山药 10g，苍术 5g，黄精 10g，玉竹 10g，桂枝 5g，甘草 3g。水煎服。治疗 1 个月，假性肌肥大消失，小腿软，独自行走 1km，步态较稳。停药自养。

讨论：本病属难治性疾病，疗程较长，预后较差。笔者所治 10 余例，仅此例疗效较好，一般条件下难以坚持治疗，故多中途停药。本例治疗 3 个月，收效颇佳。方药不宜频更，至少服 1 个月观察疗效。方中白术、党参、黄芪、甘草为补中健脾之剂；熟地黄、何首乌、锁阳、淫羊藿、牛膝补肾；当归、地龙活血养血，畅通血络；牡蛎软坚。首治取效，再以人参、太子参、黄精、玉竹、山药、苍术等巩固疗效。合用耳针调整气机，加强代谢，促进恢复。本例治疗仅 3 个月取效显著，但未痊愈。

急性脊髓炎

本病属于痿证范畴，多为邪毒所伤，及早治疗，多可获愈。

病案：毒伤筋络。

潘某，女，1.5 岁。1973 年 7 月 5 日诊。

病史：患儿不明原因于诊前 1 天，发现双下肢失灵，瘫软不用。大、小便 1 天未解。细问病史，病前不吐，无热，未抽风，未用任何药物，未受外伤，未经治疗而诊。

查体：神乏、面红、口唇干红。舌苔薄白、舌质淡红。心肺未见异常。腹满，肝脾未触及。下肢瘫软，膝反射消失，但知觉存在。脊柱正直无伤痕。脉数无力。

检验： 未行腰穿，血白细胞数偏低。X 线腹部透视见有积气。

诊治： 诊为急性脊髓炎。辨证：痿证，为毒伤筋络所致。治用解毒活血，壮筋通络之法。处方：重楼 5g，蜂房 5g，贯众 5g，地龙 5g，赤芍 5g，徐长卿 5g，当归 5g，山慈菇 5g，番泻叶 2g，淡竹叶 10g，甘草 3g。水煎服。治疗 2 天便通，小便量多。服药 4 天，双下肢能动。经治 8 天自己能坐、爬行。前方去番泻叶、淡竹叶，加枳实 5g。服药 8 日，患儿能立，开始走步。更方：黄芪 5g，当归 5g，锁阳 5g，淫羊藿 5g，白芍 5g，牛膝 5g，伸筋草 5g，肉苁蓉 5g，甘草 3g。水煎连服 20 天。一般状态好，能走并慢跑 10m，下肢活动有力。

讨论： 急性脊髓炎，以下肢瘫软为特点，属于痿证范畴。引起本病的原因较多，其中病毒类感染对小儿尤为重要，预后难测，轻者短时可愈，重者恢复较慢。本例治疗用药 8 天起效，16 天能立。先后治疗近 40 天而见显效。治疗本病之方药分极期和恢复期。极期以解毒为主，药物用重楼、贯众、蜂房、山慈菇；通络以地龙、赤芍、徐长卿为主；当归、甘草、番泻叶、淡竹叶随证调和。恢复期用黄芪、当归、锁阳、淫羊藿、牛膝等益气血、补脾肝及肾之气。

间脑炎

间脑炎，属植物神经系统疾病，临床以体温调节障碍、睡眠失调、尿崩症等为主要表现。小儿发病多为炎症，治疗颇为棘手。

病案：血瘀气滞。

陈某，女，14 岁。1970 年 4 月 10 日诊。

病史：患儿平时体健，现起病 2 个月。病初发热，头痛，呕吐，嗜睡。3 天后热降，神志清醒，但出现多饮（1 日饮水 3.5kg），多尿。头痛加剧，呈阵发性，痛甚晕厥，昏倒在地。病后饮食减少，睡眠不实，大便正常。经住院西法治疗 50 余天无效。

查体：神乏、体瘦、面色黧黑、口唇干燥。舌苔白厚、舌质干红。心、肺、腹部均未见异常，肝脾未触及。无脑征，血压正常。脉弱无力。

检验：血、便常规正常，血沉正常，尿比重 1.002，尿糖阴性。颅脑 X 线检查正常。

诊治：诊为间脑炎。辨证：为消渴证。治用滋阴生津之法，药选石膏、知母、天花粉、麦冬之类，治疗多日未收效果。复以固肾法，用六味、八味等剂全然无效。终选活血调气法，处方：血府逐瘀汤。桃仁 5g，红花 10g，赤芍 10g，川芎 15g，生地黄 15g，牛膝 10g，柴胡 10g，枳壳 10g，桔梗 10g，当归 15g，甘草 5g。水煎服。服药 4 剂而效，头不痛，晕厥未作，但仍多饮、多尿，家长坚持继续前方 2 周，多饮减半，一般状态好转，坚持原方治疗 1 个月诸症悉除。尿比重 1.010。其后于 6 个月、1 年、3 年、10 年分别复查均为正常。

讨论：本例亦属难症，初治不利。终用活血调气之剂获愈。患儿多饮、多尿，病于下，饮者入胃，尿者出肾，故治则从胃从肾。但其不效。实则其病源于上，为脑元明之府气血失调，脑伤及肾，累胃引起本证。故选血府逐瘀汤以调理气血。方中当归、牛膝、桃仁、红花、赤芍、生地黄皆治血之品；柴胡、枳壳、川芎、桔梗、甘草又为疗气之剂，气血共给，而奏其效。

肋间神经痛

肋间神经痛，是以胸痛并放散到肩背的一种病证。小儿发病不多，一般疗法效果不理想，应用活血化瘀法，疗效颇佳。

病案：血瘀气滞。

王某，男，12 岁。1968 年 4 月 12 日诊。

病史：诊前 2 年，因过劳之后起病。症见：胸痛，甚者影响呼吸，肩背作痛，卧床后痛缓。每次发作，均持续 20 日左右，其后每因劳累犯痛。此次发作已经 12 天，除胸痛外无其他症状。病后饮食、睡眠、大便、小便均为正常。曾用止痛剂，症减一时，随后又犯。

查体：神乏、营养中等、面色不华、口唇干红。舌苔白厚、舌质红赤。心、肺、腹部未见异常。脉沉数有力。

检验：X 线胸片示心肺未见异常。血沉正常。

诊治：诊为肋间神经痛。辨证：胸痛，为过劳伤气，血瘀而致。治用理气化瘀之法。处方：桃仁 5g，红花 5g，柴胡 10g，枳壳 10g，桔梗 10g，甘草 5g，生地黄 10g，当归 10g，川芎 10g，赤芍 10g，牛膝 10g。水煎服。连服 6 天而愈。巩固用药 8 天。观察 3 个月未见反复。

讨论：本例所用方药为血府逐瘀汤原方，为治气、治血之名方。其方之功，在于行血分之瘀、解气分之郁，寓行气于活血之中。方中桃仁、红花、当归、赤芍、牛膝、川芎、生地黄为活血化瘀的组合药物；枳壳、桔梗、柴胡、甘草为理气之群剂。两组方药共奏活血化瘀、理气行滞之功效，血通气行而痛去。

脑积水

本病中医称解颅，指颅骨开解而言。从微观来看，脑积水之初，或量少时，颅骨并不开解。颅骨开解除脑积水量多外，尚应注意其他因素。从隋唐文献记有治本病以来，中医治疗积累丰富经验。

病案：肾亏水积。

赵某，女，8 个月。1969 年 12 月 10 日诊。

病史：患儿为第一胎，足月顺产，母乳喂养。此次起病缓慢，诊前 2 个月时，发现患儿头颅较同龄儿为大。头围为 46cm，囟门多开。初以佝偻病治疗 1 个月，头围及囟门有增无减。于某院检查诊为脑积水，建议中药治疗。

查体：神情呆滞、营养欠佳、面色㿠白。头颅方大，头围 46cm，叩之如破壶音，头皮青筋显露，囟门开大 3cm×4cm。两目下视、头大颈细、举头难。舌苔薄白、舌质淡。心、肺、腹部未见异常。脉沉无力。

检验：X 线颅骨平片，可见颅骨变薄、颅缝增宽，囟门加大等改变。血常规未见异常。

诊治：诊为脑积水。辨证：解颅，为肾亏水积而成。治用补肾利水之法。处方：补骨脂 5g，茯苓 5g，车前子 5g，椒目 3g，泽泻 5g，鹿角胶 5g，黄芪 5g，木通 5g，淡竹叶 5g，熟地黄

5g。水煎服。合用解颅散（细辛、桂心、干姜），每次 1g，加面粉 1g，乳调（人、牛乳均可）糊状，敷囟上，如见面赤则去。一般以敷 4 小时为度。连用 7 次。经治 18 天症状稳定，继服前药，治疗 1 个月时，患儿一般状态好，举头稍有力。又服 20 天，复查情况如上。头围 45cm，囟门 2cm×2.5cm。疗效显著。

讨论：脑积水病变有轻重不同，治疗效果亦较悬殊。本例用内外两治法。内服药以补肾之补骨脂、鹿角胶、黄芪、熟地黄为治本；茯苓、车前子、椒目、泽泻、木通、淡竹叶利水除标。合用解颅散（《外台秘要》），其味之辛通阳，促进代谢，增强利水功效。应用此法所治者，效过其半，本例疗效较为显著。

精神衰弱症

本病称为癔病，又谓歇斯底里，尤其是后者，年长小儿不愿接受此称，而对精神衰弱症则无反感。本病属官能性疾病，多因精神受到不良刺激而导致的神志失调诸般症状，如痉挛、运动、感觉，以及脏腑功能方面的失调症象。

病案：心虚神怯。
李某，女，11 岁。1994 年 3 月 20 日诊。
病史：患儿现读小学，学业紧张，成绩偏上。于一次考试成绩下降而急，家人责之。患儿于次晨起，精神不振，情绪低落。经过 1 日，患儿出现多疑、恐惧、双手搐动等异常动作。回家后自觉头晕、目眩、遗忘等症，未经治疗而诊。
查体：神疲、表情无欲、面色不华、口唇淡。舌苔薄白、舌质淡。心、肺、腹部未见异常。脉沉无力。血压正常。

检验：心电图、脑电图均未异常。

诊治：诊为精神衰弱症。辨证：心气不足、情志失调，心神受挫而失所依。治用养心，宁神，开郁之法。处方：当归 10g，远志 10g，徐长卿 10g，郁金 10g，茯神 10g，合欢 10g，五味子 5g，甘松 5g。水煎服。连服 8 天而愈。嘱其心理放宽则心不易作疾。

讨论：本例之学习环境与众人无异，惟其独病。差者何，心气虚，心气不足，为情志所伤，致心失所依，故以当归养心；余药宁神，开郁；心气充，神归心舍而神安宁。

多汗症

多汗症为植物神经紊乱所致。中医谓之汗证，并有自汗、盗汗之分，为阴阳失调所致。小儿者，脏腑娇嫩，气血未充。尤其心气不足，肺卫薄弱，肾气未固之小儿易为发病。

病案：阴阳两虚。

王某，男，4 岁。1982 年 10 月 19 日诊。

病史：患儿于诊前 1 年起病。症见：汗出，白天多汗，夜间尤甚。因自汗、盗汗并重，而多处诊治均未收效。近 1 个月来，汗出如洗，外观似如雨露。形体渐虚、自觉乏力、饮食减少、体重下降、大便不消化、小便短少。

查体：精神不振、表情淡漠、营养欠佳、面色苍白、口唇干淡。舌苔薄白、舌质淡。心、肺、腹部未见异常。脉沉无力。

检验： 血常规、血沉、X 线胸片均未见异常。

诊治： 诊为多汗症。辨证：汗证，为阴阳两伤，卫虚营弱所致。治用益气养阴，固摄止汗之法。处方：黄芪 10g，当归 10g，太子参 5g，玉竹 10g，五味子 5g，白芍 10g，白术 10g，地榆 10g。水煎服。合用五倍子末 5g，醋调敷脐，1 日 1 次，连用 7 天为 1 个疗程。经治 2 日症大减，3 日汗不出。巩固治疗 4 天而愈。更方：石斛 10g，玉竹 10g，白芍 10g，佛手 10g，山楂 10g，麦冬 10g，党参 10g，苍术 5g。水煎服。调其脾胃，连用 20 天而痊愈。

讨论： 汗证属于虚候，古有自汗阳虚卫气弱、盗汗阴虚营血亏之说。本例之汗出，自汗、盗汗兼有，故其阴阳两虚，即气血双亏。所治不及 4 日而愈。方中黄芪、太子参、白术，重在治阳充卫；当归、白芍治阴养营；玉竹滋阴益阳、调补津液；五味子、地榆固摄汗液；五倍子敛汗固精。本例为汗证之重型，素有诸汗皆虚，阴虚易治、阳虚难疗，而阴阳两虚者尤其难。本例用内服外敷两治之法，收效甚捷，临证对自汗、盗汗之治，大多取效。

擦腿综合征

本病多见于 1 岁左右的女婴。临床以擦腿动作为特点，找不到器质性改变。笔者曾治的 10 例均为女性。属于中医的阴虚火旺范畴，原因不清，治疗颇难，但辨证论治大多取效。

病案：阴虚火旺。

陈某，女，1 岁。1990 年 1 月 8 日诊。

病史：患儿于诊前 1 个月起病。症见：睡眠不安，出现抽搐样动作，1 日发作数次。历次发作意识清楚，双目凝视，双手抓住大人不放，两腿伸直夹紧，相互擦动。发作时不吐沫，但面红，有汗。发作持续时间很短，自行缓解如常。于某院检查，除外癫痫，妇科所见外阴色红而无炎。未服任何药而诊。

查体：神情不安、面㿠，但左颊赤、唇干淡红。舌苔白薄、舌质淡红。心、肺、腹部未见异常。发作时双下肢直而交叉互擦。脉沉数。

检验：脑电图未见异常。

诊治：诊为擦腿综合征。辨证：阴虚火旺。治用滋阴降火之法。处方：知母 5g，黄柏 5g，生地黄 5g，山茱萸 5g，泽泻 5g，茯苓 5g，白芍 5g，菊花 5g，徐长卿 5g。水煎服。治疗 4 天，发作减少而轻。经治 8 天基本不作。连用 16 天症去而复。

讨论：本病全称为情感性交叉擦腿动作，是小儿精神行为的一种异常。中医辨证归为阴虚火旺，依此所治者皆效。方用知柏地黄丸加减，其中知母、黄柏、生地黄、山茱萸、泽泻、茯苓之综合功用为滋阴降火；菊花清上之火；白芍敛下之阴；徐长卿去中之邪，求之一静。诸药合伍，取效颇佳。

呆小症

呆小症是甲状腺功能低下引起的一种病证。临床以体格和智能发育障碍为特征。中医根据本病表现程度不同，归为痴呆、五迟、五软等证进行证治。

病案：心肾不足。

张某，男，9 岁。1996 年 3 月 18 日诊。

病史：患儿家居乡镇，距碘缺乏区不及百里之遥。据其母诉，患儿生来不聪，神情呆滞，一般发育迟缓，动作不灵活。现年 9 岁，无法入学，几经治疗均无疗效。某院内分泌科确诊为呆小症，服甲状腺素片剂，达 3 个月之久，亦无明显效果。

查体：身长 93cm，头发稀少如秃、神情呆滞、反应差。活动无力、面色苍灰、唇厚而干。舌苔薄少、舌质淡。心、肺、腹部未见异常。脉沉无力。

检验：X 线骨片示骨骼生长迟缓，骨龄落后于年龄。血清 T3、T4 浓度均低。

诊治：诊为呆小症。辨证：痴呆，为心肾不足所致。治用补肾益心，强智助长之法。处方：黄芪 10g，太子参 5g，紫苏子 10g，黄精 10g，当归 10g，黄药子 7.5g，何首乌 10g，益智仁 7.5g，石菖蒲 10g，甘草 3g。水煎服。已停的甲状腺素片剂继服，每次 30mg，1 日 3 次，按常规增减。服药 2 个月，复查症状明显好转，活动有力，反应力增强，头发增多。更方：紫苏子 10g，黄精 10g，黄芪 10g，玉竹 10g，当归 7.5g，熟地黄 10g，何首乌 10g，山药 10g，昆布 10g，海藻 10g。连服 2 个月，复查体格和智能明显进步，患儿能言谈笑，神情如常。终方：黑芝麻 10g，淫羊藿 10g，龙骨 10g，牡蛎 10g，石菖蒲 10g，太子参 5g，狗脊 10g，紫苏子 10g，山楂 10g，佛手 10g。水煎服。连用 2 个月，复查患儿一般状态好，几与常儿相同，据母所述，患儿与治疗之前旁若两人。终以六君子汤善其后。1 年后患儿复查，已入小学，头发黑密，表情自然，身长达104cm。行走步态协调，语言对话如流。

讨论：患儿为独生男孩，家人对患儿治疗认真，尤其服药，坚持日久。体格与智能发育到此程度，家人满意。本病用甲状腺素治疗为有效之策，缘何用之数月而效不达，停药数月后用中药加甲状腺素合治而疗效显著。其理在于中药从整体调整入。正常治疗仅6个月时间，总的治法，以补心肾为主，佐用强智助长之剂。方中的黄芪、当归、太子参、何首乌、益智仁、甘草之类重在补心肾；黄药子、黄精、紫苏子、石菖蒲旨在强智助长，此乃药之别用焉。依次更方，亦未出此理。治疗结果提示，呆小症坚持用药，不妨中西合治，则药效互补而利于病。

其他病证

痉挛性斜颈

本病，在年长儿中时有发生，对此类病，多建议用针灸和推拿法治疗较为效快。曾治 10 例小儿痉挛性斜颈，应用口服中药法而收效。用活血调气，祛风舒筋，宁神等法治疗，收效均较快速。兹选一例如下。

病案： 风袭瘀滞。

潘某，男，9 岁，1993 年 3 月 8 日就诊。

病史： 患儿头项左歪 2 小时就诊。其母述诊前 2 小时，因弯腰取物致头项左斜，伴疼痛紧张感。

查体： 诊的患儿神清不安，头向左侧 45°歪斜，心、肺及腹部未见异常。舌苔薄白，舌质淡红，脉缓。

检验： X 线颈片未见异常。

诊治： 诊为痉挛性斜颈。辨证：戾颈，风袭瘀滞。治用祛风化瘀，舒筋行气之法。处方：白芍 10g，当归 10g，郁金 10g，木瓜 10g，伸筋草 10g，丹参 10g。水煎服。局部热敷，治疗 2 日，患儿颈部已活动自如，局部无不适感。

讨论： 小儿戾颈之戾，有两种说法，一是戾（lì），指的是疫气或毒气、异常之气等；二是戾（liè）与捩同意，指扭转而言。

所以说，本文讲的戾颈是指头颈扭转。在古代文献出现"戾"的较多，如《备急千金要方·酒醴第四》有"大金牙酒……治瘴疬毒气中人……口㖞面戾，半身不遂"。如今所见的戾颈与西医学所称痉挛性斜颈是一种病。临床指颈肌发生痉挛或强直性收缩引起头部歪向一侧，有的背向后。治疗说易就易，说难也难。一般来说头歪向一侧，视物走路不便，一二日又不可能就好，谁能说病者不顾虑担心。临床治疗方法不少，但用中药治疗尚待实践。近10年治疗10例，病情和治法基本相似，所取效果全部满意。中医对本病的认识和治疗，戾颈多由突然变换头颈位置，闪挫而发，或情志不遂而成，其机制在于外力动风犯肝，气血失调，筋缩不舒，不能随意运动。治疗应着于活血调气，平肝舒筋，祛风宁神等综合之法。所用药物，10例皆有白芍、当归、木瓜、郁金、伸筋草、丹参，旨在活血舒筋，柔肝祛风。

尿崩症

本病属内分泌系统疾病，临床以多饮、口渴、尿比重低为特点。小儿患有本病者并非罕见。此病归于中医的消渴范畴。

病案：肾胃阴亏。

纪某，男，7 岁。1972 年 10 月 18 日诊。

病史：患儿病前体健，很少染疾。此次发病历时 3 个月。初起患儿易乏，活动减少。饮水增多，1 天 3 ～ 5 次，增到十几次。边喝边渴，尿量亦多，尿色清淡，24 小时尿总量可达 4L。病后食欲低下、神情烦躁、睡眠不实、大便不整。曾经多处诊治，服过尿崩灵之类，无效而诊。

查体：神乏、表情不安、面色㿠白、皮肤干燥、形瘦、唇干红。舌苔薄少、舌质淡红。心、肺、腹部无异常。脉沉数。

检验：检尿比重为 1.001。X 线颅骨片未见异常。

诊治：诊为尿崩症。辨证：消渴，为肾胃阴虚而致病。治用滋肾养胃，化瘀固摄之法。处方：生地黄 10g，石斛 10g，枸杞子 10g，金樱子 10g，乌药 10g，楮实子 10g，桑叶 10g，当归 10g，赤芍 10g，川芎 10g，甘草 5g，何首乌 10g，黑芝麻 10g，芡实 10g。水煎服。治疗 12 天症减，饮少，尿减少 1～2 次。继服 12 天，饮入、尿出减少一半。前方又服 12 天，饮入、尿出均恢复正常。口渴、乏力等症均已消除。尿比重 1.010。先后治疗 36 天，基本恢复，临床获愈。

讨论：小儿尿崩症所治数例，疗效均较满意，疗程 36 天，比上不足，比下有余。近期看效，不知复发之可能与否，但就本例而言，休药 3 个月后复查，期间感冒 1 次，本病未见复发。治疗用方除生地黄、石斛、甘草调治胃阴之外；枸杞子、金樱子、楮实子、何首乌、黑芝麻、芡实之类，均为益肾之剂；当归、川芎、赤芍、化瘀，畅通循环。唯有桑叶为本例之特用，据《胜金方》所述，桑叶不拘多少，治小儿渴。尿崩症之口渴，缘于尿出多而液不足，故口渴，渴必饮，故不渴则不饮，不饮则尿亦少。桑叶治口渴，功成而病亦得救。

中枢性尿崩症

上文中，列有尿崩一案，而本例与其不同，两例诊断虽然统一，但中医证治常有区别，本案与其从治法，用药等各有特点，故一并收入。

病案：阴虚内热

李某，男，2岁。1981年9月3日就诊。

病史：患儿于诊前4个月起病，症见多饮（2暖瓶水/日），多尿（20次以上/日），饮食尚可，体渐瘦，心烦，手足热，夜安，大便好，当地多次治疗无效。现症仍多饮，多尿。

查体：精神状态尚好，面色不华，唇干红，舌体胖，舌苔白厚，舌质干红。咽不红肿，心、肺、腹部未见异常。脉沉缓。

检验：尿糖阴性，尿比重为1.000，X线颅脑拍片未见异常。

诊治：诊为中枢性尿崩症。辨证：消渴病，阴虚内热。治用养阴清热，生津缩泉之法。处方：柴胡6g，地骨皮6g，楮实子6g，狗脊6g，麦冬6g，益智仁6g，乌药6g，生地黄6g。水煎服。服药1个月症状减轻，每日饮水减少1/3，尿量、尿次亦减少3次。前方继服15日，原因不清，病情反复，夜间饮水2次，白日次数增加到20次。更方：当归5g，楮实子5g，乌药5g，狗脊5g，韭菜子5g，葛根5g，山药5g。水煎服。经治10日，夜不饮，尿次减少，检尿比重为1.010。上方继服1个月，患儿一般状态好，多饮、多尿症状消退。上方加玉竹5g，连服1个月，疗效巩固，尿比重1.010。停药观察3个月，尿比重1.010，症状消失。临床获愈。

讨论：中枢性尿崩症，病在上是脑部的下丘脑或垂体后叶病变致抗利尿激素分泌不足或缺乏或肾脏对抗利尿激素的反应不敏感致成。此类较常见，临床以烦渴、多饮、多尿为特点。本病与糖尿病均属中医的消渴病范畴，但其病显然不同。除多饮、多尿外，各有所别。西药治疗不可有毫厘之差。中医证治有同更有别。本文处方用药重在治肾，并且固缩力度大。如方中楮实子、狗脊、益智仁、乌药、韭菜子、山药之类皆肾药。肾者先天主脑，所以治肾调节水液颇见功效。

糖尿病

小儿糖尿病之典型者，常有多饮、多食、多尿、体瘦的特有症状。临床分三型，小儿者 1 型居多。

病案一：脾肾失调。

时某，男，6 岁。1971 年 44 月 4 日诊。

病史： 患儿于病前 1 个月内患有呼吸道感染，连用 8 天抗生素。病愈后，患儿能食，能饮，家人喜之胃口好。食量、饮量越来越大，家人疑之。经 7 天左右，患儿出现多饮、多食、多尿现象。仅 10 天左右，患儿渐瘦。遂之入某院，确为糖尿病，家人不接受胰岛素治疗，方易诊中医。

查体： 神乏、气和、体瘦、颊红、口唇干红。舌苔白厚、舌质红。心、肺、腹部未见异常。用户数无力。

检验： 空腹血糖 9.3mmol/L，尿糖（++++）。

诊治： 诊为糖尿病 1 型。辨证：消渴证，为脾肾阴亏阳盛之型。阴亏者瘦，阳盛者多食、多饮、多尿。故治用滋阴降火，止渴固摄之法。处方：虎杖 10g，知母 10g，生地黄 10g，玄参 10g，石斛 10g，天花粉 10g，葛根 5g，乌梅 5g，桑叶 10g，山药 10g，玉竹 10g。水煎服。经治 12 天，症状明显好转，饮、食、尿次均有减少，尿糖（+++）。前方继服 12 天后，更方：知母 10g，生地黄 10g，桑叶 10g，地骨皮 10g，天花粉 10g，枸杞子 10g，白术 10g，黄精 10g，麦冬 10g，甘草 3g。水煎服。连服 1 个月。复查多食、多饮、多尿消失。检尿 3 次，尿糖阴转。血糖 5.4mmol/L。用玉米须 30g，煎水巩固服用 20 天。

讨论：本例确诊则以中药治疗，无其他药物干扰，从疗程 54 天来看，与他病比为长，但症状消失却较稳定。本例以脾肾阴亏阳盛论治，佐用止渴固摄之剂，具有理法方药互为相顾之特点。方中用虎杖降阳盛之火，桑叶止渴固摄上下两治，余品重于滋阴生津为治之本。火去加强滋阴生津，调和脾肾的阴阳力度，先后用 2 个方，共服 1 个月而奏捷效。休药 3 个月复查，尿糖阴性。

病案二：阴虚气弱。

郑某，男，6 岁。1981 年 7 月 21 日就诊。

病史：患儿 4 个月来，原因不明而见多饮、能食、多尿、体瘦等症状。当地医院检尿糖（++++），以糖尿病用胰岛素治疗 1 个月无效。后于省一级医院住院，用中西医结合之法治疗 1 个月，疗效仍不明显，遂来中医院治疗。现症：仍能食无量，多饮无度，多尿无次，家人无法说清。病后睡眠安，大便干，小便清长。

查体：神乏，形虚而瘦，面色㿠白，唇淡红，舌苔薄白，舌质干红。心、肺及腹部均未见异常。脉沉数无力。

检验：尿糖（++++），血糖 9.99mmol/L。

诊治：诊为糖尿病（1 型）。辨证：消渴，阴虚气弱。治法以滋阴益气，佐用健脾补肾和润肺之剂。处方：人参叶 10g，黄芪 10g，黄精 10g，生地黄 20g，五味子 5g，乌梅 5g，苍术 10g，枸杞子 5g，玉米须 20g，玉竹 10g，桑叶 10g，玄参 10g，山药

15g。水煎服。服药期间不用其他药。经治 15 日，病情好转。检尿糖为（+++）。服药 1 个月饮水减少一半，尿糖为（+）更方。治疗 1.5 个月，患儿一般状态好，多饮、多尿、多食之症消失。复查尿糖 3 次均为阴性，查血糖为 5.5mmol/L。更方：太子参5g，黄芪 10g，丹参 10g，麦冬 10g，白术 10g，苍术 5g，石斛10g，山药 15g。水煎服。同时合用萝卜汁，每次 20mL，1 日 3次。连用 20 日休药观察，临床近期治愈。

讨论：从临床表现来看，糖尿病与中医的消渴病相似。糖尿病在儿科以 1 型居多，为胰岛 β 细胞异常，致体内胰岛素缺乏。所以，本病多在西医院用胰岛素疗法而获愈。在中医院治疗者也常结合西药治疗。此种类型临床称胰岛素依赖型。本例为 6 岁患儿，诊为 1 型糖尿病，用胰岛素 1 个月不敏感，加服中药 1 个月疗效明显，不及 2 个月获愈。所用方药均属滋阴益气、调节脾肾肺之剂。其中人参叶、玉米须、桑叶的应用与一般处方不同。凡用人参者多取人参之根，主要以人参皂苷的成分治病，人参叶的成分除人参皂苷外，还有人参黄苷、三叶苷等。可见人参叶对有口渴症状的糖尿病的应用是适宜并且有效的。玉米须通利作用较强，用于糖尿病的治疗资料不多。本例处方有玉米须，其疗效值得思考。桑叶在处方中对糖尿病的治疗价值是调节糖尿。其他诸剂大多是糖尿病的常规用药。

低血糖症

儿童的血糖，于空腹时应为 3.4 ～ 5.6mmol/L。一般认为低于 2.8 mmol/L，即为低血糖症，《新编儿科临床手册》定为

< 2.24mmol/L。两种标准不一，应结合临床症状为宜。

病案：气血双虚。

邹某，男，5 岁。1980 年 6 月 25 日诊。

病史：患儿平素多有食积、厌食，营养状态不佳。于诊前 5 天晨起突然昏倒，意识丧失，10 分钟左右缓解。其后乏力、汗出、形虚、饥饿感、头晕、不宁、大便干、小便黄。经某院检查心电图、脑电图未见异常，测血糖 2.8 mmol/L，未下结论而来诊。

查体：神乏、营养不良、面色苍白、皮肤湿润、表情不安、口唇淡白。舌苔薄白、舌质淡。心音不纯，肺清，腹部平软，肝脾未触及。脉沉无力。

检验：心电图正常。血糖 2.75mmol/L。

诊治：诊为低血糖症。辨证：气血双虚。治用益气养血之法。处方：党参 10g，山药 10g，石斛 10g，熟地黄 10g，当归 5g，黄芪 10g，麦冬 10g，五味子 5g，太子参 5g，甘草 3g，枳实 10g，淡竹叶 10g。水煎服。经治 8 天，症状减轻，大便不干，小便不黄。前方去枳实，继服 8 天，患儿精神好转，有力。检查：心肺未见异常。前方去淡竹叶、五味子。再服 14 天，一般状态好。继用前方连服 3 周，复查血糖为 3.4mmol/L。更方：党参 10g，熟地黄 10g，石斛 10g，麦冬 10g，女贞子 10g，玉竹 10g，桑椹 10g，白术 10g，甘草 3g。水煎服。服用 4 周，患儿基本恢复如常，复查血糖为 5.6mmol/L。

讨论：本例之病因，直到治愈亦未明白，血糖与平素食少、营养不足是否有关，除此之外，别缘难寻。患儿突然昏倒，除外痫证，症象似同气脱，表现与低血糖类似。本病较为少见，确切的病案，仅此一例。以气血双虚之证论治，所用方药，除枳实治便干，淡竹叶去尿黄，麦冬、五味子、太子参生脉之外，余药皆气血双补之剂。气充血荣，五脏调和，则病平复。

散发性甲状腺肿

散发性甲状腺肿不同于地方性甲状腺肿。本病在城市儿童中每可见到，女性居多，其病与中医的气瘿相似。

病案：气结郁颈。

闫某，女，14 岁。1982 年 4 月 4 日诊。

病史：患儿居住城市，平素饮食一般，生活不规律。性格内向，学习成绩居中，多有气生，很少罹疾。此次因甲状腺肿而诊。现症：1 年来，自觉咽部不适，但无碍。诊前 3 个月颈渐粗，触之稍硬，无痛感。经某院内分泌科检查，拟为甲状腺肿。未经服药而自行调理，并观察病情。除肿外未见其他异常。

查体：体格发育中等、营养一般、面色红润、唇色淡红。颈中触有拇指大肿物，质软、对称、无压痛、肤色如常、表面光滑、无移动性。咽不红肿。舌苔薄白、舌质淡红。心、肺、腹部无异常。脉数无力。

检验：甲状腺功能检查正常。

诊治：诊为散发性甲状腺肿。辨证：气瘿，为饮食失调，气机不畅，郁结而成。治用和解软坚，理气化结之法。处方：黄芩 15g，柴胡 15g，夏枯草 10g，昆布 10g，海藻 10g，牡蛎 15g，海蛤 15g，黄药子 10g，佛手 15g。水煎服。治疗 8 天，自觉咽喉宽松。继服 16 天，肿块渐消，自觉为常。治疗用药至 32 天，症状消失，外观、手触如常。

讨论：青春期的女性患有散发性甲状腺肿，属于良性，恢复力较强。本文所治诸例均获痊愈。所用方药以行气散结、开郁消肿为主，除佛手理气，黄芩、柴胡和解除内外之热外，余剂诸品均有软坚、散结攻瘿之功效。方中所用的昆布、海藻之类为传统治瘿之要药，如《肘后备急方》《外台秘要》均有用昆布、海藻治疗瘿病的记载。一般而言，病在病人身，负担较重，急于消除，中医药治疗本病之疗效可靠。文献经验，大多用药 1 个月左右取效。

单纯性乳房早发育症

单纯性乳房早发育症，指女童 8 岁前仅以乳房单侧或双侧早发育为特征的一种症象，是性早熟范围的问题。但本病除乳房早发育外，而无其他第二性征的提前出现。据观察单纯性乳房早发育，治疗与否不得一致。但从单纯性乳房早发育为初发，其与真性性早熟之首发又颇难断定。因此，应用中医证治之法进行早期干预治疗，至少说利大于弊。

病案：肾虚肝旺。

郑某，女，7 岁。2006 年 2 月 13 日就诊。

病史：患儿出生后，生长发育基本正常，平时多甜食，喜饮果汁之类。很少患病，在学前班学习成绩佳，从 5 岁起愿意看电视。诊前 1 年，发现孩子双侧乳房发育较同龄人为大，且有逐渐发育之势。未加注意，诊前 2 个月，孩子乳房发育又有进展，经两医院妇科、儿科检查认为是不完全性性早熟或单纯性乳房早发育。建议进一步观察其他第二性征变化，或用中医法试治。

查体：精神愉快，表情活泼，营养中等，面色淡红，口唇干淡、苔薄质淡。心、肺及腹部未见异常。双侧乳房 2cm×2cm，tonner 分期为Ⅱ期。触之微痛。第二性征其他方面无异常。脉细数有力。

诊治：诊为单纯性乳房早发育。辨证：乳核，肾虚肝旺。治用滋肾阴，泻肝火。处方：龙胆 5g，栀子 5g，黄芩 10g，柴胡 10g，白芍 10g，生地黄 10g，夏枯草 10g，龟甲 10g，牡丹皮 10g，泽泻 10g，山茱萸 10g，甘草 3g。水煎服。连服 16 日，复查时，一般状态好。双侧乳房明显缩小，质软，触之不痛。前方减黄芩、柴胡，加山茱萸 10g，又服 16 日，复查时基本恢复，双侧乳房平。

讨论：本例以乳房发育早，就诊于西医妇科。经多方面相关检测，以单纯性乳房早发育的诊断而转中医治疗。本病具有自限性，有自愈的可能，其要点视致病之因，但临床十分难查。中医则可辨证施治，古谓：肾主生殖、发育，肝经络乳。肾不足，重在肾亏，而相火旺，又以肝气盛为著。当代，研究性早熟之症治者，多以此论为指导而施治。本文所用方药，与专病研究者亦大同小异。一般多用六味地黄丸治肾阴，用逍遥丸、龙胆泻肝汤治肝盛。本文取自三方化裁。相反每取单方亦有治验例证。本文用之化裁并随证调剂，治疗 1 个月而平。方中诸药，主要作用肾及肝，仅有夏枯草、龟甲助其散结；黄芩与柴胡又系小柴胡汤之要药，其解毒、疗胁。可见本例恢复之快，与药物的疗效之功、万不可误解。

风湿热

风湿热归为结缔组织病，与链球菌感染有关。临床以心脏和关节受累为主。多见于儿童，治疗不当易留后遗症，尤其心脏损害而影响健康。

病案： 风湿化热。

周某，女，7岁。1971年11月28日诊。

病史： 患儿平日因扁桃体Ⅱ°肥大，常有感冒发生。此次于诊前20天，因咽部扁桃体感染，用青霉素治疗4天症减。于诊前4天又热，扁桃体化脓，又用青霉素治疗3天。今起体温37.5℃，较前低1℃，但自觉胸闷，心悸，多处酸痛，汗多而烦，腰腹难受，饮食减少，夜眠欠安，大便整，小便黄。

查体： 神乏、面红、唇淡。舌苔薄黄、舌质红。心率105次/分，心音低钝，心尖部听取Ⅰ级收缩期杂音。肺呼吸音清。腹软，肝脾未触及。双下肢关节，如膝、踝关节痛而不肿、不红、不热。脉沉数有力。

检验： 咽拭培养出A组β-溶血性链球菌。血沉80mm/h。C反应性蛋白阳性。白细胞数 16.0×10^9/L，中性粒细胞70%，淋巴细胞30%。抗链球菌溶血素"O"明显增加。心电图示有心动过速。X线胸片示心肺未见异常。

诊治： 诊为急性风湿热。辨证：风湿病（痹证），风湿化热，内伤心肺，累及关节。治用祛风利湿，清热解毒之法。因病家

拒用青霉素类并不入院治疗。处方：柴胡 10g，黄芩 10g，当归
10g，茜草 10g，豨莶草 10g，蜂房 10g，鱼腥草 10g，菊花 10g，
延胡索 10g，防风 5g，秦艽 10g，甘草 5g。水煎服。用药 8 天，
热降，关节不痛，汗少。但胸不适，心悸不安。前方去鱼腥草、
菊花、延胡索、蜂房，加桂枝 7.5g，玉竹 10g，徐长卿 10g，苦
参 5g，瓜蒌 10g。水煎服。连服 14 天，症见好转，胸闷减缓，心
率 90 次 / 分。前方继服 14 天，患儿一般状态好，心率 82 次 / 分。
更方：黄芪 10g，当归 10g，紫荆皮 10g，生地黄 10g，麦冬 10g，
五味子 5g，甘草 5g，牛膝 10g，川芎 10g。水煎服。用 4 周复
查，患儿恢复正常。血沉 18mm/h。

　　讨论：本例虽为门诊治疗，但在家中按风湿热之护理，从
严要求力保心脏无损为尚。由于病家对病虑之甚，其云，患儿
常年离不开青霉素，为何反而失控而加重病情，为此愿在中药
方面求其正。故本例治疗较为顺利，其诊风湿热无疑，但病型
尚属轻证。单纯用中药治愈本病之例甚多，而且疗效多佳。本
例治程达 2 个月之久，但病家以疗效为满意，愿以久服除其反
复之苦。本例用方分三段，首诊以攻邪为主，祛风解毒、退热
除湿之剂，用 8 天如愿。再以宁心和血，除内热，宽胸之剂调
节心脏之阴阳气血。服之又效，心率恢复近常。遂用黄芪、当
归、麦冬、五味子等剂固其正，恢复心肺功能，终告病愈。值
得总结的是急性风湿热，为急重之证，一般宜住院，但在未用
输液、激素、抗生素疗法的情况下，仅用中药治愈本例，在当
时尚属首例。当然，其中虽有病的自身规律，而中药的功效不
能低估。

水 痹

水痹，较湿痹为重，临证指关节腔积水而肿痛为特点。本案病例西医疑为渗出性关节炎。治用激素之类月余，全身反应大而局部无明显改善。加用中药治疗肾脾素虚，明显好转。

病案：水湿为痹。

金某，男，8岁。1979年4月2日就诊。

病史：患儿3岁走路尚可，但跑时缺乏耐力，时有疲乏。经用钙剂治疗似有改善。8岁往常活动较大，患儿自觉双膝关节不灵而痛。经医院检查以关节炎、滑膜炎、类风湿等病治疗1个多月。由于激素不敏感，全身反应大，病处变化不大。现症：活动不灵，胀感明显，活动时痛。关节腔穿刺有积液。饮食、睡眠及大便、小便均属正常。今求加中药治疗。

查体：发育良好，营养中等，面色㿠白，颊赤，唇干色红。舌苔白厚，舌质淡红，咽不红肿。心、肺未见异常。腹软，肝脾未触及。双膝关节肿胀，压之凹痕，未见波动，肤色不红。无压痛。脉沉数有力。

检验：除类风湿因子阳性外，相关检验未见异常。

诊治：诊为水痹。辨证：水湿合而为痹。治疗以祛湿利水为主，佐用通痹之法。以通痹散与五苓散化裁。处方：当归10g，川芎10g，天麻3g，独活5g，白术10g，藁本5g，猪苓10g，茯苓10g，泽泻10g，桂枝5g。水煎服，1日3次。治疗15日，患儿双膝关节肿消，活动不痛。连服1个月，自觉症状消失。更方：黄芪 10g，绞股蓝 6g，熟地黄 10g，何首乌 10g，鸡血藤 10g，狗脊 6g，威灵仙 5g，牛膝 6g，甘草 3g。水煎服，1 日 3 次。服用 20 日，一般状态好，病情稳定。休药观察。

讨论：本例经多次住院检查，仅类风湿因子一项阳性定论，但其临床症状除双膝关节水肿外，未见发热、强痛等相应症状，治疗仍久服激素。又因药物不良作用，而用中医药治疗。中医以水痹证治，用《伤寒论》的五苓散和《张氏医通》的通痹散化裁治疗取效，至少局部症状缓解，患儿活动自如，临证遂告病情缓解。据临证观察此治利水通痹效果较治前所用诸剂为优。

风湿性舞蹈症

风湿性舞蹈症属于风湿热病的表现之一，其发生与链球菌感染有关。临床所见舞蹈动作较多，但以书写障碍为著，有的类似多动症。用养血平肝、祛风之法获效。

病案：血虚肝盛。

于某，女，11 岁。1997 年 11 月 11 日就诊。

病史：患儿生后健康很少患病，从 6 岁起因扁桃体肥大时有发炎，用几天青霉素则愈。诊前 2 年的冬天，患儿读小学 3 年级发现书写不灵利，写的字不如从前完整，未加注意。转年春季，又见面部不正常，有时不自觉的"作鬼脸"，走路时愿意甩手，肩也活动大。家人制止，反惹患儿不满。因学习紧张，一直未医。至暑期经当地医院多科会诊，确诊为风湿性舞蹈症。因缺少风湿热的其他活动改变，所以治疗限于对症用安定类调治。为此来院求中医诊治。现症：书写不整，面部、四肢动作异常。病后饮食、睡眠及大便、小便等均未见异常，未经特殊治疗而诊。

查体：神乏气和，营养一般，面色黄褐，表情淡漠。见有耸肩及口角动，写字歪斜，划圈不圆，走路可见一侧脚外甩。口唇干红，舌苔白薄，舌质淡红，扁桃体肥大不红。心音纯未闻杂音，双肺呼吸音清。腹部柔软，肝脾未触及。脉沉缓有力。

检验：检测血沉及抗链球菌溶血素"O"均属正常。X线胸片、心电图均未见异常。

诊治：诊为风湿性舞蹈症。辨证：类中风，血虚肝盛。治用养血平肝，佐以祛风之法。处方：当归12g，白芍12g，鸡血藤12g，天麻3g，守宫6g，紫荆皮10g，威灵仙10g，僵蚕12g，甘草3g。水煎服。合用大黄5g，薄荷3g，甘草1g。水煎含漱用，1日3次。治疗8天症状减轻，服药24天症状消失。停用含漱，前方减守宫、天麻、紫荆皮，加黄芪10g，丹参5g，伸筋草6g。连服1个月，未见反复。休药3个月，疗效巩固而善。

讨论：风湿性舞蹈症，虽然和风湿有关，但按风湿治疗则难施药。本病为胶原病损于脑，所致舞蹈动作与肝主风、肝藏血功能失调有关。有云，其有自复和反复的可能，但病家仍急于治愈。本例治疗2个月，病情虽说稳定，但巩固疗效尚待时日。首诊处方备用10日，以期反复急用。中医治疗本病法与方很多，今以养血平肝、祛风之法获效。方中血药、肝药、风药易别。紫荆皮、威灵仙二味，旨在制风湿与扁桃体之隐邪为怪。含漱大黄、薄荷、甘草，力在除邪。症状虽解，善后扶正至少月余。

川崎病

本病又称皮肤黏膜淋巴结综合征，临床以发热、皮疹、目赤、杨梅舌、颈淋巴结肿大及掌跖脱皮为特征。与中医的温病相似，治以疗温，效果颇佳。

病案： 毒犯营血。

宋某，男，3.5 岁。1992 年 9 月 21 日诊。

病史： 患儿于诊前 8 天患感冒。症见：发热（38.8℃），不流涕，未咳。病后 3 天胸背发疹，伴杨梅舌，以猩红热论治，用抗生素治疗，迄今 8 天热不降，疹未退。病后食纳减少、大便干、小便黄。

查体： 神乏、面赤、双目红赤、口唇干裂、咽红肿、舌刺红肿。舌苔少、舌质赤。颈双侧淋巴结肿大。躯干散在有多形性红色斑疹，压之色褪。掌跖潮红而肿。心、肺、腹部未见异常。脉数有力。

检验： 白细胞数 20.0×10⁹/L，中性粒细胞 65%，淋巴细胞 35%。尿常规未见异常。X 线胸片示心、肺未见异常。心电图示心动过速。

诊治： 诊为川崎病。辨证：温毒，为毒犯营血引致。治用清营凉血，解毒退热之法。处方：柴胡 10g，黄芩 10g，石膏 20g，寒水石 10g，生地黄 10g，黄连 3g，栀子 5g，连翘 10g，玄参 10g，紫草 5g，菊花 10g，重楼 10g。水煎服。停用抗生素。治疗 3 天热降正常，皮疹退没，精神状态明显好转，手足见有片状脱皮。更方：黄芩 10g，生地黄 10g，重楼 10g，玄参 10g，青蒿 10g，白薇 10g，石斛 10g，天花粉 10g，当归 10g。服药 4 天。患儿一般状态尚好，但气阴两伤之余候未除。终方：黄芪 10g，太子参 5g，当归 10g，石斛 10g，麦冬 10g，生地黄 10g，白薇 10g。水煎服。连服 4 天，疗效巩固，临床治愈。

讨论：根据本病的发热、皮疹、目赤、杨梅舌、淋巴结肿大、手足脱皮等特征。似与中医的斑毒为病相似。有关斑毒病的记载，早在隋代《诸病源候论·小儿杂病诸候·患斑毒病候》一书，述有："斑毒之病，是热气入胃。而胃主肌肉，其热挟毒蕴积于胃，毒气熏发于肌肉，状如蚊蚤所啮，赤斑起，周匝遍体。此病或是伤寒，或时气，或温病，皆由热不时歇，故热入胃，变成毒，乃发斑也。"结合病人实际，本病属温病范畴，系温毒所犯，肺脾心三脏为病。临证发病较急，化热迅速，传变亦快，所以，病初之候卫气并见，病入极期则毒窜营血。本病以毒热入营为主要病变，故极期症象重而典型，后期症象因毒伤气、热耗阴所致。本例所用方药之中的紫草、石膏、寒水石、生地黄、玄参、栀子清营凉血；黄连、黄芩、重楼、菊花、连翘、柴胡解毒退热。其中石膏清浅部热，寒水石除深部火；柴胡降外热，黄芩解里热；菊花兼清目赤；重楼尚可消咽部红肿；紫草治温疹；连翘散毒结。诸药共伍综合治疗。热去毒解，则重在养阴、益气，故选黄芪、太子参益气扶正；当归、石斛、麦冬、生地黄、白薇养阴和血。诸品合伍以善其后。

特发性网状青斑

本病又称皮肤树枝状青斑、网状色素性皮肤病、大理石样皮肤等，属于皮肤小血管炎症性反应所致的疾病。无特异疗法，中医辨证论治，应用益气温经、祛风活血之法，疗效较显著。

病案：寒凝血瘀。

朱某，男，11岁。1995年10月21日诊。

病史：患儿平素体健，无过敏病史。此次起病缘于年初，某日冰雪之夜涉远，次晨自觉下肢乏力。不久又感麻胀，于一次洗浴后发现双下肢皮肤粗糙、有青色、紫色枝状，如纹似网。未加注意。1个月后皮肤纹网增多、变粗。活动过多时下肢酸痛，站立过久尤为明显。经某院内儿科、皮肤科诊查，以过敏性血管炎和紫癜治疗10天未见明显效果。时至夏季，纹网虽有，但无自觉症状，遂中断治疗。此次因天气变冷，又觉下肢麻胀不适，皮肤纹网增多而诊。

查体：神乏、面色不华、口唇淡白。舌苔薄白、舌质淡。心、肺、腹部无异常改变。上肢皮肤正常。下肢皮肤粗糙、色晦暗、布满青、紫色纹网、呈现树枝状，粗细不等、长短不一，其间可见褐色旧迹。触压不痛，无肿痕及出血现象。脉沉无力。

检验：病后多次检查血常规、尿常规、血沉、类风湿因子、抗链球菌溶血素"O"、血清补体、X线胸片及肝肾B超、心电图等有关项目，均未见异常改变。

诊治：诊为特发性网状青斑。辨证：肺脾肾之气不足，阳气虚，复感风寒而致肌肤营卫失和、邪滞瘀肤而成。治用益气温经，祛风活血之法。处方：麻黄5g，桂枝6g，艾叶10g，炮姜2g，黄芪10g，何首乌10g，徐长卿10g，凌霄花7.5g，当归10g，五灵脂5g，甘草5g，路路通10g，蛇蜕7.5g，白鲜皮10g，地龙5g，丹参10g。水煎服。停用复方丹参注射液。治疗24天，一般状态如常，下肢青斑消失，仅有褐色陈迹、皮肤不泽等余候。更方：黄芪 10g，当归 5g，丹参 10g，桂枝 5g，甘草 3g，黄精 5g，路路通 5g，太子参 5g。水煎服。用以除其余候。

讨论：本病所见仅有两例，另例系住院患儿经治获愈。本例为门诊所治。病因似与寒冷有关，查体症象偏寒，局部所见亦属寒瘀改变，皮肤纹网密布又与风相连，故用黄芪、当归之类补其气血。初治重用麻黄、桂枝、艾叶、炮姜、五灵脂、乌梢蛇诸剂，旨在温经去寒、祛风，缓解麻胀之苦。症状缓解则以黄芪、当归、何首乌扶正；丹参、凌霄花、路路通活血散瘀；徐长卿、蛇蜕、蝉蜕、白鲜皮、地龙祛风脱敏；甘草调中，治疗月余营卫调和而愈。

系统性红斑狼疮

本病旧属胶原性疾病，结缔组织类疾病，今又归类于风湿热范畴。其临床表现多样，具体应用尚须灵活变通。

病案：毒热炽盛。

孙某，女，9 岁。1986 年 7 月 4 日就诊。

病史：患儿于诊前 6 个月起病。病初发热，呈不规则热，时高时低，有时间歇数日又热。初起未加注意，仅一般抗感染治疗。后来鼻两侧出现蝴蝶状红斑，四肢露出部位也见红斑，自觉难受，关节痛，活动受限。头痛，心悸，饮食欠佳。遂于某院住院，经观察确诊为系统性红斑狼疮。用强的松和抗生素，以及阿斯匹林类药物治疗取效一时。今求中医诊治。现症：发热，面部蝶状红斑，关节痛。

查体：体格中等，发育尚可，营养欠佳。面色红，蝴蝶状红斑明显。口唇干红，舌苔白腻，舌质红干。心、肺及腹部未见异常，肝脾触及边缘。四肢关节均痛未见肿胀。脉数有力。

检验：全血细胞减少；末梢血涂片狼疮细胞阳性；尿常规蛋白阴性；X 线、心电图、脑电图等未见异常。

诊治：诊为系统性红斑狼疮。辨证：温毒发斑，血瘀气滞。治用清温败毒，化瘀行滞之法。处方：黄连 3g，黄芩 12g，青黛 6g，紫草 8g，土茯苓 12g，柴胡 12g，白鲜皮 10g，延胡索 12g，栀子 10g，寒水石 12g，白薇 12g，甘草 5g。水煎服。原有西药治疗不变，加服中药。治疗 8 天热稍降，用药 16 天热降至 37℃，全身状态略有改善。前方减寒水石、青黛、栀子，加青蒿 12g，生地黄 12g，白芍 12g。治疗 14 天，体温恢复，皮疹大减，关节仍痛但较前为轻。调整为清热活血，养血通痹。更方：当归 12g，桑枝 12g，乳香 6g，没药 6g，银柴胡 12g，鸡血藤 12g，延胡索 12g，凌霄花 10g，丹参 12g。水煎服。治疗 24 天，皮疹消而有痕，关节不痛，体温正常。临床缓解而不药。

讨论：本例住在西医院，除西医维持用药外，加服中药，属于中西医结合治疗，历时 2 个月，临床取得缓解出院。中医对本病的治疗无法对号，仅可视证而辨。本例以久热、发斑、关节痛为特点，临床治温、治斑、治痹均有其据，但导师用温病理论指导，以败毒、化瘀、通痹等综合立法治疗。对此难顽之症，中西合治取效亦属不易。由于本病的原因特殊，常可全身性损坏。但本例症状虽然明显，其病变范围不广，故对治疗有利，患儿尽管病情缓解出院，其维持治疗岂敢松懈不用服药。

结节性多动脉炎

本病为风湿性疾病群中的一种以中小动脉发生特殊性炎变为主的疾病。其病变范围广泛，临床表现复杂，但皮下结节、发热、关节痛等多属主证。无特异疗法，中医治疗亦在探索之中。在导师王烈教授的病案中有本病 3 例，兹选 1 例介绍如下。

病案： 血瘀毒结。

赵某，女，11 岁。1999 年 7 月 4 日就诊

病史： 患儿平素少疾，此次于诊前 20 天起病。症见发热，四肢关节痛，乏力，渐瘦。经某院住院 10 天确诊为结节性多动脉炎。用抗炎止痛等治疗效不佳，因避激素疗法而转中医治疗。现症除上述外，饮食减少，睡眠不安，大、小便尚可。

查体： 体格中等，面色不华，营养欠佳，精神不振。体温 38.6℃，口唇干红，舌苔白腻，舌质干红，咽不红肿。心、肺未见异常。腹部平软，肝肋下 1cm，脾未触及。双侧下肢膝关节不肿，活动则痛，周围触及皮下结节多处，大小不等，大者达 2cm×3cm，小者似豆粒，肤色未变，高出皮肤，有压痛，质硬，无波动。脉数有力。

检验： 住院期间多次化验，血常规白细胞总数稍高。血沉快，抗链球菌溶血素"O"高，C 反应蛋白阳性。皮下结节活检证实有血管坏死性炎变。尿常规正常。X 线胸片示肺无异常。心电图正常。

诊治：诊为结节性多动脉炎。辨证：热痹，血瘀毒结。治用解毒化瘀，佐以清热止痛之法。处方：柴胡 15g，黄芩 15g，当归 10g，紫荆皮 12g，延胡索 12g，赤芍 12g，徐长卿 12g，土茯苓 12g，露蜂房 10g，青蒿 12g，白薇 12g，甘草 5g。水煎服。原有西药不变。服药 4 天，症状如旧，前方加紫草 10g，寒水石 15g。治疗 4 天，体温降至正常，精神好转，饮食增加，大、小便无异常。前方继服 8 天，病情大为减轻，关节不痛，皮下小结不痛，缩小明显。前方去寒水石、紫草，加白鲜皮 10g，甘草改 8g。又服 14 天，不热，神爽，皮下结节基本消退。病家以不热、不痛为安，出院休养。更方：黄芪 15g，当归 15g，丹参 10g，何首乌 15g，石楠藤 10g，桂枝 6g，甘草 5g，刘寄奴 10g，桑寄生 10g。巩固用药 10 天。临床缓解。

讨论：本病诊断确切，西药除激素外常规治疗 10 天，加服中药近 1 个月，病情好转，不热，关节不痛，皮下小结大多减退。表面看是缓解，但疾病的彻底解决尚待时日。据文献报道本病的缓解可能性大，但反复性亦不在少数。本例在未用激素的条件下，中西药合治病情缓解亦属幸运，病家满意了，但医家不可知足，其彻底治愈尚须进一步治疗探讨。中医治疗本病，主要立足于辨证，病是一个而证就不止一个了。本例起病不久，毒性重居极期，而且未兼有其他系统改变，为治疗提供了方便。西药的支持治疗为病情的缓解发挥调和作用。中药虽说是解毒化瘀治本，止痛退热除标，但对本病的综合调理、改变病理、解除病因等亦应从长计议。若能抓住治疗缓解的大好时机，坚持用药，一治到底，其彻底治愈，必大有望。胶原性疾病的任何一种，均属难治，因此治法研究不可懈怠。

硬皮病

本病属于胶原性疾病范畴。临床以皮肤、肌肉肿硬为特征。临床少见，见亦多为女性。病型有局部、弥漫和界限之分。由于病因特殊、病变广泛、病程较长，因此，治疗颇为棘手。

病案：气血凝滞。

原某，女，6岁。1973年4月15日诊。

病史： 患儿为第三胎，生后体健，未染疫疾，无过敏史。病前6个月内未服任何药物。家人均健，此次病因不明于诊前3个月起病。最初发现面部肌肤不泽且自觉紧感。日渐进展，从面及后颈，以至躯干、四肢之皮肤均受累变硬。其硬处如同皮革，不能用手指撮起皮折。经内科、皮肤科检查，断为弥漫性硬皮病。虽用激素、维生素类药物治疗，但收效甚少。近来因口颊肌肤肿硬，碍于咀嚼及说话，且四肢活动受限，故转来中医治疗。

查体： 一般发育尚好，前额平坦，鼻形扁平，面容呆板，肤色黄褐，肿处腊黄，口唇紧缩，肢指活动受限，步态欠灵。全身皮肤，触之如木，视之肿状，压之不凹、捏之不痛，硬处干而无汗。舌苔薄白、舌质淡。心、肺、腹部听、叩诊未见异变。脉迟。

检验： 血常规及血沉均为正常。

诊治： 诊为硬皮病。辨证：肌肤肿硬，乃肺脾不足，邪伤肌肤，气血失和，结而肿硬。治用调和气血，补益肺脾之法。处方：归草汤加味。当归10g，甘草5g，玉竹10g，牛膝10g，丹参 10g，桂枝 7.5g。水煎服。治疗 4 天，症见好转，硬肿范围得到控制，口颊肌肤变软。进食较前顺利，余部如旧。处方：当归 10g，甘草 5g，玉竹 10g，牛膝 10g，红花 7.5g，麦冬 10g，路路通 7.5g。水煎服。加用耳针，取穴枕、肾、内分泌，用以调节神经及内分泌等功能。留针 20 分钟，左右耳交叉行针，每天 1 次。以此方为主治疗 20 天，休 10 天，连用 4 个月效果明显，硬肿从面部开始变软，继之四肢松软，再次耳肌及胸前肌肤转软。此时，全身硬肿之皮肤，范围缩小到二分之一，其硬度亦大为减缓，硬处的皮肤弹性明显恢复。患儿精神状态几乎同常儿。愿意玩耍，有笑容，饮食增加，大、小便均整。病情恢复顺利，为促进肌肤代谢，加速恢复，治法用益脾助肌之剂，处方：当归 10g，甘草 5g，黄精 10g，何首乌 10g，路路通 10g，白术 10g。水煎服。耳针取穴，脑点、胃、脾。此治又 1 个月，效果显著，硬肿之处全部消退，全身皮肤柔软，弹性良好，背部皮肤见有汗出，患儿一般状态如同常儿。休药 3 个月复查，患儿一般状态如常，其间感冒 2 次，服中药速愈。为巩固疗效，又服黄芪 10g，太子参 5g，当归 5g，甘草 3g，丹参 5g，桂枝 3g，玉竹 10g。水煎服 1 个月。其后 1 年、2 年分别家访，患儿恢复常态，未见反复已经入学。

讨论： 本病之治迄今缺少特殊方法。本文病例为之典型，在中医学中属于五硬之一。本证以肌肤肿硬为特征，病机责之于脾、肺二经，脾主肌肉，肺主皮肤，脾、肺失调，肌肤失密，成为发病内因。外邪感染，伤及气血，气血失调，在血寒气虚的状态下，则血凝于肌，气滞于肤，发为硬化。本例处于极期，取用温经、活血、理气之剂，使硬化症状有所减缓，并且阻止病进。再以活血、理气之重剂，从速改善肿硬状态，终用益脾助肌之剂，促进气血代谢，使硬肿症状消失。治病之理，首在当归，其功在于，血滞可通，血枯可润，血乱可抚，血瘀可去，血虚可补，血出可止，不愧为血分要药。本文病例则因血虚而凝致之肿硬，故当归治之，其功非小。甘草为气分药，力在益脾壮肌，与血药当归共伍。同有奇效。次选药物，玉竹润肺益脾，利肤充肌，改变硬化，今非昔比。牛膝左攻右补，攻瘀不伤，补益不敛。路路通通经散瘀、改善肌肤，与当归、甘草等同为治疗本症之要药。此外所选之药，诸如丹参、桂枝、红花、麦冬、何首乌、白术等药物，所用时间虽短，但其功能，皆佐活血益气、调整肌肤之功用，配用耳针，效与药应。通过本例之治，提示如此难治之证必坚持日久方可取效。

泛发性湿疹

本病为湿疹的特殊型，发病急，湿疹重，分布广泛。由于病因难测，因此，治疗颇难。

病案：风毒滞肤。

陶某，女，4岁。1985年4月10日诊。

病史：患儿幼时患过湿疹，近2年未见反复。此次发病，源于外感发热，饮食、用药较杂。突然于诊前3天，全身出现红色斑丘疹，以头面为密，痒，用脱敏止痒药无效。

查体：神清、表情不安、营养良。面部红色斑丘疹密集如麻。胸、背及腹部均有红疹，分布不匀，四肢较密。舌苔薄白、舌质淡。心、肺、腹部未见异常。脉数无力。

检验：血常规未见异常。

诊治：诊为泛发性湿疹。辨证：风毒袭肤，肺脾蕴热，毒热滞肤，发为湿疹。治用解毒，祛风，利湿，化瘀之法。处方：黄柏10g，黄芩10g，地肤子10g，白芍10g，蚕沙10g，白鲜皮10g，苦参5g，蝉蜕10g，凌霄花10g，路路通10g，甘草5g。水煎服。服药4天好转，皮疹色淡而减。前方继服8天，疹退而愈。再服8天而止。另服扶正之品以养脾益肺固其内气。更方：黄芪10g，太子参5g，龙骨10g，牡蛎10g，白术5g，苍术3g，黄精5g，玉竹5g，五味子3g，水煎服。连服12天而休药。

讨论：泛发性湿疹，起病急，疹出快乃风的特点，故治必祛风；湿疹布满全身，因其毒性炽烈，所以，解毒为先；疹色红密成片此为热、为瘀，所以，清热、化瘀又在必选；疹痒抓破有水，其性湿，由此可知毒、风、热、湿、瘀为本病之主要病变。治疗亦当从此而就。方中黄柏、白鲜皮、苦参为解毒之品；蚕沙、蝉蜕去风气；地肤子、黄芩清热利湿；白芍、蚕沙、甘草、凌霄花、路路通调和营卫，疏通气血。不及8天而效。再以扶正之剂固其正气。

接触性皮炎

本病是皮肤直接与外界接触而发病。其接触部分的皮肤发生炎性改变。所以，本病之原因复杂，起病之部位不定，全身各处均可致病。

病案：营卫失和。
宋某，女，11岁。1980年4月20日诊。
病史：患儿平素健康，但有药物过敏史。此次于诊前15天原因不明起病。症见：头面部及手发疹，局部红、痒，甚者起疱。病后不发热，饮食、睡眠、大便、小便等无异常改变。经用止痒脱敏剂治疗多日无效。

查体：神静、气和、营养中等、头面及手、颈项等露出部分的皮肤红赤、皮疹散在，如斑似丘、大小不一、干湿兼有、痛痒难忍。舌苔厚白、舌质淡红。心、肺、腹部未见异常。脉沉数无力。

检验：血常规正常。

诊治：诊为接触性皮炎。辨证：风袭肌肤，营卫失和而致皮疹、发痒。治用祛风透表，调和营卫，佐用健脾宣肺之法，以行综合治疗。处方：防风 10g，僵蚕 10g，蝉蜕 10g，荆芥 10g，独活 5g，羌活 5g，川芎 7.5g，徐长卿 10g，薄荷 5g，茯苓 10g，前胡 10g，枳壳 10g，桂枝 7.5g，胡麻仁 10g，甘草 5g。水煎服。经治 8 天疹退肤净，临床恢复。继服 8 天未见反复。更方：黄芪 10g，当归 10g，白术 5g，苍术 5g，黄精 10g，玉竹 10g，女贞子 10g，甘草 5g。水煎服。巩固治疗 12 天休药。

讨论：接触性皮炎病变复杂，痛苦，乃风邪致病，营卫失和。用方以祛风为主，如防风、僵蚕、蝉蜕、荆芥、独活、羌活、徐长卿、薄荷等皆治风之剂，从多方面祛风外达；川芎、桂枝、胡麻仁、甘草、枳壳调和营卫之气；前胡、茯苓宣肺健脾。综合治理，标本兼顾，取效较快。嘱其护肤，防止反复。

红皮大疱综合征

红皮大疱综合征为本诊立称。其临床以发热，皮肤红赤，兼有大疱为特征。文献中的金葡萄菌烫伤样皮肤综合征和中医的天疱疮相似，但微观依据不足。本例患儿鉴于起病急、症象重，遂收入院，经中西医结合治疗 7 天而愈。

病案：毒热湿蕴。

康某，女，4 岁。2003 年 12 月 24 日入院。

病史：入院前素体康健，少患疫疾。此次发病于诊前 1 天，原因不明起病。症见发热，体温 38.2℃，自服退热剂（药名不详），热降，次日又热伴咳不止，同时出现全身皮肤红赤，状如烫伤样，间有大型疱疹，尤以面部为甚。患儿病后饮食差，睡眠不宁，大便、小便尚可，未经治疗而收入院。

查体：体温 38.2℃，呼吸稍急，精神烦躁，痛苦难忍。全身皮肤红赤，间有密集疱疹，大小不等，疱浆透明，部分破溃，表皮剥脱，状如烫伤样。口唇干裂，咽红。舌苔白腻，舌质红赤。心肺听诊未见异常。腹软，肝脾未触及。脉数有力。

检验血常规：白细胞数 15.2×10^9/L，中性粒细胞 23.6%，淋巴细胞 76.4%；疱浆菌培养未见细菌生长；X 线胸片示肺纹理较浓；尿、便常规及电解质检查均未见异常。

诊治：诊为红皮大疱综合征。辨证：天疱疮，毒热湿蕴。治用解毒清热，凉血利湿佐以祛风之法。处方：紫草 3g，黄芩 10g，白鲜皮 10g，紫珠草 5g，柴胡 10g，石膏 10g，苦参 3g，生地黄 10g，白薇 10g，山慈菇 5g，蝉蜕 10g，甘草 3g。水煎服。合用新青Ⅱ号和对症处置，以及支持疗法等。经治疗 3 天，病有转机，不热，疱疹控制，全身状态好转。治疗 5 天病情稳定，皮色恢复。疱疹消褪，皮肤干燥、剥脱。更方用养阴益气之剂。药有紫草、牡丹皮、赤芍、白薇、麦冬、石斛、党参、北沙参、川贝母、生地黄、射干、牛蒡子之类，用以巩固并善其后。住院 6

天，一般状态如常，复查血常规为正常，病愈出院。

讨论：本例为 4 岁儿童，以外感身热起病，用退热剂热降，次日又热而高，同时见有皮肤色红，间有大疱，归结起来，发热、肤红、大疱是主要症象。引致病因，大致有二，一是感染，二是药物过敏。前者与皮肤病学的金葡萄菌性烫伤样皮肤综合征相似；后者又与退热药物过敏引起所致的重型药疹类同。由于疱浆中未找到菌影，以及细菌感染的历史不明显；药物过敏的可能性有，但文献强调此类药疹成人发生居多。根据临床实际以红皮大疱综合征立称，用中医理论指导辨证论治。通过解毒清热，凉血利湿之剂和西药的结合治疗 6 天而愈。患儿的皮肤红赤，中医谓之"丹"；大疱乃疱疹之属，中医谓之"泡"。以红皮、疱疹为主证的疾病，在古代文献中早有记载。如宋代《小儿药证直诀·疮疹候》："五脏各有证；肝脏水疱；肺脏脓疱；心脏斑；脾脏疹，归肾变黑。"又说："病疱者，涕泪俱少，譬疱中容水，水去则瘦故也。"后来明代《证治准绳·天泡》又谓："天泡疮，即丹毒之类而有泡者，由天行少阳相火为病，故名天泡。"主要是"热怫血液结而成泡"。可见本病似与古代所称的天疱疮相似，但其发病、症象、经过和预后等，与天疱疮尚难等同。在清代的文献中，还有火珠疮、火赤疮、火灼疮等记述，其临床均有肤红、疱疹的改变，但与今日所见之例，也难以扣准。病称虽然不同，而其理法方药等认识，则是大同小异。本文病例治法方药与古人之意，仅是同中之异罢了。中医对疾病的认识，基本上立足于辨证，本例之证为热、赤、疱三候一体，故以红皮大疱综合征立称。病发心肺，为毒所致。所以，治以解毒为先。方中首推紫草，其解毒、清热、凉血之功卓著，佐用诸剂则利湿、祛风等作用到位。若是感染与过敏之说干扰则其治亦难脱本剂效用之矢。

假如系金葡萄菌所致，其菌所生的溶性毒素，又有何剂可为。所以，本病尽管有自限性，但病发之重又有何人敢忍不视。治疗结果说明证治合理，疗效颇佳。

过敏症

过敏症是一种变态反应性疾病，是人体对正常物质（过敏原）的一种不正常的机体反应。常发病迅速，并可累及多个靶器官，轻者出现全身瘙痒、荨麻疹、血管性水肿。重者可伴有呼吸及心血管反应，甚至危及生命。因其诱因繁多，且发作机制不尽相同，故临床治疗难度较大，引起医学界广泛关注。

病案：食积内热卫阳亢奋。

沈某，男，4岁。2016年6月20日就诊。

病史：患儿平素体质较弱，易感。常年患有湿疹，以四肢、手足、面部及唇周为主。患处皮肤增厚、皲裂，有色素沉着，表面粗糙，覆有鳞屑，自觉痒甚，可见抓破后的结痂。其对多种食物过敏，以鸡蛋、奶制品尤为明显。少量食用即可出现口周红肿麻木，甚则发绀，呼吸困难，皮疹加重。季节交替出现结膜充血、红痒、鼻不利等症状。奔走于各地求诊，均给予常规脱敏药物和激素治疗，效果欠佳。来诊时患儿除上述症状外，饮食、睡眠及大便、小便均正常。

查体：形体中等，营养欠佳，神乏，面㿠。四肢、手足、面部及唇周散在皮疹见上描述。咽无充血，心、肺听诊未见异常。腹部平软，无压痛及反跳痛，肝脾未触及。唇干色淡，舌质淡红，苔薄黄，脉数。

检验：血常规示嗜酸性粒细胞偏高，余未见明显异常。食物特异性 IgG 抗体检测及过敏原检测示患儿对多种物质均产生不同程度的不良反应，食物以牛奶、鸡蛋、海鲜、小麦为主。接触物以艾蒿、动物皮毛、尘螨为主。总 IgG > 200IU/mL。尿、便常规未见明显异常。

诊治：诊为过敏症。辨证：食积内热，卫阳亢奋。治以标本兼顾，治调并用，见证治外，无证调里。旨在改善症状，调和内热，平抑卫亢。处方：柴胡、银柴胡、白鲜皮、石韦、地肤子、生地黄、牡丹皮、防风各20g，艾叶、乌梅、防己各10g。4剂，水煎服，2日1剂，1日3次，口服。对过敏反应严重的食物及外界接触物暂时避免接触。二诊：患儿一般状态尚可，前证略有改善，肤痒明显减轻，纳可、寐安，大、小便正常。前方加甘草5g。继用4剂。三诊：患儿神清，病情稳定，皮损明显减轻，肤痒基本消失。于前方加绞股蓝10g。7剂。四诊：患儿精神活泼，皮损基本消失。于前方加灵芝8g。7剂。五诊：患儿基本状态良好，食用鸡蛋及奶制品等未见明显异常表现，于前方加枸杞子15g。7剂。随访1个月，患儿状态平稳。

讨论：过敏症，是现代西医儿科学论述的一种体质过敏的综合症象。此与遗传有关。过敏领域所发生的症象较多，日常多见的有湿疹、眼炎、鼻炎、气管炎、肺炎、肠炎等。若见其一属于单发者。本文对过敏引发3种以上部位出现的症象，则概称过敏症加以辨证施治。任何部位发生症象，均可依其表现辨证施治并非难为。不易者为多领域过敏的复杂症象和过敏反应过后的平和状态，有症治症，无症呢如何施治。根据本病的复杂经过和病情特点，尤其病家要求改变此种过敏性体质现状，至少要求对任何刺激不发生异常反应，从而保障安然无恙。对过敏症治疗提出如此高要求，应是医者的崇高责任。有鉴于此，本文研究，本着中医理论为指导，结合病人实际，以离经不判道的原则进行探索。从本例治疗效果分析，初步对过敏症的中医机制，以及方药选用组合的新思路，应加以坦诚地分析，探讨。其中理论问题是过敏的中医认识。据本文多年研治本病的经验来看，过敏与卫阳活动有关。卫在中医学中与营并论称谓营卫，经云：营行脉中，卫行脉外，此论为营卫进行定位，并示其关系相关整体。如果讲卫，卫是卫外。如《素问·卫气通天论》曰："阳者，卫外而为固也。"《素问·痹论》又曰："卫者，水谷之悍气也。"卫多与气、分等相提并论。卫在经论中，最早的理论是：卫气属于阳气的一种。生于水谷，源于脾胃，出于上焦，行于脉外，其性刚悍，运行迅速，传导流利。具有温养内外，护卫肌表，抗御外邪，滋养腠理，开合汗孔等功能。在《灵枢》中之营卫生会、本脏、卫气、卫气失常、卫气行等篇均有论及卫的诸般细节。如此说来，卫与西医的神经、内分泌之类关系如何。本文不强调此种相关问题，因为这是医学领域的不同理论体系。卫在过敏症发生过程中的中医理论认识和理解，是卫的功能存在特殊性，至少说卫阳呈现亢奋特性，具有此特性的形体，平时亢奋性在而不动，呈隐性状态，其外并无任何表现，一旦遇有内伤、外感之类，触及则隐性卫亢之体则刚悍之性大作，不同部位而见是证。临床所见的湿疹、鼻炎、气喘等过敏性疾病发作是难免的。由此而言，对本病之治之理之药，会有一个初步线路可行。实践是检验理论的标准。通过本文病例的研究治疗实践。至少是近期不仅症状缓解，而且触发之物类，亦不致敏。机体对致敏物类有抗御能力，此力者何，卫也。去症治标，调卫治本。如此理论，实践再实践，不断探索，不治之症由不可能变为可能。言理之余，关于本例治疗方药机制，其视角有二，一是传统认识，二是更新理解。方中药物有柴胡、银柴胡、白鲜皮、石韦、地肤子、生地黄、牡丹皮、防风、艾叶、乌梅、防己。从本例证治结果的实际，审视本方的功效机制为综合性，其中治风、治毒、治热、治血、治卫、治湿；有攻，有补，有和，有解，有温，有凉，如此群防、群治，实出于探讨、研究、攻关、克难之举。鉴于过敏体质大有人在，发病率居高不下，研治此病任高路远，要下大力气，寻求新方药，解决世界性难题。本文所论之例，并非偶然，而是多年实践，取得的初步线索，如若成功，尚须努力。本例资料实践为一，理论探讨纯属遐想，权作抛砖引玉之饵。

痒　疹

　　痒疹是小儿常见的一种以痒和疹为特征的皮肤病。本病不仅痛苦，而且难治。其病与变态反应有关。《诸病源候论》的"风瘙隐轸生疮候"即包括本病在内。为血虚风袭所致。

　　病案：血虚风袭。

　　齐某，男，3岁。1972年3月1日诊。

　　病史：患儿于1岁之后，肢体见有红疹，未加注意。于诊前1年，红疹增多，反复出现、疹出则痒，挠抓之后不痒，但疹变黑褐色斑点，而迁延愈。病后饮食尚好，睡眠欠安，大、小便正常。用过多种皮肤搽剂，均未收效。

　　查体：神清、气和、面㿠、唇干。舌苔薄白、舌质淡红。四肢伸侧、腹背部见有散在的淡红色斑丘疹，部分疹尖为暗褐色，无水疱及消肿现象。心、肺、腹部听、触诊未见异常。脉沉有力。

检验： 查过敏原均为阴性。

诊治： 诊为痒疹。辨证：瘾疹，为血虚风袭。治用祛风养血，通络止痒之法。处方：徐长卿5g，当归5g，丹参5g，蝉蜕5g，路路通5g，白芍5g，蒺藜5g，蚕沙5g，甘草2g。水煎服。合用治痒散（丹参、路路通、徐长卿、蝉蜕、蚕沙、浮萍）。每次0.5g，1日3次。经治14天，疹退无新疹发生。前方继服14天，一般状态如常。更方：黄芪5g，丹参5g，何首乌5g，当归5g，党参5g，女贞子5g，麦冬5g。水煎服3周。休药3个月未见反复。再黄芪5g，当归5g，何首乌5g，玉竹5g，龙骨5g，牡蛎5g。水煎服12天而愈。

讨论： 痒疹之例，凡治者均获效，其理治疹止痒不养血，其治不过半。本例用方重在当归，用以养血，首诊用，复诊亦用。方药与成药之组成大致相同，均为养血、祛风之剂。疹退提示风已去，但血虚仍在，再次风袭仍可再发。所以，复诊之方以养血、益气为主，巩固疗效。

身　痒

身痒指皮肤瘙痒而言。在儿科临证中时不时见有身痒的患儿就诊。本文以毒、风、卫三字为纲施治取效。

病案： 毒风犯卫。

曾某，男，7岁。1988年6月6日就诊。

病史：患儿幼患湿疹，3 岁始愈。平时易感，用抗生素治之速愈。此次起病于春，症见身痒，以肢体阳侧为重，日夜皆作。用过外擦、脱敏诸剂全然无效。每痒必挠。饮食欠佳，睡眠不安，大便干，1 日 1 次，小便黄。

查体：神清气和，营养中等，胸背皮肤挠痕明显。面色黄褐，口唇干红，舌苔白薄，舌质淡红，咽不红肿。心、肺及腹部均未见异常。脉沉有力。

检验：对螨虫过敏。

诊治：诊为身痒。辨证：毒挟风邪犯卫。治用解毒祛风，调和卫气之法。处方：苦参 3g，白鲜皮 10g，地肤子 10g，熟地黄 10g，徐长卿 10g，蝉蜕 8g，僵蚕 10g，蛇床子 10g，稀莶草 8g，白蒺藜 8g。水煎服，1 日 3 次。合用苦参 50g，老醋浸泡，漫药 3 指，48 小时用棉花蘸药汁涂擦患处，1 日 2～3 次。依此治疗用 15 天症减，1 个月病愈不痒。

讨论：身痒日久十分痛苦。小儿处于生长发育过程，身痒影响生活活动，尤其夜间睡眠不足对健康不利。一般治疗效果不理想。本文病例以苦参为君，其功在毒、风、卫三调。内服外用并举。余药除熟地黄为使固正之外诸品，共奏解毒、祛风，进而卫和而痒去。

血管性水肿

本病又称血管神经性水肿，属于荨麻疹的范围，为变态反应性疾病。此病以皮肤及皮下组织发生局限性水肿为特点，儿童多见。

病案：脾虚风袭。

王某，男，4 岁。1996 年 7 月 3 日就诊。

病史：患儿平素体健，曾患几次感冒，对青霉素过敏，历次有病均服中药治愈。此次起病 3 个月之久。初起于晨，醒来发现双侧眼睑浮肿，体温不高，经医院检尿未见异常。未服任何药物，至午睡后浮肿消失。次日晨起又见浮肿，由于无其他不适，未引起家人注意。晨起浮肿持续 6 天不治而解。稳定 7 天左右又见反复，此次浮肿虽较前轻，但持续时间较久。诊前 3 天外感，自服西药退热剂的次日又见口唇浮肿。经某院医生检查，见背部皮肤划痕显著，再次验尿无异常改变，诊为血管性水肿。建议用肾上腺皮质激素治疗并服维生素类，尽量避开致敏因素。因孩子对西药有过敏史，故求中医治疗。现症除晨起眼及口唇浮肿明显外，饮食、睡眠及大便、小便均为正常。

查体：神清气和，活动如常，营养一般，面色不华。双侧眼睑和上唇浮肿，重时肿处发紧而亮。舌苔白薄，舌质淡红，咽不红肿。心、肺未见异常。腹部平软，肝脾未触及。四肢末端未见浮肿，阴囊正常无浮肿现象。脉沉有力。

检验：血常规和尿常规未见异常。

诊治：诊为血管性水肿。辨证：局限性浮肿，脾虚风袭。治用健脾祛风之法。处方：麻黄 3g，茯苓 10g，白鲜皮 10g，徐长卿 10g，白术 6g，苍术 6g，地肤子 10g，蝉蜕 10g，甘草 3g。水煎服。治疗 4 日浮肿消失。继服 4 天未见反复。前方减麻黄、白鲜皮，加黄芪 10g，当归 5g，大枣 6 枚。连服 16 天，未见浮肿。休药 3 个月，病情巩固。

讨论：血管性水肿，原称血管神经性水肿，其发病与荨麻疹类相似，均属过敏性病。本例为过敏性体质，对药有过敏史，此

次患病亦属过敏所致。过敏原无从查起，又虑西药不适应。中医
从病情实际辨为脾虚风袭形成。脾虚湿蕴，运化不周，浮肿起落
从速皆风所为，风者数变，包括过敏类因素。因此，治疗健脾祛
风佐用利湿之法。风去敏消，脾壮湿利。方中茯苓、白术、苍
术、甘草为治脾要药；麻黄、白鲜皮、徐长卿、蝉蜕、地肤子祛
风利湿。本病水肿虽为主症，渗湿利水必当其然，可惜健脾祛风
之前用过五苓散加淡竹叶、白茅根以利水治之 4 日无效，故尔本
方取效。

重型药疹

近年来由于抗生素类的广泛应用，伴随而至的药物的异常反
应亦不断增多。以祛风化毒汤为主，随证加减治疗药疹案例较
多，兹选 5 种重型药疹病案介绍如下。

祛风化毒汤组成。防风 10g，白鲜皮 10g，徐长卿 10g，僵
蚕 10g，紫草 5g，黄芩 10g，黄连 3g，苦参 3g，柴胡 10g，甘草
3g。功能祛风化毒，凉血消疹。

病案一：麻疹样药疹。

祝某，男，14 个月。2001 年 4 月 16 日就诊。

诊前 10 天起病，诊为哮喘性支气管炎服中药好转。诊前 1
天咳喘又重，注射青霉素剂后 3 小时患儿烦燥。头面发疹，渐及
全身，红色丘疹遍及全身，类似麻疹，肤痒不安。病后精神状态
好，体温不高，一般活动无异常。检查除原病及皮疹外，亦无特
殊所见，临床除外麻疹。以药疹论治，服祛风化毒汤加减。处

方：防风 5g，白鲜皮 5g，徐长卿 5g，僵蚕 5g，紫草 1g，黄芩 5g，黄连 1g，苦参 2g，柴胡 5g，甘草 1g，葛根 2g。水煎服。治疗 4 天疹去未留痕迹而安。更方：巩固扶正方。黄芪 5g，当归 2g，白术 5g，乌梅 3g，桂枝 2g，生地黄 5g，五味子 2g，甘草 1g。水煎服。用药 14 天而愈。

病案二：猩红热样药疹。

王某，女，4 岁。1999 年 5 月 10 日就诊。

患儿素有过敏史。此次因外感发热伴咳嗽，用抗生素类注射和口服消炎解热剂之后，热降，但全身发疹，猩红色弥漫，压之退色。体检除外猩红热，一般状态尚可，按药疹用祛风化毒汤加玄参 10g。治疗 4 天而愈。同用上例之巩固扶正方善其后。

病案三：荨麻疹样药疹。

李某，女，9 岁。1999 年 8 月 4 日就诊。

患儿有过敏史，此次因腹泻用磺胺类药物后起病。症见身痒，发疹，呈斑片状，重者成块，搔后肿痒加重。疹色红白相间，以面部、四肢居多，对称分布。其他无明显改变，查体除皮疹外未见他变。以药疹论治，服祛风化毒汤加麻黄 5g。治疗 8 天疹消，未服善后药而愈。

病案四：湿疹样药疹。

潘某，男，2 岁。2000 年 3 月 10 日就诊。

患儿出生后头面部有湿疹，大便常稀，佝偻病明显。平时易外感，常用抗生素类药物。此次因中耳炎用抗生素药治疗 1 天，全身湿疹泛发，密集，尤其面部皮肤布满湿疹，疹色暗红，丘、点状并存，甚者成片。患儿痒痛不已。病后体温不高，精神状态尚好。有关检查未见异常。诊为湿疹样药疹，服祛风化毒汤加地肤子5g。水煎服。治疗4天皮疹稍减，服药12天皮疹消退。继服巩固扶正方，历时1个月。

病案五：紫癜样药疹。

金某，男，6岁。2001年5月9日就诊。

患儿生后体健，很少罹疾。此次因肠道感染，身热，稀水便，静脉滴注抗生素，并口服西药（不明）之后出现紫癜。检查所见，紫癜初见于头面部，为红色针状疹，渐及肢体，色渐深，并呈紫红，大小不等，呈散在性分布，无痒痛。皮疹压不退色。除皮疹外未见其他部位有出血征象。有关检验除外过敏性紫癜和血小板减少等疾病。以紫癜样药疹，服祛风化毒汤加牡丹皮10g。水煎服。连续用药10天。疹消未见新疹再发。继服巩固扶正方20天休药。

讨论： 应用祛风化毒汤治疗过敏性药疹，除上述5种外，对药物性红斑、固定性药疹、水疱性药疹等治疗均收良好效果。中医对药疹的认识，历来注重邪毒之说，素有无毒不热，疹由毒发的认识。所以，化毒是治疗药疹的关键。毒所致病，又与风有关，风为肝所主。患儿发生药疹的内因，为肝经蕴热，若药毒动肝，则病疾速而作。因此，过敏性药疹的起病大多快速，治疗得当其退亦捷。祛风化毒汤由祛风和解毒两组药物组成。本方对药物过敏所致的皮疹疗效较好，其组方经现代药理研究，不仅具有抗炎、抗过敏效果，而且对致敏过程尚有干扰作用。

指趾发绀症

指趾发绀症，为暂称，是一种原因不明的病证。临床以手指、足趾之末端发生青紫为主的疾病。一般文献难查，所治无方。本例为罕见之证。

病案：血瘀肢末。

姜某，女，9 个月。1976 年 4 月 19 日诊。

病史：患儿为第一胎，足月顺产。母乳喂养，8 个月加辅食。发育良好，家庭环境清静、卫生。8 个月注过麻疹疫苗。近 1 个月未患疾病，亦未用过任何药，未接触异常物品。突于诊前 5 天起病。症见：手指、足趾之末色青，渐重变紫，但不肿。病后不发热，无吐泻等不适。经八家医院、多科检查未明确诊断，但印象不少，如过敏症、中毒症、色素沉着症、乏氧症、瘀血症、循环不良症、血管神经症、雷诺现象等。由于患儿一般状态好，未服任何药。

查体：神清、面㿠、唇淡。舌苔薄白、舌质淡。心、肺、腹部未见异常。指趾之端，甲盖之下色紫绀、不温、未肿、无痛感。指压色不变，束脉则色深。脉沉无力、纹淡。

检验：血常规、尿常规及血红蛋白均正常。冷、温水试验无变化。

诊治：诊为指趾发绀症。辨证：肢末青紫证，肢末即四末乃脾所主，紫绀为瘀，症象表现为寒，时至春末风冷之月。分析本例多由寒冷之气伤脾，邪阻经络，血行不畅，营卫失和，阳不运末，而致血滞而瘀。治用温经，活血，通瘀之法。处方：当归5g，桂枝3g，生姜3g，丹参5g，乌药5g，甘草2g。水煎服。合用温浴之法。经治4天而消尽。复用冷水浸泡亦未见色变。不及4日而愈。

讨论：本病仅限指趾发绀，明显病因难查但依证而辨，所治取效。说明本例与寒冷所伤、素脾内寒、阳气虚有关。用方之桂枝、干姜、乌药温脾暖经、通畅而行，当归、丹参通瘀、活血，甘草调和，用药不足4天则症去。

夏季热

夏季热，在我国南方多见，北方特别少，本文所治者仅3份病例。临床以夏季发病、长期发热、口渴、多饮、多尿、汗闭、预后良好为特征。

病案：暑湿伤脾。

潘某，女，2岁。1964年6月24日诊。

病史：患儿于诊前1个月起病。症见：发热，当时体温38.3℃上下，口渴，能饮，多尿，无汗，乳食不减，夜间不热，睡眠安，大便好。曾经2次住院检查，除外结核病、风湿热、糖尿病、尿崩症、以长期发热为主的病证，反复用抗生素治疗无效。中医又以消渴治疗多时亦无效果。

查体：精神状态一般、营养欠佳、面色不华、口唇干淡。舌苔厚白、舌质红。心、肺、腹部未见异常。脉数无力。

检验：血常规、尿常规、便常规、X线胸片、血糖、血培养、血沉等均属正常。

诊治： 诊为夏季热。辨证：暑湿伤脾，化热久困脾经，脾伤致胃、肺、肾诸经失和而病。治用清暑健脾，利湿增液之法。处方：苍术 5g，白术 5g，黄芪 5g，太子参 3g，生地黄 5g，天花粉 5g，淡竹叶 5g，乌梅 3g，银柴胡 5g，青蒿 5g，藿香 5g，荷叶 5g。水煎服，连服 7 天热降，症减。更方：太子参 3g，生地黄 5g，麦冬 5g，石斛 g，佛手 5g，麦芽 5g，山楂 5g，白术 5g，莱菔子 5g。水煎服。治疗 16 天诸症消退，一般状态如常而愈。

讨论： 本病在北方，医者很少顾及。但本例久经诊治无效，据病家提示，虽然有热，但遇冷则降，如早晚、睡在阴侧、开放风扇等体温稍降，甚至平温。由此确为夏季热，而用清暑之剂，如藿香、荷叶、青蒿；健脾之苍术、黄芪、太子参、白术；利湿用淡竹叶；生津增液加生地、天花粉、乌梅；银柴胡去热。治疗 7 天热降而愈。

淋巴瘤

淋巴瘤是淋巴结或其他淋巴组织发生的肿瘤。由于病型不同，预后亦为悬殊。本文病案为良型。

病案： 毒结气血。

韩某，男，9 岁。1986 年 8 月 10 日诊。

病史： 患儿于诊前 1 个月起病。症见：发热，体温为 38 ～ 39℃，每天都热，有时汗出、不咳、未吐。一般情况尚好，仅颈部淋巴结肿大，以淋巴结炎用多种抗生素治疗，炎症不减，局部不痛。由于家人从医，疑病他变。遂于专科会诊，经局部切片证实为淋巴瘤。以中药试治。

查体：神乏、面赤、形瘦。颈部淋巴结多处明显肿大，大的如大拇指大，不红，无波动，压痛亦不明显，质硬不移，表面不平。舌苔白厚、舌质红。心、肺、腹部未见异常。脉数无力。

检验：淋巴结切片，病理检查为淋巴细胞增生。

诊治：淋巴瘤。辨证：毒结气血，郁而结块。治用解毒清热，化结软坚之法。处方：柴胡 15g，黄芩 15g，守宫 10g，蜂房 10g，夏枯草 10g，猫爪草 10g，功劳木 10g，海浮石 15g，白蔹 10g，蜈蚣 2 条，藤梨根 10g，女贞子 10g，橘叶 15g，石斛 15g，瓦楞子 15g。水煎服。治疗 14 天见效，热降至 37.1℃。继服 7 天，不热，局部肿见消，变软。又服 14 天，体温平稳，淋巴结肿消退。前方未动继服 10 日，复查一切如常，临床治愈。

讨论：淋巴瘤，属何杰金氏病的淋巴细胞优势型。此型恶化程度较低，治疗及时，多可获愈。本例为试治者，因为是医者之子，所以对治疗用药能协力合作。初用此剂，病有起色，一方服到底，历时 45 天未加变动，可见效不更方世医皆知。疗效如此之好，一是病变程度属良不恶，二是药物集中抗癌。方药由解毒、清热、散结、软坚等药物组成，药物攻坚不宜断歇，一气呵成比节节为营好。

弥漫性脱发

本病，中医称油风，俗名鬼舐头，属皮肤科范围，儿童所见不多。病虽危害不大，但精神心理压力难以承受。本例因哮喘治愈后，求治本病心切，无奈，以中医肾肺不足、气血失调、内毒外风等理论为指导，颇费心机，历经 2 个月治疗，获愈。

病案：发失濡养。

汪某，女，4 岁。2013 年 1 月 2 日就诊。

病史：患儿素体不足，平时易感，曾有湿疹、鼻炎、哮喘等病。每次发病必用抗生素类治疗。此次就诊，缘于 2 年前，突然头部眉间毛发脱落，家人负担甚重，往来多处诊治，疗效不佳。此次因治哮喘获愈，接之求治脱发。患儿病后，饮食、睡眠及大便、小便均未见异常。

查体：形体中等，行动自如，神乏面㿠，营养欠佳，头光眉秃。口唇干淡，舌苔薄白，舌质淡红，咽不红肿。心及肺部听诊未见异常。腹部平软，肝脾未触及。脉缓无力。

检验：血尿、便及心、X 线胸片均未见异常。

诊治：诊为弥漫性脱发。辨证：油风证，肾肺不足，气血失调。治用理气活血，解毒去风。处方：内服当归 10g，熟地黄 10g，川芎 10g，天麻 3g，羌活 3g，木瓜 8g，菊花 10g，巨胜子 10g。水煎服，1 日 3 次。合外用艾叶 10g，菊花 10g，蔓荆子 8g，藁本 10g，荆芥 5g，薄荷 5g，防风 8g，藿香 8g。水煎，擦洗头部，1 日 2 次。治疗 2 周。二诊：患儿一般状态尚可，头眉未见改变。治改补肾益肺，养血生发。方药：内服黄芪 10g，当归 10g，熟地黄 10g，太子参 3g，山药 10g，黑芝麻 10g，黑豆 10g，巨胜子 10g，何首乌 10g，侧柏叶 10g，玉竹 10g，骨碎补 10g，墨旱莲 10g，菟丝子 10g，诃子 5g。水煎，1 日 3 次。合外用附子 2g，白蒺藜 10g，侧柏叶 10g，蔓荆子 10g。水煎，擦洗头部，1 日 2 次。服药 3 周。三诊：患儿精神状态好，头发萌发，可见

绒毛丛生，色偏淡。治用生发黑发固本为主，处方：内服巨胜子
10g，黑芝麻 10g，黑豆 10g，侧柏叶 10g，诃子 5g，当归 10g，
熟地黄 10g，羌活 3g，枸杞子 10g，墨旱莲 10g，何首乌 10g，女
贞子 10g，山茱萸 10g，白蒺藜 10g，豨莶草 5g，黄芪 10g，五味
子 3g。水煎，1 日 3 次。外用骨碎补 30g，侧柏叶 30g，黄芪 15g。
加低度白酒 300mL，泡 7 天，去渣留汁，擦头部，1 日 2 次。治
疗 3 周。四诊：患儿一般状态佳，精神愉快，头发生长良好，色
黑又亮，但眉毛长出而不密。5 个月复查，恢复如常。

讨论：就证治概况而言。患儿以哮喘病求治，体检又见头发
全脱。病家急于哮喘、秃发并治，但脱发证乃皮肤科难治之证，
根据患儿平素易感，久用抗生素之类，并有湿疹、鼻炎诸病。取
先治哮、理顺药、后治发的原则。按常规治哮 2 个月获愈。病家
急于求治脱发，岂不知，患儿头眉之发全脱 2 年，久治不愈，其
因一时难寻，本着中医理论，发者肾之华，血之余，为肺所主，
起病急属风，故中医称之为油风。依此理，将治肾、治血、治
风、治肺为原则，以选方用药，在全疗程中用药有当归、川芎、
天麻、羌活、熟地黄、木瓜、菊花、艾叶、蔓荆子、藁本、荆
芥、薄荷、防风、藿香、侧柏叶、玉竹、骨碎补、何首乌、墨旱
莲、黄芪、菟丝子、黑豆、巨胜子、诃子、太子参、山药、黑芝
麻、附子、白蒺藜、豨莶草、五味子、枸杞子、女贞子、山茱萸
等。上述诸药乃初方、复方、再方三次内服。

就疗效机制而言。求效易，谈理难。本例经治获愈，其疗效
机制仍然从治疗之初论述。先医有论，治发必从肾入手，祛风、
理血、益气而促发生。生发为要，而生黑发又为至要。方中所列
药物，从中药学角度审视，其治风、治肾、治血、治肺之功能一
目了然。风去，肾扶，血调，肺足仅利于发生而已。生发，尤生

黑发之剂，在方药中至少有五，如黑芝麻、黑豆、侧柏叶、诃子、巨胜子。其一，黑芝麻，《本草经》称胡麻，别称巨胜。《名医别录》则称黑芝麻为巨胜子。有养血生发之功。其二，黑豆，《本草图经》《食物本草》认为黑色通明，为肾之谷。《养生宝典》述有乌发明目功用。素有黑豆乃黑发娘子之美称。清宫乌发散中黑豆与黑芝麻同居要位。近时有称黑豆为脱发之最佳食品。追溯宋代《太平圣惠方》载有生发神效膏方（黑豆、苣蕂、诃黎勒皮）外用。其三，侧柏叶，《药性论》记侧柏叶治脱发。其早在唐代《备急千金要方》的鬓发脱发用方即有侧柏叶、附子与猪膏为剂。其四，诃子，即诃黎勒，《本草图经》及《南方草木状》（晋、嵇含撰记广南植物）均谓：作饮，变白发令黑。其五，巨胜子，此药与前述诸药不同，其他药物，大多名正言顺，最多是异名问题，巨胜子不仅是名不正，而且言亦不顺。为了其正其言，兹加赘言。

巨胜子独白。巨胜子在本例治疗中，治疗伊始，病家自备随方加入，1 日 10g，水煎服。有关巨胜子一药不仅历史之说纷纭，而且，其旧事也多。早在 1954 年，自学中药，对巨胜子有疑，请教于三位老中医，3 人均云巨胜子即生菜子，并能生发。仅此一说令我 60 余年不忘，并结合有关论述，遂将巨胜子一药，列为治疗之要剂，并且由始而终。为进一步探究巨胜子，又从有关文献获知该药不仅异名多种，而且应用亦不规范。恰好如《本草纲目》所说："药有数名，今古不同。"据《简明中药药名辞典》所列，中药别称少者有几种，多者达 50 种。巨胜子之别名虽然不多，但从古今文献所载，其历也并非一般。早在《神农本草经》中，将巨胜列为胡麻（黑芝麻）之异称。后来的《名医别录》又称黑芝麻为巨胜子。《全国中草药汇编》记述，现时称巨胜子的药物，尚有华续断之子、拉毛果之子、莴苣之子。莴苣之俗称即生菜，其子谓生菜子。《中药大辞典》认为，莴苣子即白苣子、苣胜子、生菜子，为菊科植物。《本草纲目》又记莴菜和白苣。《名医别录》认为胡麻与巨胜不同，其别在于茎，茎方者名巨胜，茎圆者名胡麻。另有称胡麻中，一叶两荚者为巨胜，并说叶可生发。另说莴苣菜即民用生菜，此菜不宜煮食，故生用为佳，此谓生菜。生菜即莴苣之叶，其茎称莴笋，而子则称生菜子，即巨胜子。《本草纲目》称白苣以别于胡麻（黑苣胜、黑芝麻），但白苣之余，又提出莴苣，二者大同小异，每可混同，功用相似。引人注意的是莴菜原产于莴国及地中海沿岸，故有莴菜之称。秦汉以后我国各地均有种植。综合前述。巨胜子即生菜子，在本文应用已将巨胜子与黑芝麻并列方中。巨胜子之功用不仅来源于老中医传承，而且《青岛中草药》认为生菜子有乌发作用。故本文所用的实际效果，提示巨胜子安全有效，其效大小，当居何次，理应深入研究。不过从整体疗效来看，尚为满意。疗程长短，与《中国现代名医验方荟海》所辑，22家脱发的治疗时间大多在2个月左右，两者相差不大。

附 篇
拜师会引领《鲁府禁方》的趣事

奉读《鲁府禁方》

附篇是由于与病案有关而选录的。2010 年秋，为所治一例肝硬化腹水患儿，查找古今文献时结识了《鲁府禁方》，该书分福、寿、康、宁四卷。由龚廷贤主编，通览之余，方知其中故事情节感人。禁方，原称秘方，是山东鲁王的府中藏方。据鲁王（朱元璋第十世孙）称三畏。其在序言中讲：从袭王位以来，已经数载，他特别留心医药，关注民间疾苦，因此，广泛搜集民间秘方、验方。后来王妃患了鼓胀证，藩医不救，幸有龚廷贤药到病除。鲁王为感激龚廷贤救命之恩，奖之以匾，题曰"杏林状元"。同时获知龚廷贤所著《医鉴》《回春》《仙方》《神毂》四书盛行于世。推其心仁且厚，兹今所蓄秘方，厘为四卷，题曰《鲁府禁方》悉附诸梓。龚廷贤喜受良方，与自己所集验方。经过编辑于明朝万历二十二年（1594）刊行问世。书中卷三康集述有小儿惊风、疳积、吐泻、痢疾、疟疾、咳嗽、牙疳、口疮、预解胎毒、痘疮、小儿杂症（丹毒、诸虫、夜啼、感冒风寒、内伤饮食、心痛、伏暑热、心膨气胀、霍乱吐泻、肚腹疼痛、小儿急慢惊风，一切病症）。每病证之下均有不同方药，其中单方、复方、内服、外治均在其中。书中焦点是卷二收集的鼓胀一证。为龚廷贤给年近五旬的鲁藩国国母所患鼓胀病治疗用药的全程记录，资料翔实，经验可贵。鼓胀证治愈之例，如此完整，史无前例。经验指出，辨证细密，治法从新，方药恰当，始起沉疴。龚廷贤在群医百攻之余，大补脾肾找回复生之源，为治愈本证开创新纪元。依古人之法治今人之病，其效如神。文前患儿鼓胀，用车前子、泽泻、白茅根等攻水不效。重用黄芪、党参、白术、茯苓之类，症反减缓。此，千方易得，一效难求。百药易得，一法难知。组方遣药，其驭在法。

敬重龚信，崇尚龚廷贤

龚信为父，龚廷贤为子。古代医家名医辈出。史至明代，各科名流数不胜数。对龚氏家学情有独钟，而始于龚廷贤妙手回春，攻克鼓胀证，所用之法独特、高超。龚氏家医皆全科而名于世。

敬重龚信。1962年在备儿科课的参考书《古今医鉴》和《万病回春》等书的读古典笔录中始知龚信是明代江西人。在太医院任过医官，他精于医术，是著名的全科医学家。他在《古今医鉴》的著述中体现了古之经典与今时之术统揽全书成为医者之鉴。作者明析："医家门路，须要指下明，而后病源悉，药性熟，而后证治投。"全书特点是选方用药，其云："所辑古方，今方，皆必验之有效者始录入。"临证治哮喘用五虎二陈汤（麻黄、杏仁、石膏、甘草、细茶、陈皮、半夏、茯苓、甘草、人参、木香、沉香），即钟于此。龚信传其子龚廷贤，尝言："良医济世，功同良相。"子龚廷贤不负父望。幼承训，攻医理，临证不泥古。龚廷贤不仅继承父业，而且医术多有新见，治病疗效与众不同。特别他治愈山东鲁王妃的鼓胀证，名震海内，获"医林状元"之美称。龚廷贤不仅医疗技术超群，而且著述颇丰，令人关注的是《万病回春》和《寿世保元》。两书均系综合临床系列，相距几十年，但内容大不相同。综观其方，虽以古方为重，但其加减幅度力大。临床强调古方今病必须相济，因此，提倡用古方治今病必创新方。他的著作特别多，但其内容均为与时俱进之精品。龚廷贤寿至九十三岁。其子龚守国、龚守宁皆以医知名。龚廷贤治病之方，临床应用疗效非凡。但其辨证之法，理论贯通，尤此对其应用尚要在有字处会意，更要在无字处领神。龚廷贤之术，魂之在法，此令人崇尚之精华所在。（1962年笔录）

龚廷贤用蝉蜕巧治脱肛

　　龚廷贤（1522—1615），幼习儒业，后承家学，成名后入御医院任太医吏目。龚氏曾游医行于四方。悬壶之处涉及江苏、浙江、河南、河北、山东、北京等地。一日在中州一带行医，地处乡俚。缺医少药。在回程路上遇一妇人背儿疾走求诊。龚医见儿肛已脱。随问乡俚有蝉蜕（知了）否？围人齐曰屋前后树上有，夜晚齐鸣。入夜乡人捕捉数十只。可惜蝉身上无壳。次晨于树下拾到蝉壳。龚医亲自试用将蝉蜕加热烧黄为粉，点在患部，其效如神，遂记录在案并写入《鲁府禁方》书中传世。考：蝉蜕在《本草经》中品称蚱蝉。治小儿惊，生于杨柳树上。群众叫其"知了"。由于蝉的叫声很别致，因此，不少文人写蝉咏诗，如"过门无马迹，满宅是蝉声"。蝉的应用古今有别。如《太平圣惠方》治小儿风热心悸用的是蚱蝉散。主要是蝉身。明代以来多用蚱蝉羽化后的蝉壳，称谓蝉蜕。龚廷贤用的是蝉蜕。蝉蜕的应用最早以小儿为主，逐渐涉及内、外、妇、肤、耳、目、鼻等科的诸多领域，成为临床各科的常用药。李时珍在《本草纲目》指出：蝉蜕古人用身，后人用蜕，大抵治脏腑经络当用蝉身；治皮肤疮痛风热当用蝉蜕。一般规律是金秋之际，蝉黄昏出土，寅夜脱壳，捕蝉拣壳，顺手可得。龚廷贤治小儿脱肛，适值金秋，乡俚蝉鸣，垂手可得，蝉到病除。此一趣话焉。

　　小注： 撰写本文令我忆起当年指导我备课的云鹏老师。云鹏（1911—1972）是我学习中医授金匮课的先生。毕业留校又和老师在一个教研室工作，并且又成为教学指导老师。和老师坐对面，求教十分方便。老师桌子上摆满了备课用书。其中龚廷贤的书有《万病回春》《寿世保元》等。龚廷贤用蝉蜕治脱肛和蝉蜕古人用蝉、今人用蜕均系云老师讲的。云老师古文功底和中医理论水平双高。他是吉林市的名医，长春中医学院特聘来院任教。他中医经典课讲的明白，书法水平也高。中医药故事特别丰富。我坐在他对面桌，听他讲各种理论、知识，有许多青年教师都来听。为了让我尽快承担儿科教学任务。他将亲笔备课撰写的儿科讲稿、教案全部赠予我参考。至今我还保存在保赤堂的藏书室里。时不时的我还翻阅，不乏其中还有云鹏先师的学术影子。云鹏老师离开我们多年，但是，他讲给我们的不少中医药典故，多少年来，我是永不忘的。我在备儿科课时，云鹏老师就是我的中医药领域活字典。云鹏先生在我的心中永远是导师。

《鲁府禁方》方药选用

　　《鲁府禁方》共有福、寿、康、宁四卷。收入病证 100 余种，每证均有方药，少者 1 方，多者 30 方。每方药味多少不一，少者 1 味，多者达 50 味。其中不乏民间单方。结合临证实际，精选其中数方治疗小儿病收效不凡。兹举如下。

方一：治喘嗽方。

方组：半夏、麻黄、石膏、杏仁、细茶、甘草、川芎、罂粟壳、淡豆豉。

用本方以白屈菜代罂粟壳，加生姜3片，水煎服。临证对小儿哮喘、哮喘性支气管炎、毛细支气管炎、过敏性咳嗽等，症见咳嗽、气喘、痰盛诸证，均可应用。证偏热者尤佳。其止咳、化痰、利肺、平喘效果明显。本方原形为麻杏甘石汤（《伤寒论》），如加细茶则成五虎汤，始载《增补万病回春》。清代儿科盛行用本方治疗哮喘的肺热炽盛，如清代陈复正的《幼幼集成·哮喘证治》：五虎汤治疗哮喘必选之方。五虎汤方的亮点是细茶。在生活中提到茶叶，大多了然。一讲细茶则觉为奇，其实细茶一称，见于《万氏家抄方》，指的是茶叶。本人用此方加茶叶而已。茶叶在五虎汤以增强平喘化痰为著。所以，《医宗医鉴·幼科杂病心法要诀》云："暴喘传名马脾风，胸高胀满胁作坑，鼻窍扇动神闷乱，五虎一捻服最灵。"又歌曰："五虎汤治马脾风，麻黄蜜炒杏仁从，甘草石膏细茶叶，煎服之后喘自宁。"禁方在五虎汤基础上加半夏、川芎、罂粟壳、淡豆豉。提高五虎汤的化痰、理气、活血、止咳、除烦等作用。据考本方治喘嗽乃龚廷贤治内科常用方剂。儿科应用，以白屈菜代罂粟壳疗效不减。凡用之皆效。

方二：扶脾消肿汤。

方组：人参、白术、茯苓、猪苓、泽泻、木通、滑石、木香、麦冬、黄芩、大腹皮、桑白皮、茯苓皮、陈皮、生姜皮、灯草、甘草。

2009年冬，某儿，4岁。原因不明双下肢浮肿，经多项化验未明其缘。以水肿待查，用中医药治疗，初以五苓、八正治之不见起色。后以扶脾消肿汤从治肾转扶脾之法。处方：人参 5g，白术 10g，茯苓 10g，猪苓 10g，泽泻 10g，木通 5g，滑石 6g，木香 2g，麦冬 10g，黄芩 10g，大腹皮 10g，桑白皮 10g，茯苓皮 10g，陈皮 10g，生姜皮 5g，灯心草 5g，甘草 5g。水煎，日服 3 次。服药 2 日尿增、肿消。服药 8 日，恢复正常。据病家讲，西医儿科考虑，中药治好浮肿，疗程短能否与淋巴通畅有关。中医治病，以证为宗，治肾利水不妥，扶脾则安，运化功能祛湿归经而除。此方亦出自龚廷贤之手。分析此方，亦在古例之中，如五皮饮（《三因极一病证方论》）与五苓散（《伤寒论》）去桂枝加黄芩、木通等药。此方化裁之妙，在辨证有别。至少是病未清而肿先去。可见扶脾强运，湿自化，其肿何尝不消。

方三：鼻性头痛试方取效。

方组：羌活、白芷、细辛、川芎、蔓荆子、薄荷、防风、甘草。上八味共为散剂，主治偏、正头风。

用其治疗一患儿，女，12 岁。患鼻炎伴头痛。处方：羌活 8g，白芷 10g，细辛 2g，川芎 10g，蔓荆子 8g，薄荷 8g，防风 10g，甘草 5g。水煎，日服 3 次。经治 8 天，头不痛但鼻不利。上方继服 8 天，症状消除。本方原为制散服用，主治偏、正头风。本文用之治鼻炎头痛，且改服汤剂。与既往治疗，效果偏优。

方四：调气散。

方组：木香、紫苏、槟榔、青皮、香附、陈皮、半夏、甘草、乳香、没药、生姜。水煎服。主治：气滞于内，胸膈虚痞，腹中刺痛。

临证对肠痉挛之腹痛患儿五例，进行治疗，不及 10 天均获治愈。其中一例，患儿，女，7 岁。患腹痛月余。每天发作 3～5 次不等，痛作快，痛性剧。历次发作几分钟而解，每于寒冷和大便干时则痛作频。处方：木香 2g，紫苏 10g，槟榔 8g，青皮 4g，香附 8g，陈皮 10g，半夏 5g，甘草 3g，乳香 2g，没药 2g，生姜 3 片。水煎，日服 3 次。服药 2 日痛减，4 日不痛。经治 2 周获愈。其余 4 例，服药止痛效果为佳，不过 10 天均愈。考据调气散及其类方，史书记载有加。本文调气散出自龚廷贤。龚氏所用方药，临床要求严谨，尤其治病效果必须上乘。

方五：单方备选。

在《鲁府禁方》一书中，尚有部分单方，方药少，制用方便，不妨一用。

1. 枯矾为末，弱人三分，壮人五分，黄酒调服，血从大便下，或口吐一二口即己。治中风不语及打伤败血攻。

2. 熊胆夺命散。熊胆一分研末，凉水调服，立苏。治伤寒热极发狂，不认亲疏，燥热至甚，神效。

3. 千金散。苦实（《本草原始》：为马钱子之别名。）去皮，用香油焙黄色，为末，每服三厘。先吃绿豆汤一二钟，次将药用绿豆汤调服，再吃绿豆汤一二钟，汗即出，治伤寒头身痛。神效。

4. 预防伤寒。六月六日三伏时，采黄蒿阴干，冬至日捣为末，待正月初一日早晨，蜜水调，浑家大小各吃一口，一年不犯伤寒。

5. 梅苏丸，治上焦热，润肺生津。乌梅不拘多少，温水洗净，取肉半斤，白砂糖半斤。上为细末，入南薄荷头末半斤，再捣成膏，丸如弹子大，每用一丸，口中噙化，行路备之解渴，极妙。

6. 瓜蒌膏，治上焦痰火如神。取青嫩瓜蒌洗净，切片捣烂，用布绞取汁二碗，入砂锅内，慢火熬至一碗。加真竹沥一小盏，白蜜一碗，再熬数沸，磁罐收贮，每用一小盏，倾茶瓯中，白滚汤，不拘时服。

7. 治血痢。用苦参炒为末，每服半钱，米汤调下。

8. 治噤口痢，不思饮食。莲肉不拘多少，为细末。每服二钱，蜜水调下。

9. 治久痢。酸石榴皮一个劈破，火烧黑灰为末。每服二钱，不拘时，米汤调下。作丸服亦可。

10. 治赤白痢疾久不止者，神速。乌梅六七个，烧存性，为末，空心黄酒调，一服见神效。

11. 治翻胃转食。用干柿饼三个，连蒂捣为细末，酒调服，如神。

12. 治气结聚心下不散。用桃树上不落干桃子三两为末，每服二钱，空心温酒调下。

13. 将军丸，治吐血不止，一服如神。大黄酒拌，九蒸九晒，为末，水丸。每服四五十丸，白滚水下。下血用条芩汤下。此丸亦可用于治疗眩晕。

14. 独参丸，治癫狂。苦参不拘多少，为末，炼蜜为丸，如梧桐子大。每服二三十丸，薄荷汤送下。

15. 治五疸黄肿。绿矾不拘多少，炒至白色。上为细末，煮枣肉为丸，如樱桃大，每服五丸，早晨、午间、晚上各一服，用冷黄酒送下。忌醋、生冷、发物。百发百中，或有虫即吐出。

16. 独乌膏，治风寒头痛，服药不效。川乌一两为末，醋调如膏，涂于顶、脑角、太阳、风府处，须臾痛止。

17. 治鼻流臭黄水。用丝瓜藤近根三尺许，烧存性，为末，酒调服。

18. 治舌肿方。用百草霜，醋和敷舌上下，脱皮，须臾立消。

19. 治舌出血。炒槐花为末，掺之立止。

20. 治肺痈。薏苡仁略炒为末，糯米饮调服。或入粥内煮吃亦可。或水煎服。当下脓血而安。

21. 治心腹暴痛不可忍，神效。紫色香附三钱为末，热黄酒调下。

22. 治全身骨节痛久治不愈。木通不拘多少，酒煎，服之立止。

23. 小肠疝气方。荔枝核不拘多少，炒过为末，每服二钱，空心热酒送下。

24. 大便下血方。白茅根不拘多少，煎汤服之，立止。

25. 脱肛。蝉蜕烧黄为末，点即上。

26. 治小儿泻。赤石脂为末，面糊为丸，如黍粒大。每服十丸，米汤送下。

27. 治小儿一切痢疾。五倍子不拘多少，炒黑色存性，为末，葱汁为丸，绿豆大。每服一二十丸，生姜汤送下。

28. 治小儿口疮。用孩儿茶为极细末，敷之立效。

29. 碧叶膏，治全身丹毒。菠菜叶不拘多少，捣极烂取汁，敷于患处，二三次即愈。

30. 治无名肿毒。用蒜揸断，擦患处，立消。

精选与小儿病证有关的 30 单方。俗语：偏方治大病，单方气死大夫。单方在民间广为流传，《鲁府禁方》所收单验方比较丰富，特别是经过鲁王的筛选，又由龚廷贤的整理，应该说单方是真实有效的，本次取舍也是从实际出发。本人对单方是一信，二用，三慎重。从30单方的取材、制法和应用来看，一般条件均可实施，在特殊条件下，不妨一用。应注意的是，千金散（马钱子）之用，必据现成品应用说明取量。

"拜龚廷贤为师"

终身教授王烈第32门人拜师会在附属医院举行。5月9日，国家名老中医、吉林省中医药终身教授王烈在附属医院国医堂接受第32门人、河南中医药大学第一附属医院儿科副教授于素平的拜师。附属医院副院长王秀阁、河南中医药大学第一附属医院副院长李素云出席拜师会。

拜师仪式上，王烈教授接受于素平的拜师并向弟子赠书。同时，王烈被聘为河南中医药大学第一附属医院特聘教授。

2016年5月9日，是星期一，于诊前在王烈教授学术思想研究室举行拜师会，喜收河南弟子于素平为徒。会后王老即席讲话，他向与会的儿科医生和博士、硕士研究生等参会人员畅谈。王老手中持一册名叫《鲁府禁方》的书道："不要拜我为师，大家要拜龚廷贤为师，理由有三。其一，龚廷贤治好了史上难治之证，鼓胀证；其二，他获得史上唯一一个'医林状元'的称号；其三，他编写的《鲁府禁方》其中有箴言。接着王老高举此书说：此书作者是龚廷贤，明代，江西人，他父亲是名医龚信，精于医术，太医院医官，著有《古今医鉴》。子承父业，龚廷贤

幼承庭训，习医。其云：'良医济世，功同良相。'他在中州治疫
而名声大振。时山东鲁王妃患鼓胀证，命在旦夕，藩医百药不
效。龚廷贤诊之以己意立方，药下而愈。王酬千金不受，乃命刻
'医林状元'之匾及鲁府所存治病秘方相赠。问题是龚廷贤治愈
鼓胀（相当于今之肝硬化腹水），其医术水平高，治愈病人不收
礼。此德术高尚无比，医中典范，千古名垂，永远是医门弟子之
师。"王烈教授指手中的《鲁府禁方》一书继续说："龚廷贤不仅
德医双馨，其著作也丰，除《鲁府禁方》外，尚有《万病回春》
《云林神彀（gòu）》《济世全书》《寿世保元》等多种医学著作。"
王老特别指出，《鲁府禁方》有箴言，书中详细记述了鼓胀证的
治疗经验。希望大家认真研究。鼓胀证和噎证等均为医中难治之
证，仅肝硬化腹水晚期病人，在当今中医、西医并存年代，对鼓
胀证也是鞭长莫及的。值得注意的书中第四部分有四款伦理、要
言的作品，即人有百病，医有百药，延年二十箴，劝世百箴，共
三百二十句。与方药有关，但不尽同，问题讲的很经典，从宏观
而视，与养生、保健、修身、为人、处世，尤其是与七情、五志
等方面有关。据说经典言论始于老子，其伦理、要言之字、之
词、之句均皆从古。导师授意诸位门生，诊暇奋力予以浅释。幸
哉、未几、于素平、鹿飞飞、谢红艳、马敬璐、王爽、潘宇、刘
芳时诸生，从中医角度，奋起疾书，不日草就，浅释入列。王老
阅后曰："所释诸文，尽力而为，限于水平，释达原意必有其距，
待专业之家阅而指正。"至此，王老言："拜龚廷贤为师之理，何
尝不足。"

王烈："拜龚廷贤为师"，不是我首创，而是出于云鹏老师。
大约是 1962 年，一天上午，我的女同学 3 人来到教研室，大声

说：云老师我们也拜您为师呗。云老师忙道：不敢不敢，还是拜
龚廷贤为师吧！接之，云老师说："龚老先生治好了山东鲁王爷
妃子的鼓胀证。"大家都知道中医临床有"痄、痨、鼓、噎，阎
王请客"的警语，鼓胀相当于今天的肝硬化腹水，几乎是不治之
症。但是，明代，龚廷贤老先生，药到病除治好难症。王爷授予
"医林状元"。这位神医为中医攻克难症开创新纪元。你们说谁能
不拜他为师。

《鲁府禁方·鼓胀》纂辑与分辨

1. 纂辑

金蟾散治气鼓

大虾蟆一个，以砂仁推入其口，使吞入腹，以满为度，用泥
罐封固，炭火煅至透红，烟尽取出，候冷去泥，研末为一服，或
酒，或陈皮汤送下。候撒屁多，乃见其效。

秘方治胀满水肿。

癞虾蟆一二枚，装在猪肚内，用好酒煮一伏时，去虾蟆，将
猪肚与酒尽服。大便屁如雷，或水下，水肿自消，极效。加缩砂
些许尤妙。

金枣儿治肿胀仙方。

红芽大戟一斤，红枣三斤，火煮一昼夜，去大戟用枣，晒干
食之。

秘方治肿胀

白商陆根以人形者，捣，取汁一合生姜汁二点，黄酒一盏和

服，空心三日服一次。元气厚者服五次，薄者三次。止忌盐酱。凡人年五十以里者可服，以外者不可用。

水肿膨胀神验秘方

大田螺四个，大蒜五个，去皮，车前子三钱，为末，上三件，研为一处，为饼，贴入脐中，以手帕缚之。贴药后少顷，水从小便出，一二饼而愈。

附经验治法

鲁藩贤国母，年近五旬，于癸巳秋，因惊风恼怒过度，患腹胀如鼓，左胁积块刺痛，上壅夯闷，坐卧不宁，昼夜不寐，身痒时热，痰嗽喘促，二便涩滞，间或作泻，四肢羸瘦，腹大如蛛，饮食不进，苦楚难禁，诸医罔效。遂晓谕四方人等，复遣牌如两京，历诸省，遍访名医。未几旬日，进方馈药者纷然，药屡至而屡试，病愈久而愈剧，医祷百计，并无寸功。忽曹州医官张省吾荐予，蒙千岁仁主，差官赍聘仪抵大梁，召予至。诊其脉，六部虚浮散乱急促，气口紧盛，脉无至数，病已垂危。细察其原，乃前医误投攻击杀伐之过，以致元气脾胃亏损之极，由是肾水枯竭，心血干耗，肝木太旺，湿热壅盛。治之宜大补脾土，养肺金以制木，滋肾水、生心血以制火，平肝木，清湿热，升提下陷之气。先以补中益气汤加减，倍用人参为主，一剂之内，若非五钱，不能收耗惫之真气也。我国主曰：向来诸医，人参分毫不敢轻用，恐补起邪火，而动痰喘，万一上壅，吉凶反掌，将何以救之呼？予辗然答曰：病以脉为主，脉以断为妙。脉病认真，用之何妨。是时本府不下千百余人，未有不惊骇者，奈病势已笃，不容不服。参止四钱，遂试服之。一夜安妥。次早，我国主欣然问曰：天时严寒，且饭食不进。芩连之凉，可以用乎？予曰：经云必先岁气，勿伐天和。芩连之凉，冬月固不可用，饮食不进，尤不宜投。但肺火太盛，非黄芩不清，肝火太旺，非黄连不平。所谓舍时而从症也。又曰：痰嗽壅喘，人参可多用乎？予曰：气口脉紧，元气大亏，若不用之，将何以补元气耶？此所谓舍症从脉。非有灼见，不敢用也。又曰：地黄泥膈伤胃，岂不返增胀满耶？予曰：肺金一虚，不能生水，是肾断生气之原，非地黄不补。但地黄用药制过，竟入少阴肾经，又用参术膏为丸，则不能犯胃泥膈也。又曰：腹胀壅塞不通，当用分消之剂，反用补药，岂不补住邪气，愈增病耶？"予曰：用补药以治胀，初服则胀，久服则通。经云：塞因塞用。此惟精达经旨者知之。于是先进补中益气，倍用参术，至三十余剂。后复诊其脉，左三部弦数，右三部洪数，气口紧盛，脉来七至，似有可生之机。每日五更，进六味地黄丸一服；辰时进汤药一剂，内加参术膏调服；午间进太和丸，或瑞莲丸一剂；晚上又汤药一剂。日日如斯，未少间焉。服至五十剂，诸症稍减。至百剂，苦楚全无。奈病者不能戒气节食慎劳，三者屡屡犯之；又时值春令，肝气愈盛，脾气愈惫，深为可虑。因循至此，病难脱体。幸天相吉人，阴骘可以延寿。后调治半年余，人参服至六七斤许，始获全安。我仁恩国主，喜而羡曰：真天下夺魁之国手也。遂题之匾曰：医林状元。众皆欣服。第予惭谫陋，何敢当此宠渥哉。后之医斯病者，可不以补虚为主耶。

加减补中益气汤补元气，健脾胃，养心血，平肝火，清湿热而消膨胀。

黄芪二钱，炒人参四钱，白术三钱，土炒当归一钱，白芍一钱，酒炒陈皮七分，柴胡五分，升麻三分，黄芩三分酒炒。黄连姜炒，五分，木香三分，砂仁四分，茯苓五分，甘草五分。

上锉一剂，生姜三片，枣一枚，水二钟，煎至一钟，温服。

人参四钱，服三剂后，每一剂止用三钱；又服五剂后，止用二钱。黄芪服至三十剂后，浑身不痒去之，恐生湿而助胀也。升麻服至二十剂后去之，恐升提太过，益增痰嗽。上方逐日看病加减不同，大略如此。服至三十剂后，又易后方。

益气补脾养心平肝清火消胀之剂

人参三钱，白术去芦，土炒，三钱，白茯苓去皮一钱，当归酒洗，一钱，白芍药酒炒，一钱，麦门冬去心，五分，五味子十个，柴胡酒炒，五分，黄连酒炒，五分，黄芩酒炒，五分，香附子炒，七分，陈皮七分，厚朴姜炒，五分，枳实麸炒，五分，砂仁五分，萝卜子炒，五分，甘草二分。

上锉一剂，生姜三片，枣三枚，水煎，不拘时服。此药调参术膏同服，与后地黄丸、瑞莲丸、太和丸相间服之，以愈为度。愈后去枳实、萝卜子、柴胡、黄芩、厚朴，倍加参术，以收万全之功。

参术膏补元气健脾胃为主

拣参四两白术去芦、油，净八两

上锉片，入水十碗，熬至二碗。滤汁，将渣再煎，如此四次，共得汁八碗，将汁滤净，入砂锅慢火熬至二碗，入蜜再熬成膏，磁罐盛，入水内，拔去火毒。每用三四匙，米汤下。

六味地黄丸养心滋肾，补肺健脾，清热除湿

大怀生地黄用好酒拌炒，锅内蒸熟取出，再用砂仁一两、茯苓二两，二味用绢袋包，藏在地黄内，用酒浸平，慢火煮干，去砂、茯不用，竹刀切碎，晒干，八两，山茱萸酒蒸去核，四两，白茯苓去皮，三两，干山药四两，牡丹皮去骨，三两，泽泻二两。

上忌铁器，为细末，用前参术膏为丸，如梧子大。每服三钱，空心米汤下。此方止用半料，后又制入鹿角胶四两为丸，乳汁下。又日进乳汁三四次效。

瑞莲丸补元气，健脾胃，进饮食，止泄泻

人参二两，白术土炒，三两，白茯苓去皮，二两，山药炒，二两，莲肉炒，二两，芡实去壳，二两，白芍药酒炒，一两，陈皮一两，草炙，五钱。

上为细末，用猭猪肚洗令净，水煮烂，杵千余下入药，再捣和为丸，如梧子大。每服三钱，米汤送下。

太和丸补元气，健脾胃，养心血，平肝火，清湿热，化痰涎，开胸膈，消鼓胀，化积滞，进饮食，顺气宽中，解郁结

人参二两，白术土炒，二两，白茯苓去皮，三钱，半夏汤泡，切片，姜汁炒，二钱枳实麸炒，二钱，陈皮二钱，黄连姜炒，三钱，当归酒炒，三钱，川芎二钱，香附炒，二钱，白芍药酒炒，三钱，神曲炒，三钱，麦芽炒，二钱，山楂去子，三钱，木香二钱，厚朴姜炒，三钱，萝卜子炒，二钱，缩砂炒，二钱，甘草炙，二钱。

上为细末，荷叶手掌大煎汤，煮仓谷米饭为丸，如梧子大，每服三钱，米汤送下。

白雪糕

干山药二两，人参二两，茯苓二两，莲肉二两，芡实二两，神曲炒，一两，麦芽炒，一两，大米半升，糯米半升，白砂糖一斤。

上为末，蒸糕当饭食之。

2. 分辨

通过鼓胀医案的分辨，本案所记完整。治疗经过翔实。疗效

结果满意，是一份十分珍贵的诊疗典籍。成年的鼓胀和小儿鼓胀一样是临床难治之证。预后特别凶险，400多年前的明代（1593年），龚廷贤老先生能用纯中医之法，一反常态，用自己所立之法，一举治愈垂危之疾。正如病家鲁王爷所说："遂投一二剂，辄有奇效。以后药则时时进，而恙则时时愈。"据考本例鼓胀，为水胀，似属今时之腹水，其缘于心、肝、肾等诸脏病变。临床所悉，水胀似鼓，痄、痨、鼓、噎在古代几乎是不治之证。病在当代，以中、西医之法亦难尽人意。本著辑录案例，乃中医之法，治愈。其经验尽皆在案，可为今日临证研究，龚廷贤治疗本病之思、之辨、之用的序贯体系。结合当代实际，为病人除疾己矣。此为拜师会即席讲话，经整理成文。

《鲁府禁方·人有百病》浅释

01. 喜怒偏执是一病：情绪喜怒无常，考虑事物片面而固执是一种病。

02. 忘义取利是一病：为了一己私利而去做违背道义的事是一种病。

03. 好色坏德是一病：沉溺于情欲，贪恋女色，违背伦理道德是一种病。

04. 专心系爱是一病：把精力过度集中在所爱之事上是一种病。

05. 憎欲无理是一病：不明缘由地对待事物产生憎恶或贪欲是一种病。

06. 纵贪蔽过是一病：放纵自己贪婪的欲望，隐藏自己的过错是一种病。

07. 毁人自誉是一病：诋毁他人而吹捧自己是一种病。

08. 擅变自可是一病：按照自己的意愿而任意胡为，自作主张是一种病。

09. 轻口喜言是一病：不假思索而妄自评论，多语是一种病。

10. 快意逐非是一病：喜欢参与、议论他人是非是一种病。

11. 以智轻人是一病：凭借自己的才智而轻视他人是一种病。

12. 乘权纵横是一病：倚仗自己的权势而肆意妄为，专横跋扈是一种病。

13. 非人自是是一病：总认为别人的观点和想法是错误的，固执己见是一种病。

14. 侮易孤寡是一病：欺辱老弱幼小是一种病。

15. 以力胜人是一病：喜欢以武力压制他人是一种病。

16. 威势自憎是一病：对有威望和权势高的人心怀憎恨是一种病。

17. 语欲胜人是一病：喜欢逞口舌之快，攻击打压他人是一种病。

18. 债不念偿是一病：亏欠他人债务又不记得偿还是一种病。

19. 曲人自直是一病：片面曲解他人的行事作风，而认为自己是正直的是一种病。

20. 以直伤人是一病：以自己的行事作风是正确的而去指责、伤害别人是一种病。

21. 与恶人交是一病：与一些道德败坏、品质恶劣的人交往是一种病。

22. 喜怒自伐是一病：情绪喜怒无常而损害自身健康是一种病。

23. 愚人自贤是一病：愚弄他人而自认为很有才能是一种病。

24. 以功自矜是一病：自以为有功劳而炫耀不止是一种病。

25. 诽议名贤是一病：对有名望和品德高尚的人妄自诽谤、议论是一种病。

26. 以劳自怨是一病：自觉劳苦而产生抱怨是一种病。

27. 以虚为实是一病：把虚假的当作是真实的去看待是一种病。

28. 喜说人过是一病：喜欢议论别人的过失是一种病。

29. 以富骄人是一病：认为自己富有而轻视其他人是一种病。

30. 以贱讪贵是一病：因为自己身份贫贱而去嘲笑、讽刺权势显贵的人是一种病。

31. 谗人求媚是一病：背后说他人坏话，当面又刻意讨好献媚是一种病。

32. 以德自显是一病：到处炫耀自己的功德，唯恐他人不知是一种病。

33. 以贵轻人是一病：认为自己身份尊贵而轻视他人是一种病。

34. 以贫妒富是一病：认为自己贫穷而嫉妒富有之人是一种病。

35. 败人成功是一病：阻碍、破坏他人的成就和功业是一种病。

36. 以私乱公是一病：为谋取私利而损害公共利益是一种病。

37. 好自掩饰是一病：喜欢隐藏和掩饰自己内心的想法是一种病。

38. 危人自安是一病：将他人置身于危险中而谋求自身的安全是一种病。

39. 阴阳嫉妒是一病：表面上、暗地里都嫉妒、怨恨是一种病。

40. 激励旁悖是一病：悖（bèi）。表面上鼓励支持，暗地里确与之背离是一种病。

41. 多憎少爱是一病：为人思想偏激，憎恨较多而慈爱怜惜较少是一种病。

42. 坚执争斗是一病：坚持以武力斗争的方式解决问题是一种病。

43. 推负着人是一病：将责任推卸给他人，不愿自己承担是一种病。

44. 文具钩锡是一病：具：通"拒"。钩锡：修改。写完文章不仔细审阅和修改是一种病。

45. 持人长短是一病：掌握他人把柄而处处要挟是一种病。

46. 假人自信是一病：假借他人名声而提高自己的信誉是一种病。

47. 施人望报是一病：帮助别人又希望得到回报是一种病。

48. 无施责人是一病：没有给予适当恩惠，还一味苛责他人是一种病。

49. 与人追悔是一病：时常后悔将物品赠予他人是一种病。

50. 好自怨憎是一病：喜欢自怨自艾，愤世嫉俗是一种病。

51. 好杀虫畜是一病：喜好杀生，残害虫类、牲畜等动物是一种病。

52. 蛊道厌人是一病：蛊（gǔ）。利用旁门左道迷惑、欺骗他人，使人厌恶是一种病。

53. 毁訾高才是一病：訾（zī）。破坏提高自身才华的希求是一种病。

54. 憎人胜己是一病：憎恶他人比自己强是一种病。

55. 毒药耽饮是一病：明知药性猛烈却喜欢饮用，比喻做事手段狠戾，不计后果是一种病。

56. 心不平等是一病：内心不平等，总认为世间不公是一种病。

57. 以贤唝嗃是一病：唝（gòng）嗃（hè）。以贤德之名行欺诈之术，不讲诚信是一种病。

58. 追念旧恶是一病：追思以往的过错，耿耿于怀是一种病。

59. 不受谏谕是一病：不接受他人的劝谏和提醒是一种病。

60. 内疏外亲是一病：表面好似亲近实则内心疏远是一种病。

61. 投书败人是一病：投递书稿（写文章）意欲诋毁他人是一种病。

62. 笑愚痴人是一病：嘲笑讥讽别人愚昧呆傻是一种病。

63. 烦苛轻躁是一病：容易心烦意乱、躁动不安是一种病。

64. 摘捶无理是一病：没有任何原由捶打他人是一种病。

65. 好自作正是一病：习惯自以为是，定规律讲道理，让人以自己为标准是一种病。

66. 多疑少信是一病：为人多疑，缺乏信任是一种病。

67. 笑颠狂人是一病：喜欢笑话别人，举止轻狂是一种病。

68. 蹲踞无理是一病：踞（jù）。蹲坐分腿，无理取闹是一种病。

69. 丑颜恶语是一病：对他人摆脸色，说一些难听的话是一种病。

70. 轻慢老少是一病：轻视怠慢老人和小孩是一种病。

71. 恶态丑对是一病：以丑恶凶狠的姿态对待别人是一种病。

72. 了戾自周是一病：戾（lì）。对别人的事粗暴了结，只顾自己周全是一种病。

73. 好喜嗜笑是一病：遇事容易高兴、欢喜，难以自持是一种病。

74. 当权任性是一病：有一定的权利做事却不知节度，任意妄为是一种病。

75. 诡谲谀谄是一病：谲（jué）。为人狡猾，阿谀奉承以讨好欺诈他人是一种病。

76. 嗜得怀诈是一病：喜欢得到拥有，为此而使用狡诈、欺骗手段是一种病。

77. 两舌无信是一病：两面三刀，说话不算数，无法让人信服是一种病。

78. 乘酒凶横是一病：醉酒后有失德行，凶狠蛮横是一种病。

79. 骂詈风雨是一病：詈（lì）。辱骂天气刮风下雨，比喻遇事喜欢怨怼（duì）客观因素是一种病。

80. 恶言好杀是一病：厌恶言论而喜欢搏斗是一种病。

81. 教人堕胎是一病：唆使别人堕胎，伤害生命是一种病。

82. 干预人事是一病：好管闲事，喜欢干涉别人的事情是一种病。

83. 钻穴窥人是一病：挖洞，不择手段偷窥他人隐私是一种病。

84. 不借怀怨是一病：向他人借取未成便心怀怨怼是一种病。

85. 负债逃走是一病：欠人债务，为躲避还债偷偷逃离是一种病。

86. 背向异词是一病：不同情景不同说辞，心口不一是一种病。

87. 喜抵得戾是一病：喜欢否认、抵赖，推崇暴力是一种病。

88. 调戏必固是一病：每当玩笑之时必定过于较真，偏于执拗是一种病。

89. 故迷误人是一病：故意迷乱别人，使其误事是一种病。

90. 探巢破卵是一病：掏鸟巢破坏鸟卵，比喻蓄意破坏是一种病。

91. 惊胎损形是一病：惊吓胚胎损坏其形态是一种病。

92. 水火溅伤是一病：使水火迸射而出伤人是一种病。

93. 笑盲聋哑是一病：嘲笑双目失明和聋哑之人是一种病。

94. 乱人嫁娶是一病：捣乱、干涉他人婚姻是一种病。

95. 教人捶挝（zhuā）是一病：教唆别人攻击谩骂他人是一种病。

96. 教人作恶是一病：教唆别人做坏事是一种病。

97. 含祸离爱是一病：包含祸心，挑拨、离间相爱和情感是一种病。

98. 唱祸道非是一病：喜欢幸灾乐祸、谈论是非是一种病。

99. 见货欲得是一病：看见好的东西就想要占为己有是一种病。

100. 强夺人物是一病：强行争夺占有他人财物是一种病。

上为百病也。人能一念除此百病，日逐检点，一病不作，决无灾害痛苦，烦恼凶危。不惟自己保命延年，子孙百世永受其福矣。

以上就是一百种疾病了。人能在一念之间除却以上这一百种病，每日逐渐一点点收敛自己的行为，不会有任何病痛。灾害痛苦、烦恼和危险也会消失。不仅自己能延年益寿，子孙后辈也能世代受此福泽。

《鲁府禁方·医有百药》浅释

01. 思无邪僻是一药：思想单纯，心无杂念是一味治病延年的良药。

02. 行宽心和是一药：言行宽容大度，心平气和是一味治病延年的良药。

03. 动静有礼是一药：举手投足、行住坐卧皆有礼节是一味治病延年的良药。

04. 起居有度是一药：生活作息规律有节度是一味治病延年的良药。

05. 近德远色是一药：近有德行之人，远离色欲之事是一味治病延年的良药。

06. 清心寡欲是一药：清除杂念，保持心地清净，少生欲念是一味治病延年的良药。

07. 推分引义是一药：守分自安，引用义理是一味治病延年的良药。

08. 不取非分是一药：不拿非本分所应有之物是一味治病延年的良药。

09. 虽憎犹爱是一药：遇到憎恨厌恶的人和事，仍能以爱心待之是一味治病延年的良药。

10. 心无嫉妒是一药：没有嫉妒之心是一味治病延年的良药。

11. 教化愚顽是一药：教育点化愚昧顽固的人是一味治病延年的良药。

12. 谏正邪乱是一药：劝告那些邪路悖乱的人或事使之改邪

归正是一味治病延年的良药。

13. 戒教恶仆是一药：告诫不懂事理的有见识而无忠心的管家是一味治病延年的良药。

14. 开导迷误是一药：开导陷入迷途而犯错误的人是一味治病延年的良药。

15. 扶接老幼是一药：扶持帮助年老体弱之人及儿童是一味治病延年的良药。

16. 心无狡诈是一药：为人心中勿阴险狡猾、诡计多端是一味治病延年的良药。

17. 拔祸济难是一药：救济解决别人的灾祸厄难是一味治病延年的良药。

18. 常行方便是一药：经常给予他人便利是一味治病延年的良药。

19. 怜孤惜寡是一药：怜悯爱护孤儿寡母之人是一味治病延年的良药。

20. 矜贫救厄是一药：矜（jīn）。怜悯或救济遭受贫穷苦难之人是一味治病延年的良药。

21. 位高下士是一药：尊重地位比自己低的人或下属，能给以周全的礼遇是一味治病延年的良药。

22. 语言谦逊是一药：与人说话谦虚恭谨是一味治病延年的良药。

23. 不负宿债是一药：借人钱款及时归还，勿拖欠形成旧账是一味治病延年的良药。

24. 愍慰笃信是一药：愍（mǐn）。为人怜悯宽慰，诚实守信是一味治病延年的良药。

25. 敬爱卑微是一药：尊敬怜爱地位低下、出身卑微的人是一味治病延年的良药。

26. 语言端悫是一药：悫（què）。语言朴实无华，态度正直诚谨是一味治病延年的良药。

27. 推直引曲是一药：推求正确的道理，引导教育邪曲不正的人和事是一味治病延年的良药。

28. 不争是非是一药：不争论谁对谁错，不争辩谁是谁非是一味治病延年的良药。

29. 逢侵不鄙是一药：碰到他人无礼冒犯的行为，不存鄙视之心是一味治病延年的良药。

30. 受辱不忍是一药：受到屈辱，不能无谓忍耐是一味治病延年的良药。

31. 扬善隐恶是一药：只宣扬人的好处，不谈坏处是一味治病延年的良药。

32. 推好取丑是一药：与他人分好处时，在无法做到均摊的情况下，好的谦让给别人，不好的留给自己是一味治病延年的良药。

33. 与多取少是一药：与他人分好处时，在无法做到均摊的情况下，将多的一份礼给予别人，少的一份给自己是一味治病延年的良药。

34. 称叹贤良是一药：称赞有德行、有才能的人是一味治病延年的良药。

35. 见贤内省是一药：见到有德行、有才能的人就借鉴反省自己是一味治病延年的良药。

36. 不自夸彰是一药：不夸奖或炫耀、突出自己是一味治病延年的良药。

37. 推功引善是一药：把功劳推让给别人，引来的是自己的善举是一味治病延年的良药。

38. 不自伐善是一药：不自我夸耀自己的长处是一味治病延年的良药。

39. 不掩人功是一药：不掩盖别人的功劳是一味治病延年的良药。

40. 劳苦不恨是一药：勤劳辛苦也不怨恨是一味治病延年的良药。

41. 怀诚抱信是一药：心怀诚心，忠实厚道，坚守信约是一味治病延年的良药。

42. 覆蔽阴恶是一药：不宣扬别人暗中所做的恶事恶行是一味治病延年的良药。

43. 崇尚胜己是一药：推崇才能胜过自己的人升迁或荣升是一味治病延年的良药。

44. 安贫自乐是一药：安于过着清贫艰苦的生活，以坚持自己的信念为乐是一味治病延年的良药。

45. 不自尊大是一药：不能狂妄自大，不把别人放眼里是一味治病延年的良药。

46. 好成人功是一药：做助人为乐，成全别人之类的好事是一味治病延年的良药。

47. 不好阴谋是一药：不喜欢筹划诡计之事是一味治病延年的良药。

48. 得失不形是一药：无论得到或失去，成功或失败都很坦然的面对是一味治病延年的良药。

49. 积德树恩是一药：做功德好事，广施恩泽于人是一味治病延年的良药。

50. 生不骂詈是一药：骂詈（mà lì）。一生都不斥骂人是一味治病延年的良药。

51. 不评论人是一药：不议论别人的长短是非，做好自己是一味治病延年的良药。

52. 甜言美语是一药：语言和善友好，不恶语伤人是一味治病延年的良药。

53. 灾病自咎是一药：遭遇灾祸疾病，首先反省自己的过错和罪过是一味治病延年的良药。

54. 恶不归人是一药：错与坏的事情不要推诿别人是一味治病延年的良药。

55. 施不望报是一药：甘于付出，不求回报是一味治病延年的良药。

56. 不杀生命是一药：爱惜生命，远离杀生是一味治病延年的良药。

57. 心平气和是一药：心情平静，态度温和是一味治病延年的良药。

58. 不忌人美是一药：心胸豁达，不嫉妒他人的长处是一味治病延年的良药。

59. 心静意定是一药：平心静气，意志坚定是一味治病延年的良药。

60. 不念旧恶是一药：胸怀宽广，不计前嫌，以德报怨是一味治病延年的良药。

61. 匡邪弼恶是一药：纠正邪恶，帮助辅导其走向正轨是一味治病延年的良药。

62. 听教伏善是一药：倾听教导，接受劝告，乐于行善是一味治病延年的良药。

63. 贪怒能制是一药：出现分歧而恼怒时，能够及时控制情绪是一味治病延年的良药。

64. 不干求人是一药：求人做事是一种麻烦事，尽量不为才好是一味治病延年的良药。

65. 无思无虑是一药：胸襟开阔，心境豁达是一味治病延年的良药。

66. 尊奉高年是一药：尊崇敬仰长辈是一味治病延年的良药。

67. 对人恭肃是一药：对人谦和，恭敬严肃是一味治病延年的良药。

68. 内修孝悌是一药：孝顺父母，敬爱兄长是一味治病延年的良药。

69. 恬静守分是一药：闲适安静，安守本分是一味治病延年的良药。

70. 和悦妻孥是一药：孥（nú）。与妻子和儿女相处和睦喜悦是一味治病延年的良药。

71. 以食饮人是一药：乐于给别人吃喝，帮助他人是一味治病延年的良药。

72. 助修善士是一药：帮助他人，乐于行善，成为善良之人是一味治病延年的良药。

73. 乐天知命是一药：安于自己的处境，由命运安排是一味治病延年的良药。

74. 远嫌避疑是一药：远离回避容易引起嫌疑之事是一味治病延年的良药。

75. 宽舒大量是一药：愉快舒畅，心胸开阔是一味治病延年的良药。

76. 敬信经典是一药：尊重崇信经典著作是一味治病延年的良药。

77. 息心抱道是一药：心情放松，除掉杂念，持守正道是一味治病延年的良药。

78. 为善不倦是一药：乐于坚持做好事，不知疲倦是一味治病延年的良药。

79. 济度贫穷是一药：救济帮助贫穷之人是一味治病延年的良药。

80. 舍药救疾是一药：施舍药物，救治疾病是一味治病延年的良药。

81. 信礼神佛是一药：信仰尊敬神佛是一味治病延年的良药。

82. 知机知足是一药：有预见性，能看出事物发生变化的隐微征兆，懂得满足，适可而止是一味治病延年的良药。

83. 清闲无欲是一药：清净悠闲，无欲无求是一味治病延年的良药。

84. 仁慈谦让是一药：仁爱慈善，谦虚礼让是一味治病延年的良药。

85. 好生恶杀是一药：爱惜生命，不好杀戮是一味治病延年的良药。

86. 不宝厚藏是一药：不以富裕为宝贝是一味治病延年的良药。

87. 不犯禁忌是一药：不违犯禁止忌讳之事是一味治病延年的良药。

88. 节俭守中是一药：勤俭节约，保持内心的虚无清静是一味治病延年的良药。

89. 谦己下人是一药：降低身份，谦逊有礼，尊重他人是一味治病延年的良药。

90. 随事不慢是一药：根据所承担的责任，做事不怠慢是一味治病延年的良药。

91. 喜谈人德是一药：乐于赞扬别人的功德长处是一味治病延年的良药。

92. 不造妄语是一药：不编造虚妄不实的话是一味治病延年的良药。

93. 贵能授人是一药：因地位高而能惠及下属和百姓是一味治病延年的良药。

94. 富能救人是一药：因富裕而能施穷济困做善事是一味治病延年的良药。

95. 不尚争斗是一药：爱好和平，不推崇斗争是一味治病延年的良药。

96. 不淫妓眚是一药：眚（shěng）。不被美色所迷惑，远离色欲是一味治病延年的良药。

97. 不生奸盗是一药：不生为非作歹、劫盗财物之心是一味治病延年的良药。

98. 不怀咒厌是一药：不怀有诅咒厌恶他人之心是一味治病延年的良药。

99. 不乐词讼是一药：不乐于控告他人是一味治病延年的良药。

100. 扶老挈幼是一药：尊敬长辈，爱护晚辈是一味治病延年的良药。

古之圣人，其为善也，无小而不崇；其于恶也，无微而不改。改恶崇善，是药饵也。录所谓百药以治之。

古时的圣人，他们对于善事，没有因为其小而不愿意去做；他们对于过错，没有因为其轻微而不改。改邪归正，改恶向善，可以说就像治疗疾病的药物一样。故收录所谓上百味药物来防治疾病。

《鲁府禁方·延年二十箴》浅释

01.四时顺摄，晨昏护持，可以延年：人在一年四季顺应自然界的变化规律，合理摄取营养，一天之中早晚注意维护保养身体，就可以延年益寿。

02.三光和敬，雷雨知畏，可以延年：对日月星三光亲和礼敬，对打雷和下雨知道敬畏，就可以延年益寿。

03.孝友无间，礼义自闲，可以延年：孝顺父母并与亲友和谐相处，注重礼节道义且能利用空闲自娱自乐，就可以延年益寿。

04.谦光慈让，损己利人，可能延年：谦虚磊落，慈善礼让，减损自己的利益而使别人得到好处，就可以延年益寿。

05.物来顺应，事过心宁，可以延年：不管遇到什么事物和环境都能够顺从适应，不论什么事情过后心情都能够安静下来，就可以延年益寿。

06.人我两忘，勿竞炎热，可以延年：不管做任何事情都能专心致志，不争权夺利，就可以延年益寿。

07.口勿妄言，意勿妄想，可以延年：只要口头不随便乱说，心中不想不能实现的事情，就可以延年益寿。

08.勿为无益，常慎有损，可以延年：不做（对身体）没有好处的事情，对（身心健康）有坏处的行为谨慎处理，就可以延年益寿。

09. 行住量力，勿为形劳，可以延年：对于采用什么交通工具，住什么样的房子，根据自己的实际能力决定，不为这些事情使身体过度劳累，就可以延年益寿。

10. 坐卧顺时，勿令身怠，可以延年：不管是坐着还是躺下休息，只要顺其自然，不使身体懒惰下来，就可以延年益寿。

11. 悲哀喜乐，勿令过情，可以延年：不使悲痛、哀伤、欢喜、快乐的心情过激，就可以延年益寿。

12. 爱憎得失，揆之以义，可以延年：对爱恨情仇、名利得失之类的事情能以大义来揣度衡量，就可以延年益寿。

13. 寒温适体，勿侈华艳，可以延年：衣着只要冷暖合体，不追求华贵鲜艳，就可以延年益寿。

14. 动止有常，言谈有节，可以延年：各种举动合乎常人的习惯，说话有节制，就可以延年益寿。

15. 呼吸精和，安神闺房，可以延年：在外面呼吸新鲜空气，在屋内安静养神，就可以延年益寿。

16. 静习莲宗，敬礼孔训，可以延年：静下心来温习佛经，尊崇儒道，就可以延年益寿。

17. 诗书悦心，山林逸兴，可以延年：读诗词文章来愉悦心情，游山林风光来遣兴逸志，就可以延年益寿。

18. 儿孙孝养，僮仆顺承，可以延年：儿孙们能孝顺赡养老人，书童仆人们能听命于主人，就可以延年益寿。

19. 身心安逸，四大闲散，可以延年：能使身心安闲舒适、无拘无束，就可以延年益寿。

20. 积有善功，常存阴德，可以延年：多做行善积德的事情，就可以延年益寿。

附 篇 拜师会引领《鲁府禁方》的趣事 423

《鲁府禁方·劝世百箴》浅释

01. 父要严莫过：父亲要严格要求子女但不要过度。

02. 母要慈莫逆：母亲对子女应该慈爱但不要溺爱。

03. 子要孝莫慢：子女应孝顺父母不应怠慢。

04. 媳要顺莫逆：媳妇要顺从婆家而不反对。

05. 夫要刚莫懦：丈夫要刚强而不懦弱。

06. 妻要贤莫妒：妻子要贤惠而不心存嫉妒。

07. 兄要友莫傲：兄长应友爱而不傲慢。

08. 弟要恭莫慢：弟弟应恭敬不应怠慢。

09. 内要和莫谤：内部要团结不要诽谤。

10. 家要富莫分：家庭要充裕富足而不能离分。

11. 长要宽莫躁：年长要宽容和缓而不急躁。

12. 幼要谦莫狂：年幼应谦逊而不轻狂。

13. 亲要顾莫疏：亲戚应互相照顾而不要疏远。

14. 友要益莫损：朋友应互相帮助而不互相损害。

15. 邻要睦莫争：邻里要和睦而不应纷争。

16. 人要长莫短：人应该有长处而摒弃短处。

17. 臣要忠莫佞：臣子应该忠诚而不要奸佞。

18. 官要谦莫贪：长官应廉洁而不贪婪。

19. 吏要良莫欺：办事员要诚实而不欺诈。

20. 刑要威莫加：刑罚要让人敬畏而不能私自添加。

21. 东要敬莫衰：主人要恭敬而不应怠慢。

22. 客要礼莫失：客人要礼貌而不冒失。

23. 师要严莫堕：老师应该严格而不要懒惰。

24. 学要严莫荒：学习应该严谨而不要荒废。

25. 士要志莫怠：从职士者要奋勉、励志，不可松懈。

26. 农要时莫违：农民要顺应时节而不要违背。

27. 工要巧莫拙：工人要精巧而不笨拙。

28. 商要回莫流：经商要有回头客而不是速起速落的销售。

29. 主要恩莫克：主人对仆人要施与恩惠，而不要过严限制。

30. 仆要勤莫走：仆人要勤快而不应逃避。

31. 天要听莫怨：要顺从事态的自然变化而不要去抱怨。

32. 命要安莫恨：命运要接受安排而不应愤恨。

33. 身要惜莫轻：身体要珍惜而不应轻视。

34. 心要良莫丧：心地要善良而不应失去本性。

35. 志要大莫小：志向要远大而不应渺小。

36. 量要洪莫窄：胸怀应该宽广而不应狭隘。

37. 时要过莫望：要顺从事态的自然变化而不要去抱怨、观望。

38. 名要扬莫隐：名声应远扬而不应隐匿。

39. 功要成莫废：功绩要实现而不要放弃。

40. 道要明莫晦：道理应该明白而不要模糊不清。

41. 德要修莫损：德行需要修养而不应偏废。

42. 恩要报莫辜：恩德需要报答而不要辜负。

43. 仇要忘莫记：仇恨应该遗忘而不要铭记。

44. 节要守莫坏：节操应该坚守而不要破坏。

45. 义要尚莫负：正义要多推崇而不要背弃。

46. 贤要重莫轻：贤士人才应该器重而不要轻视。

47. 愚要化莫弃：愚人要多去开导而不是放弃。

48. 富要仁莫骄：富贵之人应该仁慈而不骄奢。

49. 贫要甘莫谄：贫穷之人要心存美好而不谄媚。

50. 贵要平莫严：富贵之人应平易近人而不应严苛。

51. 贱要屈莫强：对地位低下的人，要使他屈服，不要强迫。

52. 奸要除莫容：对邪恶狡诈的人，要清除，不要容忍。

53. 盗要诛莫放：对盗窃的人，要惩罚，不要纵容。

54. 诈要去莫学：要去除欺骗，不要学习。

55. 冤要解莫结：要化解冤仇，不要结怨。

56. 论要息莫起：要平息争论，不要兴起。

57. 恶要殄莫纵：殄（tiǎn）。要灭绝品行不好的人，不要纵容。

58. 善要好莫欺：对善良的人要友好，不要欺凌。

59. 寡要惜莫辱：要爱惜孤独的人，不要侮辱他。

60. 难要救莫论：要救助有困难的人，不要去议论他。

61. 饥要赈莫吝：要赈济饥饿的人，不要吝啬。

62. 尸要埋莫露：要把死去的尸体掩埋起来，不要暴露在外。

63. 债要偿莫骗：欠下的债务要去偿还，不要欺骗蒙混。

64. 借要还莫昧：借取的物品要去偿还，不要假装不知道。

65. 势要丢莫倚：要丢弃权势，不要去依仗。

66. 法要畏莫犯：要敬畏法纪，不要去触犯。

67. 舟要济莫难：要帮助行船，不要阻难。

68. 路要通莫塞：要畅通道路，不要阻塞。

69. 桥要修莫毁：要修葺桥梁，不要损毁。

70. 婚要择莫较：对于婚姻，要选择但不要比较。

71. 丧要哀莫忘：对于丧事，要哀悼但不要遗忘。

72. 祭要诚莫亵：对于祭祀，要虔诚而不要亵渎。

73. 神要敬莫媚：对于神明，要敬重而不要谄媚。

74. 邪要止莫信：对于邪魔，要遏止而不要信奉。

75. 银要真莫假：对于钱财，要真实而不要虚假。

76. 交要平莫欺：对于交友、交易，要平等而不要欺凌。

77. 斗要官莫小：要与有权有势的人争斗，而不要欺负地位低下的人。

78. 秤要平莫偏：要保持天秤的公平而不要偏轻或偏重。

79. 物要惜莫枉：要珍惜物品而不要浪费。

80. 礼要有莫无：要持有礼数而不要舍弃。

81. 席要中莫费：关于宴席，要适中而不要浪费。

82. 用要俭莫奢：关于日用品，要俭朴而不要奢侈。

83. 众要公莫私：对于一群人，要公正不阿而不要偏私。

84. 事要忍莫生：对于事情，要容忍而不要多生事端。

85. 言要谨莫妄：言辞要严谨而不要妄语夸口。

86. 信要全莫爽：信念要周全而不要有偏差。

87. 行要顾莫短：行为要顾全大局而不要短浅。

88. 气要忍莫亟：要尽量容忍而不要屡次生气。

89. 理要顺莫越：要顺从道理而不要逾越。

90. 性要直莫偏：性情要正直而不要有偏私。

91. 情要厚莫薄：情谊要厚重而不要浅薄。

92. 酒要节莫嗜：饮酒要有所节制而不要养成嗜好。

93. 欲要寡莫纵：欲望要尽量减少而不要过度放纵。

94. 财要明莫苟：财产要明确而不要马虎。

95. 食要淡莫浓：饮食要清淡而不要滋味浓郁。

96. 衣要暖莫华：衣服要注重保暖而不要注重华丽。

97. 乐要为莫极：要有一定的乐趣但不要过度。

98. 福要享莫尽：要享用福气但不要享尽。

99. 禄要重莫轻：要重视俸禄而不要轻慢。

100. 寿要长莫戕（qiāng）：寿命要长久不要被破害。

上劝世百箴，乃人生日用之事，不论贫富贵贱，均为有益。倘能味而行之，则恶者善，而善者愈善；愚者贤，而贤者愈贤矣，未必无小补。

以上列出的一百条劝世醒言，都是人生日常所用的事，不论何人，均有好处。如果有自觉的践行，差者要好，好者更好。后者变进，进而更进。至少也是一种促进。